全国高等医药院校医学检验技术专业特色教材

供医学检验技术专业用

# 临床脱落细胞检验形态学

主　审　李新岳

主　编　龚道元　张式鸿　闫海润

副主编　闫立志　段爱军　刘双全　李云慧　李林海　李晓非

人民卫生出版社

·北京·

**图书在版编目（CIP）数据**

临床脱落细胞检验形态学 / 龚道元，张式鸿，闫海润主编 . —北京：人民卫生出版社，2024.4

ISBN 978-7-117-36228-3

Ⅰ. ①临… Ⅱ. ①龚… ②张… ③闫… Ⅲ. ①细胞脱离–医学检验 Ⅳ. ①R446.8

中国国家版本馆 CIP 数据核字（2024）第 084608 号

| 人卫智网 | www.ipmph.com | 医学教育、学术、考试、健康，购书智慧智能综合服务平台 |
| 人卫官网 | www.pmph.com | 人卫官方资讯发布平台 |

**临床脱落细胞检验形态学**

Linchuang Tuoluo Xibao Jianyan Xingtaixue

主　　编：龚道元　张式鸿　闫海润
出版发行：人民卫生出版社（中继线 010-59780011）
地　　址：北京市朝阳区潘家园南里 19 号
邮　　编：100021
E - mail：pmph @ pmph.com
购书热线：010-59787592　010-59787584　010-65264830
印　　刷：鸿博睿特（天津）印刷科技有限公司
经　　销：新华书店
开　　本：787×1092　1/16　印张：19
字　　数：462 千字
版　　次：2024 年 4 月第 1 版
印　　次：2024 年 7 月第 1 次印刷
标准书号：ISBN 978-7-117-36228-3
定　　价：89.00 元

打击盗版举报电话：**010-59787491**　E-mail：**WQ @ pmph.com**
质量问题联系电话：**010-59787234**　E-mail：**zhiliang @ pmph.com**
数字融合服务电话：**4001118166**　E-mail：**zengzhi @ pmph.com**

# 编者（按姓氏笔画排序）

王　迪　复旦大学附属华山医院

王春芳　右江民族医学院附属医院

王晓玲　山西省中医院

尹小毛　广州市红十字会医院

石青峰　桂林市人民医院

叶春枚　长沙市中医医院

代　洪　湖南师范大学医学院

戎　荣　江苏省人民医院

成　莹　广东医科大学（兼任编写秘书）

乔凤伶　成都中医药大学

刘　文　川北医学院

刘　艳　吉首大学医学院

刘　湘　湖北中医药大学

刘子杰　昆明医科大学第一附属医院

刘双全　南华大学附属第一医院

刘首明　广州中医药大学附属清远中医院

闫立志　南方医科大学南方医院

闫海润　牡丹江医科大学附属红旗医院

许　健　浙江中医药大学

孙玉鸿　佳木斯大学（兼任编写秘书）

李　锐　湖南医药学院第一附属医院

李云慧　北部战区总医院

李启欣　佛山市第一人民医院

李林海　广州医科大学附属第六医院

李国平　福建医科大学附属第一医院

李晓菲　昆明市第三人民医院

李晓强　太和医院（湖北医药学院附属医院）

李德发　汕头大学深圳儿科临床学院

杨　扬　湖南省肿瘤医院

杨再林　重庆大学附属肿瘤医院

张　霞　广州医科大学附属第一医院

张　鑫　佛山市第一人民医院

张式鸿　中山大学附属第一医院

陈丽惠　平潭综合实验区医院

陈海生　佛山大学医学院

范俊丽　武汉大学中南医院

林　静　桂林医学院附属医院

郑文芝　海南医科大学

胡　晶　重庆医科大学（兼任编写秘书）

段爱军　河南信合医院

秦　毅　天津医科大学

袁长巍　北京美中宜和北三环妇儿医院

莫云钧　深圳大学第三附属医院

高　洋　包头市肿瘤医院

高海燕　哈尔滨医科大学附属第六医院

郭素红　吉林医药学院

曹　科　汕头大学深圳儿科临床学院

曹　越　韶关学院医学院

龚道元　佛山大学医学院

康丽霞　新乡医学院第三附属医院

章海斌　南昌大学第二附属医院

彭克军　成都医学院

葛晓军　遵义医科大学第二附属医院

谢春艳　韶关市中医院

黎安玲　武汉大学中南医院

### 龚道元　硕士,教授

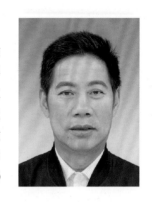

出生于湖南澧县,1985 年毕业于湖南师范大学医学院医学检验专业,1985—1990 年在中南大学湘雅二医院检验科工作,1993 年硕士毕业于广东医学院(现广东医科大学)。1993 年至今在佛山大学医学院工作,任检验系主任;兼任人民卫生出版社全国高等职业教育检验专业教材建设评审委员会委员、全国高等医药院校医学检验本科"十四五"规划教材建设委员会副主任委员(华中科技大学出版社)。曾主编医学检验技术专业特色教材 20 多部,发表论文 30 多篇。

### 张式鸿　主任技师

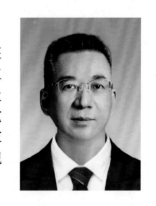

出生于广东省饶平县。1993 年毕业于广东医学院(现广东医科大学)医学检验专业。1993 年至今在中山大学附属第一医院工作,任医学检验科副主任;兼任中国中西医结合学会检验医学专业委员会体液诊断专家委员会副主任委员、广东省微量元素科学研究会副理事长及广东省检验分会临检学组副组长等。主持、参与国家及省级科研基金项目 10 余项,主编、参与医学检验技术专业全国规划或特色教材 20 多部,发表 SCI 论文 20 多篇。

### 闫海润　教授

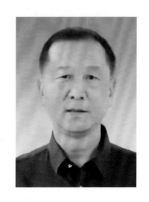

出生于河南省项城市。毕业于牡丹江医学院(现牡丹江医科大学)。原在牡丹江医科大学附属红旗医院检验科工作,任检验科主任。兼任全国高等医药院校医学检验本科"十四五"规划教材建设委员会委员(华中科技大学出版社)、中国高等教育学会检验专业委员会常务委员、中国研究型医院学会血栓与止血专业委员会委员、黑龙江省医学会检验分会副主任委员。主持和参与科教研课题 20 余项,主编参编全国高等院校规划教材 10 余部,发表科教研论文 60 余篇。

# 前　言

　　医学检验形态学检查从广义来说包括肉眼观察和人工显微镜检查,是医学检验基础、简便、成本低和不可缺少的检查手段,也是众多疾病诊断的"金标准"。然而,近30年来,随着各种自动化、智能化的仪器设备进入临床实验室,检验工作更多地依赖于检验仪器,形态学检验的重要性遭到一定程度的忽视。因此,国内一些专家学者呼吁,临床要重视形态学检验工作,学校要加强形态学检验教学和人才培养。

　　为培养医学形态学检验工匠型人才,同时让学生学有专长,增加就业竞争力,佛山大学于2008年设立了"医学检验形态学检验特色拓展方向",开设了"临床病理检验形态学""临床基础检验形态学""临床骨髓细胞检验形态学""临床病原生物检验形态学""临床脱落细胞检验形态学"和"临床染色体检验形态学"等特色课程。随后,该方向的课程在众多高校医学检验技术专业中得到推广。由于缺乏相应课程教材,在人民卫生出版社的支持下,我们组织全国高校及医院检验科、病理科专家编写上述系列课程教材,已出版的《临床基础检验形态学》和《临床骨髓细胞检验形态学》深受医学检验专业师生及医院检验科人员的欢迎和好评。

　　《临床脱落细胞检验形态学》共11章,分为"临床脱落细胞形态学检验基本技术与基础知识""临床脱落细胞检验形态学"和"细针吸取细胞检验形态学"3部分内容。第1、2章介绍脱落细胞形态学检验的基本技术及基础知识;后9章为分述,分别介绍了浆膜腔积液,脑脊液,尿液,精液与前列腺液,乳头溢液,子宫颈/阴道,痰液、刷片及灌洗液,食管脱落细胞,以及淋巴结、乳腺和甲状腺的细针吸取细胞检验形态学。每章包括概述、正常及非肿瘤性病变脱落细胞检验形态学、肿瘤性病变脱落细胞检验形态学和案例分析4部分内容,以形态学检验知识为主线,精选各种标本中经染色后细胞的高清形态图片,并辅以文字描述,图文并茂,使读者更好地熟悉、掌握其形态学特征和相关知识。本教材内容丰富,且与临床紧密衔接,可供医学检验技术专业师生使用,同时也可作为各医院临床检验工作者的参考用书,非常实用。

　　本教材能顺利出版,首先要感谢人民卫生出版社的大力支持与精心策划指导,感谢编委们的辛苦付出,感谢各参考教材或专著的主编和编者。尽管编写团队倾心尽力,但由于水平和经验有限,难免有纰误疏漏,恳请使用本教材的师生以及临床检验工作者提出宝贵意见,以便今后进一步修订和完善。

龚道元　张式鸿　闫海润

2023年12月31日

# 目　录

# 第一章

# 临床脱落细胞形态学检验基本技术

## 第一节 概 述

临床脱落细胞学（clinical exfoliative cytology）是一门通过采集人体各部位，特别是管腔器官表面的脱落细胞，经不同方法染色后，在显微镜下观察细胞形态，从而作出诊断的形态学临床检验学科，或称为诊断细胞学。细针穿刺细胞学（fine needle aspiration cytology, FNAC）又称针吸细胞学，是通过细针穿刺病灶，吸取少许细胞成分作涂片检查的一种细胞学诊断方法；细针穿刺所吸取的细胞是人为的"脱落细胞"（有时可同时吸取少许组织），因其检验方法、诊断价值与自然脱落细胞相似，故归类于临床脱落细胞学。

临床脱落细胞学已有一百多年的历史。早在1838年，Milleri首先描述了肿瘤组织细胞在光学显微镜下的形态变化。1847年，Pouchet用阴道细胞涂片法观察月经周期的细胞学特征。1858年，德国病理学家Virchow的《细胞病理学》出版。1860年，Beale首次报告在咽喉癌患者的痰中发现癌细胞。1914年，Simon和Caussade报道了细胞学的检查结果，在25例肿瘤中24例细胞学诊断为阳性。但由于当时细胞学染色技术不佳，诊断的准确率不高，未被临床重视和广泛采用，直到1917年，被称为现代细胞学之父的希腊医生Papanicolaou发明了巴氏染色，突破了细胞学的技术难关，为细胞学的发展奠定了技术基础。1928年，他首先宣布用细胞学方法可诊断宫颈癌，1954年编著了《脱落细胞学图谱》，从而开辟了脱落细胞学对癌的早期诊断的新纪元，也使脱落细胞学成为一门真正的学科。目前，巴氏染色仍是早期诊断宫颈癌的关键手段，对宫颈癌的防治具有重要作用。

1930年，Martin和Ellis首先利用粗针（16~18号）吸取活检，并采用病理组织学和细胞学的方法诊断肿瘤性疾病，但因粗针吸取创伤较大、并发症较多，且不适用于深部器官如肺的针吸，故未得到广泛的临床应用。其后改用细针穿刺，微创或无损伤，针吸细胞学迅速发展。

20世纪50年代初期，杨大望教授引进了细胞学技术，在我国首先开展细胞学诊断工作，并于1958年编著了《阴道细胞学》一书。20世纪70年代以后，我国细胞学发展迅速，《彩色临床细胞学图谱》《实用肿瘤细胞学》《胃脱落细胞学》《尿液脱落细胞病理学》《临床细胞学》等著作相继出版，在细胞学标本采集、诊断技术等方面均有许多创造和革新，在食管细胞学、鼻咽癌细胞学等方面在世界上处于领先地位，这些都极大地推动了我国病理细胞学的发展。

临床脱落细胞学检验因其取材方便，无损伤或微创，得到了广泛应用，尤其在良恶性疾病诊断及鉴别诊断方面具有重要临床价值。

（刘双全 李云慧）

1

# 第二节　标本采集与保存

## 一、标本采集

### （一）标本采集方法

**1. 自然留取标本采集**　正常情况下，人体很多器官，尤其是体表和管腔器官黏膜表面常有细胞更新脱落，有病变部位的细胞更容易脱落，如尿液（输尿管、膀胱脱落的尿路上皮细胞）、痰（气管黏膜脱落的上皮细胞）及乳头溢液（乳腺导管上皮细胞）等标本都含有自然脱落上皮细胞。可用容器直接收集尿液、痰液、前列腺液（按摩后留取分泌液）及乳头溢液等标本。

**2. 体腔积液穿刺抽吸采集**　采用无菌操作，用针穿刺浆膜腔，抽吸腔内积液，如浆膜腔积液、脑脊液等标本的采集。

**3. 刷取、刮取采集**　通过人工机械方式刮擦人体器官黏膜表面的上皮细胞，包括刷取（支气管刷、食管镜、输尿管刷等）、刮取（宫颈、食管、乳头、皮肤等）等，这类标本细胞比较新鲜、形态保存好，可采集到成群、成团的细胞。

**4. 灌洗采集**　向有腔器官、腹腔或盆腔灌注一定量的生理盐水进行冲洗，使其中的细胞成分脱落于液体中，收集灌洗液内细胞，如支气管灌洗液采样、支气管肺泡灌洗液采样等。

**5. 摩擦采集**　用摩擦工具在病变部位处摩擦，用擦取物直接涂片。常用的摩擦工具有线网套、气囊、海绵球摩擦器等。该法可对鼻咽部、食管和胃等病灶取材涂片。

**6. 针吸穿刺吸取采集**　应用负压细针穿刺病变器官或其中的肿物，抽吸出少量细胞，涂片染色后用显微镜检查（也可能含有少量病变组织），吸出的细胞完全是人为的"脱落"细胞，这类标本细胞新鲜、形态完整，但标本中细胞数量受病变性质及采集者操作技术所限制。乳腺肿块、皮下软组织肿物以及肿大的淋巴结、甲状腺或涎腺等均可用针吸穿刺获得满意的标本；肝、胰等器官的肿物亦可通过超声导向法，在超声影像定位下，准确穿刺到病变部位，抽出细胞进行检查（如抽出了组织，还可同时作小组织的病理切片检查）。

**7. 其他**　其他采集方法还有直接印片、吸管吸取等。

### （二）标本采集注意事项

正确地采集标本是细胞学诊断的关键和基础。因此，标本采集时应注意：①准确选择采集部位，应在病变区直接采集细胞，必须采集到足够数量的细胞及有效成分；②标本必须保持新鲜，应尽快制片，以防细胞自溶或标本腐败；③应避免血液、黏液等干扰物混入标本；④采集方法应简便，操作应轻柔，减少患者痛苦，防止严重并发症发生和肿瘤扩散；⑤记录标本采集过程所见，如食管拉网、针吸过程等，应描述操作是否顺利，有无异常现象及有无出血等情况；⑥采集标本时要注意肉眼观察，如痰液、体腔积液、尿液及肿块等的颜色和性状，并记录。

## 二、标本运送、接收与拒收

**1. 标本运送**　标本采集后应放入专用容器内，并贴有唯一标识，连同信息填写完整合格的检查申请单一并送往临床实验室。

**2. 标本接收**　临床实验室工作人员接收到标本及申请单后，应立即记录接收标本时间并记录标本的状况，包括数量、颜色、浑浊度以及其他肉眼特征及标本固定与否。

**3. 标本拒收**　当标本因下列原因被拒收、不能检查时，应立即通知送检者，记录标本被拒收的原因和时间,以及被检者的姓名,并由本人签字。标本拒收的原因主要包括送检申请单、装载标本容器及送检标本不符合要求等。

### 三、标本保存

收到标本后应尽快进行处理、制片固定,如标本采集后不能立即制片,可以于标本采集前在容器中加保存液或标本采集后低温冷藏保存。

#### (一)保存液保存

保存液可以使标本保存数天甚至数月而无细胞退化变性,起到防腐作用,让标本中的细胞接近其存活状态时的形态结构,以利于准确诊断。但并非所有的标本均须加保存液,在不加保存液的情况下,有些标本内的细胞也能继续维持其细胞学形态特征。如浆膜腔液,它本身就是细胞的"培养基",在体外其中的细胞也可以存活一定的时间;痰液中的黏液可作为一层保护膜保护其中的细胞。这类新鲜标本可不加防腐剂,细胞也能维持形态,维持时间的长短依标本的 pH、蛋白质含量、酶活性、是否存在细菌及标本所处的温度等情况而有所不同。

保存液的作用并非完全固定标本(完全固定的标本在涂片时细胞无法黏附到玻片上);其缺点是可沉淀蛋白,使细胞呈球团状硬化或使染色质凝结。

1. **95% 乙醇保存液(固定液)** 一种通用的保存或固定体液标本的保存剂。通常是加与标本体积等量的固定液以达到保存效果。胃冲洗标本可用 95% 乙醇溶液进行有效固定。注意:禁用含有乙醚或丙酮的固定剂固定体液标本,因它们可使沉淀物变硬而难以涂片。

2. **Saccomanno 保存液** 本保存液由乙醇、聚乙二醇 1540 及蒸馏水组成。其中聚乙二醇 1540 在室温下为固体,而 43℃以上时变为液体。此保存剂最初被 Saccomanno 用作痰液样本的预处理,之后逐渐用于其他部位标本的保存,现主要用于痰及尿液标本。

#### (二)冰箱保存

如标本不能立即制片,应置于冰箱内保存。低温可以使细胞暂时处于原来的代谢状态,降低细胞内酶的活性从而降低标本自溶的速度,抑制细菌繁殖。室温(22~25℃)下,细胞在 4h 内一般可以维持完整性,但尿液、脑脊液标本在 1h 内就开始变性。

1. **富含黏液的标本** 痰液中的黏液可作为一层保护膜,减缓细胞变性。因此痰液标本可在冰箱内 2~8℃冷藏 12~24h 而不必加任何防腐剂。

2. **蛋白质含量高的标本** 浆膜腔积液标本在 2~8℃冰箱内冷藏 24~48h 可不加防腐剂;标本量多(500ml)时,甚至可不加任何保存剂在 2~8℃冰箱内冷藏 1 周。

3. **含蛋白、黏液少的标本** 尿液、脑脊液可不加任何保存剂在 2~8℃冰箱冷藏 4~8h。

4. **pH 较低的标本** 如胃液的标本,为防止盐酸对细胞结构的破坏,一经采样应立即置于冰浴中,宜在几分钟内制片,否则应加保存剂。

(郑文芝 李云慧)

# 第三节 标本一般性状检查

临床脱落细胞检查所涉及的标本包括液体标本和细针穿刺抽取标本,接收到送检标本后要进行一般性状检查,检查内容主要包括标本采集量、颜色、透明度、质地(浆液性、黏液性、凝胶状、柏油样或其他)、凝固程度及气味情况等,并详细记录标本类型、标本来源的解剖位置及一般性状等。如为痰液标本,应在细胞学检查申请单上记录痰液性状,如血丝、灰白色痰丝（形如白色细线,微细螺旋状,牵引时可伸长）、透明痰液（可拉成较长细丝）等。标本一般性状结合显微镜细胞学检查及其他有形成分分析,对肿瘤诊断具有一定的提示作用。液体标本的肉眼观察所见、显微镜下特点及临床意义见表1-1。

表 1-1 液体标本的肉眼观察、显微镜下特点及临床意义

| 肉眼观察所见 | 显微镜下特点 | 临床意义（初步判断） |
|---|---|---|
| 水样,清澈,浆液性 | 少数细胞 | 渗出性液体 |
| 水样,褐色 | 非典型间皮细胞 | 渗出性液体 |
| 牛奶样,绿色 | 泡沫细胞 | 胆固醇结晶 |
| 绿色,有异味 | 多淋巴细胞 | 结核 |
| 牛奶样,白色,乳糜状 | 脂质细胞 | 胸导管堵塞,淋巴滞留 |
| 黄色或白色 | 白细胞,淋巴细胞 | 结缔组织病 |
| 褐色,不透明,血性 | 恶性细胞 | 间皮瘤,癌 |
| 浅黄色,黏液样或胶样 | 黏液细胞 | 腹腔假黏液瘤 |
| 绿色,奇臭 | 大量细菌 | 如为腹腔液体,提示肠道菌的存在;如为胸腔液体,提示肺炎链球菌感染或肺脓肿 |

肿瘤液体标本通常以血性标本为主,但并非所有的血性液体都可查到恶性肿瘤细胞;透明液体标本也可能含有恶性肿瘤细胞。因此,应根据液体标本的性状来决定使用哪种技术制备涂片,如混浊的标本离心后常会产生沉淀,可做薄层液基细胞制片或细胞块组织切片;少量液体如脑脊液可使用细胞离心涂片机制片。制片者必须认真阅读检查申请单,征询临床工作人员是否有特殊要求,如进行瑞氏-吉姆萨染色（瑞-吉染色）还是 Diff-Quik 染色,是否需要做细胞块组织切片,是否需要免疫细胞化学染色及原位杂交等辅助染色,以便辅助细胞病理医师评估细胞样本;如发现任何问题,应及时与临床工作人员沟通。

（张式鸿　秦毅）

# 第四节　标本制备与固定

脱落细胞学标本制备包括载玻片准备、标本预处理、涂片制备、标本固定等步骤,使送检标本达到最佳检测状态。

## 一、载玻片准备

载玻片的清洁度可影响检查结果,推荐使用一次性商品化带磨砂面载玻片,此类载玻片表面洁净、无污染、即开即用、无须清洗,可根据实验要求选择黏附载玻片、病理级载玻片或标准级载玻片等。黏附载玻片表面经特殊处理后带正电荷,对标本具有稳定持久的黏附性能,适合进行免疫组化染色或液基细胞学检查。

## 二、标本预处理

为了防止标本中的某些成分如黏液、红细胞的干扰,需要对标本进行预处理,再进行涂

片制备、固定和染色。

## （一）黏稠标本预处理

痰液、宫颈黏液、黏稠的脓液等标本中因含有大量黏液，标本中的有形成分常被黏液包裹或遮盖，不利于细胞形态观察，需要在标本中加入一些试剂如二硫苏糖醇（dithiothreitol，DTT）溶液（由DTT、乙醇及聚乙二醇组成）或者30%乙醇溶液，振荡液化一定时间，充分溶解黏液，离心后取沉淀物制片。

## （二）液体标本预处理

**1. 液体量较多且细胞数少的标本** 常采用普通离心机离心标本，细胞含量少的标本可采用二次离心法，以获得较多细胞。

**2. 有凝块的标本** 可用镊子夹出凝块，剩余液体按上述离心法取沉淀备用。也可在复查时，将标本置于含抗凝剂的试管中保存送检，可避免凝块的产生。

**3. 血性标本** 通过各种方法破坏红细胞，固定有价值的有形成分，具体见第三章第一节。

## 三、涂片制备

涂片制备的基本原则是不丢失细胞成分和保持良好的细胞形态，实验室常用的涂片制备方法有手工涂片法、细胞离心涂片机制片法、液基薄层细胞制片法和细胞蜡块法等。

### （一）手工涂片法

**1. 脱落细胞标本涂片制备**

（1）棉签涂抹法：用竹棉签在玻片上涂布，由玻片中心顺时针向外转圈涂抹；或从玻片一端开始平行涂抹，涂抹要均匀，不宜重复。本法适用于稍稠的标本，如宫颈/阴道分泌物标本。涂片面积占玻片的1/2~2/3。

（2）吸管涂抹法：将吸出的标本滴在玻片一端，用吸管将其均匀摊开；细针穿刺活检标本也可以用涂抹法制片。本法适用于稍稠的标本，如宫颈/阴道分泌物标本。涂片面积占玻片的1/2~2/3。

（3）推片法：适用于预处理后的标本，方法和血涂片制备相同。

（4）压拉涂片法：适用于没有做预处理的黏液标本和细针穿刺活检标本等。将标本或针管内的穿刺标本推出1滴，滴在玻片右侧约1/3交界处，用另一张玻片轻轻压在标本上，手持各玻片两端稍加压力，快速反向拉开，即成2张厚薄均匀的涂片（图1-1）。

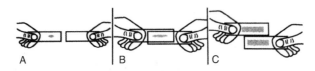

**图1-1 压拉涂片法**

A：将一滴标本加在玻片一端；B：取另一张玻片盖在上面，施加压力；C：将两张载玻片水平快速分开。

（5）喷射法：适用于各种吸取的标本。使用配备细针头的注射器将标本反复均匀地从左到右喷射在玻片上。

（6）印片法：有糜烂、溃疡的组织可采用印片法，将玻片在病变部位轻轻按压即可，或将切取的病变组织块，用小手术刀切开，然后立即将切面平放于玻片上，轻轻按印即可。

**2. 细针吸取细胞标本涂片制备**　细针穿刺完毕后,将注射器与针头分离,注射器吸入部分空气后,再接上针头,然后将针头内的标本推至玻片上,使用推片法或压拉涂片法制片。如吸出物非常少,涂片困难,可用生理盐水冲洗注射器及针头,转入小试管,使用细胞离心涂片机制片。

（二）细胞离心涂片机制片

**1. 原理**　液体标本中的水分在离心力作用下被滤纸吸收,细胞和有形成分均匀平铺于玻片上,形成单层的细胞涂片,适用于脑脊液、尿液、细胞量少的浆膜腔积液、无黏液的支气管肺泡灌洗液等标本。

**2. 器材**　专用水平细胞离心涂片机及配套耗材。

**3. 操作流程**　在细胞收集器上安装好载玻片和吸水滤纸→在细胞收集器中加入适量液体标本→将细胞收集器放入转子中（须配平）→选择调用相应离心参数（转速和时间）、运行离心程序→及时取出玻片,晾干染色。

**4. 质量保证**　接收后的标本要及时处理,避免细胞及其他有形成分破坏。根据标本中细胞量的多少,浓缩或预稀释标本后再进行涂片制备。加入标本量不宜过多及过少,标本量过多滤纸不能完全吸收液体,涂片后玻片有剩余的水分,容易导致细胞溶解;标本量过少则细胞收集量少。针对不同体液标本,离心速度和时间不同;离心速度过低、时间过短,细胞收集率低、细胞结构不清晰;离心速度过高、时间过长,细胞容易破碎。

（三）膜式液基薄层细胞制片

**1. 原理**　细胞保存液中的液体标本,通过特定孔径过滤膜,细胞成分随负压收集在滤膜表面,仪器自动把滤膜上的细胞转移到载玻片上,制成均匀薄层涂片。

**2. 器材**　膜式液基薄层细胞制片系统。

**3. 操作流程**　不同仪器、不同标本的涂片制备方法有所不同,一般流程如下:混匀标本,分离随机聚合在一起的有形成分,黏液分散开,细胞簇保持完整→负压膜过滤,收集细胞→滤膜转送到玻片上,完成制片。

**4. 质量保证**　全自动操作,干扰因素少,但特殊标本应进行预处理,以免影响制片质量。

（1）妇科液基细胞:标本中过多的血液、黏液、炎性渗出物和润滑剂会影响制片质量,需要在离心处理前加入消化液洗涤,再次离心,保留细胞沉淀,加入保存液再进行制片。

（2）非妇科液基细胞:除了表层刮取标本外,其他标本需要将收集的细胞沉淀先用清洗液清洗后再进行制片,黏液性标本需要在清洗过程中使用化痰液处理。

（四）离心式（沉降式）液基薄层细胞制片

**1. 原理**　将标本移入盛有比重液的离心管中进行梯度离心,有诊断价值的细胞成分富集于试管底部,通过仪器将混匀后的细胞液转移到固定有黏附剂的载玻片的沉降管中,在沉降管中的细胞由于自然重力的作用,沉降并黏附在载玻片上。

**2. 器材**　离心式（沉降式）液基薄层细胞制片系统。

**3. 操作流程**　不同仪器、不同标本涂片的制备方法有所不同,一般流程如下:将标本转入含有比重液的离心管中,混匀→按仪器操作流程进行梯度离心,除去样本中的细胞碎片、黏液、过多的炎细胞和血细胞,有诊断价值的细胞富集于试管底部→重新悬浮混匀标本,并转移到沉降管中→沉降管中的细胞在自然重力作用下沉降并黏附在玻片上,形成均匀薄层涂片。

**4. 质量保证**

（1）妇科液基细胞:离心振荡应充分,仪器运行前须确认试剂量充足,否则会导致制片染色效果不佳;脱水透明的环节,无水乙醇及二甲苯须定期更换;染色结束后,应及时湿封,以免标本在乙醇中浸泡过久造成褪色;沉降管移去后,玻片应及时放入无水乙醇内,后转移至二甲苯内透明,不能暴露在空气中。

（2）非妇科液基细胞:浓缩标本时去除血凝块、组织碎块和黏液,否则可能造成吸取管堵塞,可以用纱布等过滤标本;血性样本红细胞过多时,可反复多次使用红色固定液清洗溶解红细胞;根据需要按照实验室的标准操作规程处理消化黏液。

**（五）细胞蜡块的制备**

适合任何标本,将标本放在固定液中(常用10%甲醛溶液、Bouin固定液或苦味酸固定液),1 500~2 000r/min离心10min,静置2~5h。弃上清液,用滤纸吸取多余液体,用小匙轻轻取出沉淀物,放在擦镜纸上包好,然后放入包埋盒中。将包埋盒放入相同的固定液中继续固定,做石蜡包埋切片。细胞蜡块可以使一份标本获得较多切片,可做各种常规染色检查和特殊染色检查。

**（六）方法学评价**

每种制片方法各有优缺点,在日常工作中应结合标本种类、标本性状、标本量、实验方法等综合考虑,选择最佳的制片方法。液基细胞学与传统细胞学方法的比较见表1-2。

表1-2 液基细胞学与传统细胞学方法的比较

| 比较类目 | 传统涂片（CP） | 液基制备（LBP） |
| --- | --- | --- |
| 细胞数量 | 30万~50万个细胞/片 | 4万~7万个细胞/片 |
| 细胞分布 | 厚薄不均,随机分布 | 薄层,均匀平铺 |
| 细胞微粒结构 | 保持自然状态 | 部分结构被分散 |
| 涂片背景 | 相对较杂乱 | 去除部分炎性细胞,背景较干净 |
| 肿瘤素质 | 随机分布 | 集聚 |
| 细胞固定 | 可能不佳 | 良好 |
| 兼用于其他检测 | 相对较局限 | 兼容性好,如HPV-DNA、衣原体检测等 |

## 四、标本固定

使用乙醇等脱水剂沉淀和凝固细胞内的蛋白质并破坏细胞内的溶酶体酶。固定的主要目的是让有形成分中的蛋白、多糖等迅速交联凝固,以保持其原有结构不发生变化,包括:①防止细胞等有形成分自溶和细菌导致的腐败;②使有形成分内的蛋白质、糖、脂肪等沉淀保存下来,从而保存细胞的各种组分,使其保持与存活时相似的形态和结构;③沉淀与凝固作用使细胞中的不同成分产生不同的折光率,光学差异使原来看不清楚的结构变得可见;④有的固定剂有助染作用,使细胞内部成分易于着色;⑤增加标本与载玻片的黏附力。标本愈新鲜,固定愈及时,细胞结构愈清晰,染色效果愈好。

**（一）固定方法**

1. **干固定** 瑞-吉染色时,标本制片后,待其自然干燥备用。

2. **湿固定** 是指将获得的新鲜标本制成涂片后,当涂片尚未干燥,即行固定的方法。该法固定的细胞染色鲜艳,结构清楚,适用于巴氏染色或苏木精-伊红染色（HE染色）。痰液、食管拉网、阴道分泌物、穿刺物、腔镜刷取涂片等常用此方法。

（1）固定液：细胞学检查常用的固定液及评价见表1-3。

表1-3　脱落细胞学检查常用固定液与评价

| 固定液 | 配制 | 评价 |
|---|---|---|
| 乙醚乙醇 | 乙醚、乙醇按1∶1比例混合，每1 000ml加入冰醋酸10ml | 渗透性较强，固定效果好，适用于一般细胞学常规染色 |
| 95%乙醇 | 商品 | 制备简便，渗透能力稍差，适用于大规模防癌普查 |
| 氯仿乙醇 | 无水乙醇600ml、氯仿300ml、冰醋酸100ml | 适合固定血细胞多的标本，醋酸能够溶解红细胞并可防止由乙醇所引起的细胞收缩，特别适用于核酸（如DNA和RNA）、糖原和黏蛋白等的染色；此液穿透力强，固定时间为3~5min，不宜过长，之后可以再放入95%乙醇内继续固定 |

（2）固定方法：涂片制备好后，立即放入固定液中固定，这里强调"立即"，不可有半点迟疑。如果涂片在空气中干燥后才放入固定液中，就会大大影响染色效果，造成阅片甚至诊断困难。液体标本须潮干后固定，否则标本易被冲掉。

（3）固定时间：一般为15~30min，其中液体标本15min，黏液多的厚标本30min。

3. **喷雾固定**　涂片制好后，将成膜固定剂（coating fixatives）喷在涂片上。这种成膜固定剂由乙醇和蜡样物质配制而成。乙醇能固定细胞，而蜡样物质能在细胞上形成有保护作用的薄层外膜。

4. **细胞块固定**　细胞块能将大量液体标本中的细胞聚集压缩成组织样，大大增加阳性检出率，故提倡采用细胞块制备。在制备细胞块时，常用10%中性甲醛溶液做固定液，一般固定2~5h后做常规包埋。此固定液能很好地保存蛋白质和脂肪，但是糖类较易被溶解和发生甲醛溶液色素沉淀。

（二）质量保证

1. **干固定**　涂片须完全自然干燥再进行瑞-吉染色，否则涂片容易脱落。

2. **湿固定**　①使用过的固定液必须过滤后才能再次使用，以防止细胞交叉污染，当乙醇浓度低于90%时应及时更换新液。②一般标本制片后应立即固定，液体标本须待其潮干后再固定。③液体标本切不可用电吹风热风直接风干，以免细胞变形影响染色效果，造成错误诊断。④液体标本由于容易出现退化变性，可用瑞氏-吉姆萨复合染色，染色质结构清晰，因为染色没有乙醇脱水过程，细胞及核体积大于用巴氏和HE染色后的细胞。⑤含血多的标本需要用溶解红细胞的固定液，否则涂片容易脱落或病理细胞被红细胞遮盖。

（李德发　刘双全）

# 第五节　涂片染色

细胞化学染色是基于细胞内的结构及所含化学成分不同，通过物理作用和/或化学反应使细胞不同成分与一种或多种染料亲和而呈现不同颜色，从而对细胞内各类化学成分或细胞结构作定位、定性、半定量分析。染色剂种类繁多，应根据观察要求选择与细胞核或细胞质亲和力强的染色剂和染色方法。临床常用的染色方法有瑞 - 吉染色、巴氏染色、苏木精 - 伊红染色等。

## 一、瑞 - 吉染色

1. **染色原理**　瑞 - 吉染液由碱性染料亚甲蓝、天青 B 和酸性染料伊红溶解于甲醇制成。各种细胞所含化学成分不同,在一定 pH 环境中,细胞内核苷酸、蛋白质等化学成分所带电荷不同,对染料的亲和力不同,因此,染色后各种细胞呈现不同颜色。染液中的碱性染料亚甲蓝、天青 B 解离出带正电荷的染色基团,主要与带负电荷的核苷酸等嗜碱性物质结合,可使细胞核染成蓝紫色;酸性染料伊红解离出带负电荷的染色基团,主要与胞质中带正电荷的嗜酸性蛋白质结合,使胞质染成红色;呈等电状态的中性物质与碱性染料、酸性染料均亲和,但亲和力不强,染成淡紫红色或粉红色。甲醇除了使染料解离成带不同电荷的染色基团外,还具有强大的脱水能力,可固定细胞,使蛋白质沉淀为颗粒状、网状等结构,增加细胞与染料的表面积,增强染料的吸附作用。该染色法细胞着色鲜艳,结构显示清晰,是临床常用的染色方法之一。

2. **试剂**

（1）瑞 - 吉染液。

（2）磷酸盐缓冲液:细胞中多种成分为两性电解质,所带电荷随溶液 pH 而定,因此,染色过程中,应维持稳定的酸碱环境,一般以 pH 6.4~6.8 的缓冲液作为维持稳定酸碱环境之用,使细胞着色稳定。

3. **简要操作**　制片→标记→干燥（固定）→加瑞 - 吉染液覆盖涂片（染色 + 固定）→加等量至 2 倍的磷酸盐缓冲液→混匀→流水冲洗→晾干→封片。

4. **染色结果**　瑞 - 吉染色后非上皮细胞,主要是血液细胞,根据胞质特异性颗粒不同,分为中性粒细胞、嗜酸性粒细胞和嗜碱性粒细胞。中性粒细胞中的颗粒细小,呈粉红色;嗜酸性细胞中的颗粒充满胞质,为圆形、粗大、均匀的橘黄色颗粒;嗜碱性粒细胞胞核因颗粒遮盖而不清晰,颗粒多少不一,为粗大、不均匀的紫黑色颗粒;淋巴细胞核着色偏深,呈紫红色,胞质透明均匀,呈蓝色;单核细胞胞质呈灰蓝色,充满尘埃样紫红色细小颗粒;红细胞呈淡粉红色。各类细胞瑞 - 吉染色效果见图 1-2。上皮细胞染色结果见表 1-4。

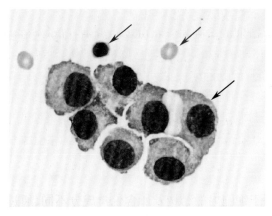

图 1-2　浆膜腔积液,瑞 - 吉染色,×1 000

间皮细胞:黑色箭头所指。淋巴细胞:红色箭头所指。红细胞:蓝色箭头所指。

表 1-4 瑞 - 吉染色后上皮细胞染色结果

| 细胞 | 细胞质 | 细胞核 | 染色质 |
|---|---|---|---|
| 表层上皮细胞 | 角化前细胞胞质呈灰蓝色,角化细胞质呈淡红色,不完全角化细胞胞质呈橘黄色 | 核小,5~6μm,圆形、椭圆形或圆梭形。角化前细胞核质比为 1:(3~5);不完全角化细胞核缩小,呈固缩状小圆形,直径约 4μm,核周可见白晕,核质比为 1:5 以上;完全角化细胞核消失 | 角化前细胞核染色质较均匀,呈颗粒状,深染;不完全角化细胞核染色质浓集、深染 |
| 中层上皮细胞 | 呈灰蓝色 | 核较小,圆形;核质比为 1:(2~3) | 染色质较表层上皮细胞略疏松 |
| 底层上皮细胞 | 呈灰蓝色 | 圆形或椭圆形,核直径 8~10μm,核质比为 1:(0.5~2) | 疏松,呈均匀细颗粒状 |
| 纤毛柱状上皮细胞 | 灰蓝色,上端淡紫色,表面纤毛呈淡粉红色,近核的上端有一个浅色区,相当于电镜下的高尔基体 | 椭圆形或圆形,直径 8~12μm,位于细胞中下部,顺长轴排列,核仁 1~2 个,核边两侧常与细胞边界重合 | 呈细致均匀的颗粒状,着淡紫红色至深紫红色 |
| 黏液柱状上皮细胞 | 因富含黏液,故染色淡而透明,有时胞质内有巨大黏液空泡 | 卵圆形,位于基底部,大小与纤毛柱状上皮细胞相似,可见小核仁,核有时被胞质空泡挤压至底部,呈月牙形 | 同纤毛柱状上皮细胞 |
| 储备细胞 | 胞质少,呈嗜碱性 | 核较小,多角形、圆形或卵圆形,边界清楚,常见核仁 | 呈细颗粒状,分布均匀 |
| 正常间皮细胞 | 嗜碱性或弱嗜酸性,染蓝色或灰蓝色 | 圆形或卵圆形,居中,6~8μm,核质比为 1:(1~2),偶见核仁 1~2 个 | 呈细颗粒状,分布均匀,紫红色 |
| 退化间皮细胞 | 淡灰蓝色、粉灰双染或红色,空泡增多或呈泡沫状 | 核增大,肿胀,居中,边界不清 | 疏松,淡染,结构不清,可呈溶解或固缩状 |

**5. 质量保证**

（1）标本：①应新鲜,否则蛋白质变性,使染色偏碱;②涂片在空气中自然晾干,不可用电吹风烤干,或者涂片制作 1h 内用甲醇固定后染色。

（2）染液质量：①新鲜配制的染液染色效果差,室温下储存一定时间后,亚甲蓝逐渐转变为天青 B 方可使用,放置时间越久,亚甲蓝转变为天青 B 越多,染色效果越好;②染液应储存于棕色瓶中,注意密封瓶口,防止甲醇挥发或氧化,影响染液质量。

（3）pH：细胞着色对氢离子浓度特别敏感,因此,玻片应为中性,缓冲液 pH 必须为 6.4~6.8。

（4）加染液与缓冲液：①染液应尽快完全覆盖标本,染液量要充足,以免蒸发后染料沉淀不易冲洗掉;②染液与缓冲液比例以 1:(1.5~2.0)为宜,加缓冲液后应立即混匀。

（5）染色时间：①与染液浓度、室温、有核细胞多少有关,染液淡、温度低、有核细胞密度大,染色时间长,反之,染色时间短;②更换新试剂时必须试染,摸索最佳染色条件。

（6）染液冲洗：①冲洗前轻轻摇动玻片，让染液沉渣浮起，用流水冲去涂片上的染液，切忌先倒掉染液再用流水冲洗，以免染料沉着于标本上；②水流不宜太快，避免水流垂直冲到标本上，而导致细胞脱落；③冲洗后应立即立于架上，防止剩余水分浸泡脱色。

（7）染色效果：染色后需要及时评价染色效果。染色较佳时红细胞呈淡粉红色，有核细胞胞核染紫红色，染色结构清晰，核质分明，细胞外无或少见染料渣滓。对染色不佳的涂片需要寻找原因并及时纠正。

**6. 临床应用** 瑞-吉染色是目前临床最常用、最经典的染色方法之一。该法染色时间短，操作简便，染色后细胞核、细胞质和颗粒均着色鲜艳，对比鲜明，常用于血液、骨髓、胸腔积液、腹水、前列腺液、针吸细胞学检查。

## 二、巴氏染色

**1. 染色原理** 细胞核的核酸带有磷酸根，等电点低于 2.0，当染液 pH>2.0 时，核酸带负电荷，容易与带正电荷的碱性染料结合而被染色，称为嗜碱性。天然苏木精需要被氧化，变成苏木红才具有较弱的染色性，这种半氧化状态的苏木精所带阳离子电荷不强，必须与含铝金属媒染剂（铵明矾、钾明矾、铁明矾）结合，才能变成带强正电荷的氧化苏木精-矾，牢固地与核酸结合，使细胞核着紫蓝色，且不易被醇、水洗脱。染色中由于苏木精是水溶液，标本应经由高浓度到低浓度的乙醇溶液（固定液）处理，逐渐入水。细胞质的主要成分是蛋白质，等电点约为 6.0，在不同 pH 环境中与不同染料结合。但是，在 pH<4.0 时不再与染料中的阳离子结合，pH>8.0 时不再与染料中的阴离子结合。伊红、亮绿、橘黄、俾斯麦棕的发色部分均为阴离子，只能与蛋白质中的阳离子结合。因此，染色环境不能过酸或过碱。较"年轻"的细胞如底层鳞状上皮细胞胞质中含较多核蛋白体，易与亮绿结合而呈绿色；成熟细胞的胞质中含核蛋白体较少，如红细胞、表层角化鳞状上皮细胞易与伊红结合而呈红色；衰老的细胞如完全角化细胞，则与橘黄结合呈橘黄色。加适量的磷钨酸媒染剂可增加染液的着色力。胞质染液溶剂是 95% 乙醇，须经由低浓度到高浓度乙醇溶液处理，逐渐脱水，至完全无水。

**2. 试剂**

（1）苏木精染液：用于染细胞核，临床常用的明矾苏木精染液配方有多种，主要组分一般为苏木精、95% 乙醇、媒染剂、氧化剂和蒸馏水。①苏木精属于性质特殊的染色剂，被氧化后在媒染剂的作用下方可成为嗜碱性染料。② 95% 乙醇用于溶解苏木精，同时也是稳定剂，防止苏木精过氧化。③媒染剂与半氧化状态的苏木精结合，加强其着色效果。④氧化剂可氧化苏木精，使其变成苏木红。⑤蒸馏水为溶剂，溶解媒染剂和稀释苏木精原液。

（2）橘黄 G（orange G，OG）染液：是一种单色染色剂，使角化细胞胞质染成橘黄色。①橘黄 G 分子小，与角蛋白亲和力较强，可快速将胞质染为亮橘黄色。②蒸馏水用于溶解橘黄 G。③无水乙醇为稳定剂。④磷钨酸为媒染剂，可增加染料的着色力，同时磷钨酸与碳酸锂还是一对弱酸、弱碱盐，形成一对缓冲剂，可中和分色及蓝化时可能留下的少量酸或碱，保证染色达到理想效果。

（3）EA36 染液：是一种复合染色剂，由伊红 Y、亮绿、俾斯麦棕三种成分组成。其中伊红 Y 可将表层鳞状上皮细胞胞质、腺上皮细胞核仁、纤毛染成粉红色；亮绿可将代谢较活跃的细胞（如基底细胞、中层鳞状上皮细胞、柱状细胞等）胞质染成蓝绿色。俾斯麦棕为盐基性

11

染料,能与细胞质中带相反电荷的蛋白质结合,从而染出鲜艳的结构。其余组分作用同橘黄G染液。

（4）分色液:临床常用盐酸乙醇液去除组织过多结合的染色剂。其中的酸能破坏苏木精的醌型结构,使组织与色素分离而褪色,处理后细胞核着深蓝色,胞质等其他成分脱色。这种选择性地去除部分染色剂的过程称为分色。因此,该液又称为分色液。

（5）返蓝液:分色后的苏木精在酸性环境中呈红色,分色后用水洗去酸,终止分色,再用弱碱性溶液使细胞核上的苏木精变蓝,此过程称为蓝化（返蓝）。临床常用氢氧化钠氨液或稀碳酸锂液浸洗返蓝。

（6）乙醇:100%、95%、80%、70%、50%浓度,染色过程中起固定、水化、脱水作用。

（7）二甲苯:为透明溶剂,二甲苯的折射率为1.494,载玻片的折射率为1.515,两者较为匹配。

（8）光学树脂胶:封片用。

3. **简要操作**　制片→标记→固定→降梯度乙醇逐渐入水（水化）→苏木精染液（染核）→盐酸乙醇液（分色）→稀碳酸锂/氢氧化钠氨液（蓝化/返蓝）→水洗→升梯度乙醇（脱水）→橘黄G染液（染胞质）→95%乙醇（漂洗）→EA染液（染胞质）→95%乙醇（漂洗）→100%乙醇（固定）→二甲苯（透明）→封片。

4. **染色结果**　上皮细胞核染成深蓝色或深紫色,核仁为红色;鳞状上皮底层、中层及表层角化前细胞胞质呈蓝绿色;角化细胞胞质呈粉红色;过度角化细胞胞质呈橘黄色（图1-3）。

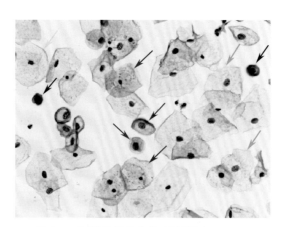

**图1-3　阴道分泌物涂片,巴氏染色,×400**

黑色箭头所指:底层上皮细胞;红色箭头所指:副底层上皮细胞;绿色箭头所指:中层上皮细胞;黄色箭头所指:表层上皮角化前细胞;蓝色箭头所指:表层上皮角化/不全角化细胞。

5. **质量保证**

（1）标本:应新鲜,出血或蛋白质含量高的液体标本应先用缓冲液或标本清洗液处理后再制作涂片,避免核染色过深或背景复杂。

（2）固定:细胞学标本应使用湿固定法。无论固定前或固定后制片,若发生干涸会使细胞胀大变形、自溶甚至腐败,导致染色后胞核结构不清,胞质过酸且不透明;过湿易引起涂片脱落或细胞过度收缩而浓染。若固定后标本不能及时染色,应滴加甘油数滴于涂片上,密封保存,染色前先浸入95%乙醇溶液中,去甘油处理后方可染色。常用固定液为95%乙醇,若浓度高于95%,固定后会出现染色过深;若浓度不足则固定不佳,造成细胞变形而影响诊断。

(3)染液:染料在配制时应充分溶解,必要时应加热搅拌至完全溶解。①苏木精染液的染色效果受温度影响,温度高时,应适当缩短染色时间,相反则延长染色时间。浸染时间久致染色过深时,可适当延长分色时间。苏木精染色后冲洗时间不宜过长,否则核变蓝,不易分色。苏木精染液需要每日过滤,防止染料结晶影响染色质量。②橘黄G染液染色时间不宜过长,染色后玻片上残留的染料应尽量沥净,用95%乙醇溶液洗净多余染液,避免影响EA着色。③不同配方的EA染液对不同标本的染色效果不同,EA36、EA50用于妇科标本,EA65用于非妇科标本。EA染液使用前应充分搅拌,pH以6.2~6.5为宜,pH偏高(偏碱),上皮细胞胞质偏红,应加少许磷钨酸纠正;pH偏低(偏酸),上皮细胞胞质偏蓝绿,可加少许饱和碳酸锂纠正。④硫酸铝钾浓度应按规定方法饱和,若含量不足可使染色结果偏红、返蓝慢或着色过浅,少量添加后可解决。若过量可能导致分色困难,使染色结果偏灰蓝,可通过过滤染液改善。

(4)标本性质:不同结构性质的标本染色处理方式略有差异。

1)标本黏液量的影响:黏液多的标本选择过染法,即先染色,再通过盐酸酸化,去除胞质内黏附的多余苏木精染料,使核、质着色更佳。黏液少的标本选择淡染法,通过严格控制染色时间使核染色适宜,不用盐酸酸化,但胞质中少量苏木精可影响EA染色质量。

2)细胞类型影响:神经元等核大、常染色质丰富的细胞需要深染,而脊神经节组织需要浅染。

3)有核细胞数量的影响:胸腺、淋巴结等标本因富含淋巴细胞,核质比高,应浅染。

4)标本预处理方式的影响:甲醛中浸泡较久的标本,需要延长染色时间,加强分色处理。标本曾经过干燥、灼烧、烫煮或用含铬固定液长时间固定等,须增加浸染时间。

(5)分色:巴氏染色成功的关键在于分色、蓝化处理和EA36染液的酸度。特别是分色时间切勿过长,时间为数秒,分色完毕后,立即用流水彻底清洗干净,以免细胞核褪色。若苏木精染色太深可适当延长稀盐酸内分色时间。盐酸乙醇溶液须每天更换新液。

(6)返蓝:亦称碱化,常用饱和碳酸锂或3%氨水。时间为数十秒至3分钟,可使苏木精尽快显色。用流水冲洗,可使蓝色更鲜艳。用后的碱性溶液需要充分漂洗,避免影响胞质着色及后期染色保存。碱化液应每天更新。

(7)避免交叉污染:①细胞量少的标本优先染色,如脑脊液、尿液标本,其次是宫颈细胞学标本,最后是细胞较多的非宫颈细胞学标本,如痰、纤维支气管镜毛刷、体液标本等。②各级液体间转移涂片应快速沥去多余液体,避免污染后面试剂。每天必须过滤所用的染液,包括乙醇、二甲苯。③注意器械污染,避免不同类型的涂片混在一个容器中染色。

(8)冲洗:染色过程中冲洗应充分,否则会妨碍下一步的胞质着色及颜色保存。

(9)脱水与透明:玻片脱水不彻底或透明不当,可使细胞轮廓不清,呈雾状,须更换脱水乙醇及透明剂(二甲苯)。如果二甲苯溶液出现颜色或变得浑浊,必须更换新液。

(10)封片:涂片脱水、透明后,应立即封片(湿封片),避免在空气中暴露太久,玻片过于干燥,影响细胞形态观察,如鳞状上皮细胞胞质出现深褐色斑点。

6. **临床应用** 巴氏染色是脱落细胞学检查常用的传统染色方法,可反映女性激素水平对上皮细胞的影响,常用于妇科细胞学涂片染色,亦可反映细胞在炎症刺激和恶变后的形态学变化,较易发现异常细胞,常用于早期发现、诊断一些病变或恶性肿瘤。因此,巴氏染色不仅适用于妇科细胞学涂片染色,也适用于胸腔积液、腹水、痰液等非妇科细胞样本的染色。

## 三、苏木精 - 伊红染色

1. **染色原理** 苏木精(hematoxylin)和伊红(eosin)染色,简称 HE 染色。其原理与巴氏染色基本相同,只是用伊红染液代替巴氏染色中的 EA 和橘黄 G 染液。

2. **染液组成与性质**

(1)苏木精染液:同巴氏染色法。

(2)伊红染液:①伊红为含有酸性染色基团的染色剂,在水溶液中可电离出阴离子,通常染细胞质等嗜酸性成分;②冰醋酸用于调节 pH;③蒸馏水为溶剂。

(3)分色液、返蓝液:同巴氏染色法。

3. **简要操作** 制片→标记→固定→降梯度乙醇逐渐入水(水化)→苏木精染液(染核)→盐酸乙醇(分色)→稀碳酸锂 / 氢氧化钠氨(蓝化 / 返蓝)→伊红染液(染胞质)→升梯度乙醇(脱水)→二甲苯(透明)→封片。

4. **染色结果** ①细胞或组织经 HE 染色后,细胞核被染成鲜明的蓝紫色。②软骨基质、钙盐颗粒、细菌等微生物被染成深蓝色或蓝紫色。③黏液呈灰蓝色。④细胞质、肌肉、结缔组织、嗜酸性颗粒、红细胞、蛋白性液体也被染成不同程度的红色或粉红色。各类细胞 HE 染色效果见图 1-4。

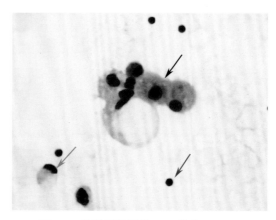

**图 1-4 胸腔积液涂片,HE 染色,×400**
间皮细胞:黑色箭头所指;淋巴细胞:红色箭头所指;退化变性细胞:蓝色箭头所指。

5. **质量保证**

(1)固定剂:必须使用湿固定。醛类固定剂对脂类和糖类无作用,会导致胞质中此类结构不着色,而呈现白色空白;甲醛和锇酸固定液可增强组织的嗜碱性,增强苏木精着色;酸化的重铬酸钾固定液可增加组织的嗜酸性,有利于胞质着色,同时降低苏木精与细胞核的亲和力。

（2）伊红染色：一般通过延长或缩短浸染时间控制伊红着色的深浅。为保证胞质、嗜酸性颗粒和纤维结构达到最佳区分度，伊红染色不宜太深。

（3）其他：其他质量保证同巴氏染色法。

6. **临床应用** HE 染色为双重染色法，能较好地显示细胞形态和组织结构，是最经典、用途最广的染色方法之一，多用于黏液及细胞较多、较厚的涂片（如痰液涂片）和切片组织结构的观察。

## 四、其他染色方法

### （一）Diff-Quik 染色

1. **染色原理** Diff-Quik 染色是在 Wright 染色基础上改良而来的一种快速染色方法，该染液采用 WHO 推荐的快速染色方法配制。染色原理及结果与瑞氏染色法极其相似，即不同细胞内化学物质的性质不同，在一定 pH 环境中所带电荷不同，能选择性地结合带相反电荷的染料而着不同颜色。如带负电荷的嗜碱性物质与带正电荷的碱性染料（嗜碱性硫氮杂苯、亚甲蓝）结合而被染成蓝色；带正电荷的嗜酸性物质与带负电荷的酸性染料（如嗜酸性氧杂蒽、伊红）结合而被染成红色；嗜中性物质呈等电性，结合相等的酸性染料和碱性染料，但亲和力均不强，而呈紫红色或粉红色。

2. **试剂** 主要原料为亚甲蓝/天蓝 A/二芳基甲烷、伊红/氧杂蒽等。市售染液一般为固定液、染液Ⅰ液和Ⅱ液，自备染液组分及性质如下。

（1）伊红 Y 水溶液（Ⅰ液）：用于染细胞质，将伊红 Y 或氧杂蒽（酸性染料）溶解于蒸馏水中即可。

（2）亚甲蓝乙醇饱和溶液（Ⅱ液）：用于染细胞核，主要组分有亚甲蓝（碱性染料）、95%乙醇、氢氧化钾。

3. **简要操作** 制片→标记→固定→伊红 Y 水溶液（染胞质）→亚甲蓝乙醇饱和溶液（染核）→水洗→二甲苯（透明）→封片。

4. **染色结果** 细胞核染成深蓝色，基质为紫色，淋巴细胞核为紫色，白细胞核为深蓝色，胞质为淡粉红色，红细胞呈粉红色。

5. **质量保证**

（1）标本：应新鲜，涂片厚薄均匀。

（2）固定：在空气中快速摇动或扇干，亦可用甲醇固定，防止细胞变形或因空气潮湿而溶血。不能用高温或火烤干涂片。

（3）器材：pH 对染色效果有一定影响。因此，载玻片应清洁、无酸碱污染。

（4）染液：可重复使用，但不能多次重复，若有沉淀物应过滤后使用。

（5）操作：染色中请勿先倒掉染液或直接对涂片用力冲洗，以免染料沉着于涂片上或涂片脱落。染色过深可用甲醇或乙醇脱色，最好不复染。

6. **临床应用与方法评价** Diff-Quik 染色是细胞学检查中常用的染色方法之一，主要用于精液、外周血、骨髓、阴道分泌物、脱落细胞涂片等形态学检查。该染色法的主要优点是时间短，步骤简单，背景清晰无沉渣，非常适合用于批量浸染。但细胞结构显示较粗糙，对重叠的细胞难以辨认。

### （二）其他染色方法

常用主要有 SM（Sternheimer-Malbin）染色、S（Sternheimer）染色及甲苯胺蓝染色等方法，其中 SM、S 染色多用于尿液有形成分的鉴别。甲苯胺蓝染色常用于尖锐湿疣的初筛及肥大细胞检测。

1. **SM 染色**　由 Sternheimer R 和 Malbin B 联合推出的一种方便的尿沉渣染色法，也称为结晶紫-沙黄染色。结晶紫和沙黄两者均为碱性染料，尿液中细胞、管型等有形成分的化学性质不同，对染料的亲和力不同，染色后呈现不同颜色，使尿液中有形成分形态、结构显示清晰，易于识别。SM 染色便于识别各种形态的红细胞；可区分死亡和存活的白细胞，适用于尿路感染疾病的诊断；有助于检出和区分透明管型、颗粒管型、细胞管型；易于发现多核巨细胞和包涵体细胞。但结晶紫和沙黄均为醇溶性染料，在水溶液中容易析出，使背景不清晰，干扰有形成分的形态观察。

2. **S 染色**　由 Sternheimer R 推出的一种阿利新蓝-派洛宁染色法。阿利新蓝可将尿液中的细胞核和管型基质染成蓝色，派洛宁与细胞质及核糖核酸类物质作用呈红色，从而对各种成分进行鉴别。染色后细胞结构清晰，管型易于辨认和鉴别，有助于细胞鉴别和管型分类。S 染色法的染料为水溶性，溶解度高，不易形成结晶或沉淀影响形态观察。

3. **甲苯胺蓝染色**　甲苯胺蓝为碱性染料，可使细胞核染成蓝色，组织细胞中的酸性物质与其中的阳离子相结合而被染色。如肥大细胞胞质内含有肝素和组织胺等异色性物质，遇到甲苯胺蓝可呈异染性紫红色，可用于尖锐湿疣的初筛及肥大细胞的检测。此外，该方法常用于判断取样材料是否足够，粗略判断恶性肿瘤细胞及其他细胞类型，目前广泛用于评价针吸穿刺涂片的快速染色。

## 五、方法学评价

1. **瑞-吉染色**　融合 Wright 染色和 Giemsa 染色的长处，染色后细胞核、染色质结构和细胞质内颗粒较清晰，可对血液细胞进行分类，易于识别滴虫。该染色法操作简便，可快速得到检验结果，染色后标本可长期保存，且不会稀释和破坏细胞。该染色法多用于血液、骨髓、体液、穿刺细胞标本等的染色。不足之处是常规脱水会褪色，不如 HE 染色法稳定，不适用于切片标本染色。

2. **巴氏染色**　具有色彩鲜艳丰富、结构清晰的优势，能显示鳞状上皮细胞分化程度，胞质颗粒分明，对角化型癌细胞较易识别，适用于上皮组织的标本及阴道分泌物涂片，可用于观察女性激素水平对上皮细胞的影响。常用于妇科细胞标本涂片染色，也适用于胸腔积液、腹水、痰液等非妇科细胞标本的染色。染色后标本可长时间保存，是细胞病理学检查的常用方法。不足之处是染色步骤复杂，染色效果较难掌握，不宜染厚涂片等。

3. **HE 染色**　染色后细胞核与胞质对比鲜明，染色效果稳定。操作简易，试剂易配制。适用于各种组织结构的观察。不足之处是胞质色彩不丰富，颗粒显示差，易出现核过染而影响观察。

脱落细胞学常用的三种染色方法比较见表 1-5。

表 1-5　瑞 - 吉染色、巴氏染色与 HE 染色比较

| 指标 | 瑞 - 吉染色 | 巴氏染色 | HE 染色 |
|---|---|---|---|
| 固定方式 | 自然干燥 | 95% 乙醇,湿固定 | 95% 乙醇,湿固定 |
| 细胞质特征 | 易辨认胞质颗粒及包涵体,清晰显示核质分化程度 | 易辨认胞质角化状况 | 不能显示胞质分化程度 |
| 细胞核特征 | 核染色质结构清晰,核仁浅染,呈灰蓝色 | 核染色质结构清晰,核仁可见,过染时核仁看不清 | 核容易过染,核仁可见,过染时核仁看不清 |
| 背景物质 | 易辨认黏液、甲状腺胶质、肿瘤基质等背景物质及坏死 | 不易辨认黏液、甲状腺胶质、肿瘤基质等背景物质及坏死 | 不易辨认黏液、甲状腺胶质、肿瘤基质等背景物质及坏死 |
| 简便程度 | 简便快速,需 10~15min | 操作复杂,需 1h 以上 | 适中,需 30~40min |
| 标本类型 | 适用于血液、骨髓、浆膜腔积液、穿刺标本等常规染色法,尤其适用于鉴别淋巴组织肿瘤 | 细胞病理常规染色法,特别适合鳞状上皮细胞标本 | 组织病理、细胞病理常规染色法 |

（乔凤伶　龚道元）

# 第六节　涂片检查及结果报告

## 一、涂片检查

### （一）人工显微镜检查

1. **原理**　涂片经瑞 - 吉染色后,通过低倍镜（×10）和油镜（×100）进行检查;涂片经巴氏、HE 染色后,通过低倍镜（×10）和高倍镜（×40）进行检查,根据细胞及其他有形成分形态特征及患者资料等,进行报告。

2. **主要器材**　普通光学显微镜等。

3. **涂片**　经过瑞 - 吉、巴氏或者 HE 染色后的各种标本的涂片。

4. **操作流程**

（1）瑞 - 吉染色:将染色后的涂片放置于显微镜通光孔中央→调光、调焦→低倍镜检查→油镜检查。

（2）巴氏或 HE 染色:将染色后的涂片放置于显微镜通光孔中央→调光、调焦→低倍镜检查→高倍镜检查。

5. **注意事项**

（1）检查前要充分了解患者的情况:如患者的病变部位,发病时间,肿物大小、性质（如表浅肿物可否移动或是否粘连）、症状（如红、肿、痛等）、相关实验室检查、影像学诊断及标本取材、制片、染色方法等。

（2）低倍镜检查

1）观察全片:低倍镜浏览全片,观察细胞分布和排列,评估有效细胞（上皮细胞）成分、

数量和染色效果,评价标本是否合格等。

2)不遗漏视野:按图 1-5 有规律移动玻片,每次移动视野及换行时,应与前一视野有适当的重叠,以免漏检。

3)观察重点:依次观察整张涂片,重点观察涂片中的上皮细胞形态和有无其他有形成分,当发现异常成分时,再转换至高倍镜或油镜仔细观察细微结构,以明确细胞或者有形成分的性质,作出诊断;因此,掌握低倍镜下各种细胞的形态、大小尤为重要,同时还要注意涂片背景细胞及非细胞成分的变化,以协助诊断。

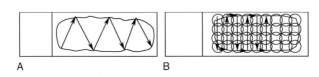

图 1-5 涂片的移动方法
A:错误的移动方法;B:正确的移动方法。

(3)高倍镜检查:高倍镜的使用是脱落细胞检查的确诊方法,适用于巴氏或 HE 染色标本。对低倍镜发现的异常细胞或其他有形成分,须在高倍镜下观察细胞的细微结构,才能作出确定的诊断。阅片时要注意以下几个方面。

1)细胞成分的确定:异常细胞、恶性细胞及其他有形成分的形态和名称。

2)对异常细胞群的鉴定:比较细胞群中各个细胞,观察细胞间相互的毗邻关系、大小、形态的一致性、排列形式等是否都具有恶性特征。

3)对单个异常细胞的形态鉴定:主要包括细胞大小、形状;胞核大小、形状,核膜、核仁、染色质分布,核质比例,染色深浅等;胞质量的多少、染色深浅、内容物等。上述细胞形态改变是否都具有恶性特征。

4)涂片背景细胞和其他成分:可以提示相关信息,如有出血、大量中性粒细胞和坏死物出现,使涂片背景显"脏"时,常提示有恶性细胞的存在,此时也称"阳性背景";淋巴细胞因在各种环境下的形态变化相对小,常作为判断其他细胞大小的"标尺"。

5)鉴别诊断:背景细胞大量出现可造成误认,如淋巴细胞与未分化癌细胞、吞噬细胞与腺癌细胞、多核巨噬细胞与多核癌细胞等,这些常常成为初学者诊断中的鉴别难点。

(4)油镜检查:油镜的使用也是脱落细胞检查确诊的方法,适用于瑞 - 吉染色标本的检查。对低倍镜下发现的异常细胞,须在油镜下观察细胞的细微结构,根据细胞形态特征,才能作出明确的诊断;重点观察内容同高倍镜。

(二)智能显微数码拍摄图像分析

1. 原理 通过全自动智能显微镜与高速 CCD(charge coupled device)摄像(5~90 帧/s)系统,对染色后涂片进行全实景扫描,获得高清数字图像。再利用人工智能"机器视觉"技术,对图像中有形成分的各类特征参数进行提取、建模、模拟、拟合后,进行大数据分析,实现对细胞等有形成分的自动识别甚至分类与计数等功能。

2. 基本结构

(1)涂片自动传送与识别装置:完成染色后涂片的自动传送和定位,对涂片标本进行条码扫描,根据条码信息对标本进行区分。

（2）智能显微镜图像采集系统：由精密定位控制系统、自动光学传感视觉环境调节系统、智能图像采集模块拍摄（CCD 拍照）系统等构成，是仪器的核心部件。其中精密定位控制系统用于实现图像扫描过程中的显微镜自动控制功能，采用模糊控制方式实现快速、精确的摄像视域定位和快速自动聚焦。自动光学传感视觉环境调节系统根据显微镜低倍镜、高倍镜、油镜以及标本的不同来自动调节图像参数，以确保采集到清晰明亮的细胞图像。

（3）图像自动识别与处理系统：通过提取上百种有形成分的形态学特征参数，完成对细胞等有形成分图像的自动识别甚至分类计数。

（4）控制系统：仪器的处理中心，用于整个仪器的控制协调，完成视觉图像的处理、人机操作、系统管理及数据库管理等工作。

**3. 操作流程**　不同仪器操作流程不太一样，可按其配套的说明书进行操作。

**4. 注意事项**　智能显微数码拍摄图像分析系统只能起过筛作用，发现"异常细胞"则应该对整张涂片进行人工显微镜复查再作出诊断。目前智能显微数码拍摄图像分析还处于初级阶段，今后技术将会越来越成熟，成本也会降低，临床广泛应用是其发展趋势。

## 二、结果报告

临床脱落细胞检验报告单基本信息要齐全、完整和规范，一般应包括患者姓名、性别、年龄、病理号、门诊（住院）号、送检样本的取样部位及方式、送检医师、送检时间、制片方法及染色方法等，尤其是要报告检查结果。对同一个标本，不同医院甚至同一个医院病理科与检验科的检查结果、报告方式与内容可能也有较大不同，但归纳起来分为以下几种。

**（一）改良巴氏五级分类报告法**

该报告法是分级报告法，即将细胞学检查中发现的细胞病理变化，用分级方式表示出来，供临床诊断及治疗时参考。它的优点是较为客观，能真实地反映细胞学所见的情况，故有较大价值。主要适用于非妇科的各种标本，分五级报告，具体如下。

1. Ⅰ级　阴性。涂片内所见均为正常细胞，无非典型细胞或异常细胞。

2. Ⅱ级　炎性核异质。A：涂片内有非典型细胞（轻度增生），细胞改变属于炎症范围或异型性不明显。B：涂片内有非典型细胞（重度增生），细胞异型性较明显，但肯定属于良性范围。

3. Ⅲ级　有可疑癌（恶性）细胞。涂片内细胞形态异型性明显，但难于肯定良恶性，需要进一步检查证实或近期复查核实。

4. Ⅳ级　有高度可疑癌（恶性）细胞。涂片内细胞形态尚欠典型，或考虑是癌细胞，但数目太少，需要作其他检查确定。

5. Ⅴ级　有癌（恶性）细胞。涂片内细胞形态典型且数量较多。如有可能，进一步区分其组织学类型。

**（二）四级分类报告法**

该报告方式也适用于临床上非妇科和细针穿刺细胞学标本，具体如下。

1. Ⅰ级　未见恶性肿瘤细胞。涂片内所见均为正常细胞或一般炎症变性细胞。

2. Ⅱ级　非典型细胞。涂片内除有炎性细胞，如中性粒细胞、淋巴细胞、单核细胞及浆细胞等外，还可见少数非典型细胞，可能为高度炎症变性所致。

**3. Ⅲ级** 可疑恶性肿瘤细胞。涂片内可见异型性细胞或重度核异质细胞,其形态基本符合恶性肿瘤细胞标准,但由于数量过少,或者形态不十分典型,还不能完全排除癌前病变或高度炎症变性细胞的可能。

**4. Ⅳ级** 可见恶性肿瘤细胞。涂片内找到典型恶性肿瘤细胞。此种分类法的优点为分级较细致,能更准确地反映涂片的本质。

### (三)体液细胞学检验诊断报告法

目前,许多医院尤其是检验科采用该报告方式,主要包括常规细胞计数与分类、图像、形态学描述及初步诊断和建议等,具体如下。

**1. 常规细胞计数与分类** 包括细胞总数、有核细胞计数及分类。

**2. 图像** 在涂片细胞分布均匀、染色良好的部位,对有诊断价值的细胞或有形成分进行拍摄,选择有代表性的图片 2~4 张。

**3. 形态学描述** 对异型细胞或肿瘤细胞进行必要的形态描述,包括细胞分布、细胞大小、胞质量、胞质内容物、胞质着色、核大小、核形、核染色质排列、核仁数量与大小等;对其他有诊断价值的细胞或有形成分进行必要的形态学描述。

**4. 初步诊断和建议**

(1)初步诊断

1)细胞分级报告:未查见恶性细胞,查见核异质细胞,查见可疑恶性细胞,查见恶性细胞(如果能够确定是上皮源性的恶性细胞则报告癌细胞;如果能够确定是造血淋巴组织恶性细胞则报告为白血病细胞、淋巴瘤细胞;如果不能确定来源时,一律报告恶性细胞)。

2)报告其他有价值的细胞。

3)报告有价值的非细胞有形成分。

(2)提示或建议:根据细胞数量和种类以及形态学变化,结合临床资料,提示进一步检查的方向或给出合理化建议。

### (四)TBS 报告系统(方法)

TBS 即 Bethesda 报告系统(the Bethesda system for reporting),分为宫颈细胞学 Bethesda 报告系统和甲状腺细胞学 Bethesda 报告系统。这两个报告系统有共性也有不同,具体分别见第八章第一节和第十一章第四节。

### (五)TPS 报告系统(方法)

TPS 即巴黎尿液细胞学报告系统(the Paris system for reporting urinary cytology),适用于尿液脱落细胞学报告,具体见第五章第一节。

### (六)直接报告法

直接报告法就是依据涂片中细胞学形态特征,参考临床资料等,直接提出关于疾病的诊断,如"腱鞘囊肿""脂肪瘤"等。这种诊断方法简单明确,临床多用于有特异性细胞出现的、较易确诊的疾病。常用于细针穿刺细胞学的报告,包括以下三种情况。

**1. 可确定取材的解剖学部位以及病变的疾病学分类** 其表达方式为器官(或组织)名称 + 疾病分类学名称,如原发性肝细胞癌、脂肪瘤、淋巴结结核等。

**2. 病变性质明确,但无法辨认其器官或组织来源** 可将靶组织的部位用括号标明,如(右颈淋巴结)转移性鳞状细胞癌、(左肾)结核性炎症等。

**3. 病变性质明确,但不能确定其组织学类型** 如恶性淋巴瘤,可建议活检,以进一步确定其组织学类型。

**（七）描述性诊断报告法**

1. **不能作出完全明确、肯定的疾病分类学诊断时**　所见的细胞变化不够典型，或病变的细胞数量太少，或无特异性，因而不能作出明确诊断，只能提出细胞学可能的诊断意见或倾向。常用"考虑为""可能为""倾向于""不除外"等可疑诊断来表示。其结果的可信程度与上述情况略有差异，必要时可重复检查，如"考虑为附睾结核""可能为软组织肉瘤"等。这种诊断形式虽然是不可避免的，但应把这种诊断形式的比例压缩在5%以下。

2. **不能归结为明确的疾病或病理过程，只能对涂片病变的特征进行描述**　如淋巴结涂片"在淋巴细胞的背景上，散在少量多核巨细胞"，这意味着：病变可能是结核，可能是异物反应或寄生虫病，又或是恶性肿瘤引起的肉芽肿性反应等，而多核巨细胞出现有一定的病理意义，可提示临床作进一步检查。

3. **标本未及病灶、固定不好或病变细胞过少等的描述**　如临床拟诊为乳腺癌，但在针吸涂片中，只见非增生的乳腺上皮细胞，可报告"乳腺上皮细胞，未见恶性肿瘤细胞"；标本固定不好可报告"标本未及时固定，不能诊断"；标本血液含量过多或未见足够诊断细胞成分可报告"血细胞（或坏死物）太多，涂片不满意"等。

## 三、细胞学诊断的基本要求

1. **准确掌握细胞学形态诊断标准**　一般根据显微镜下细胞的大小、形态、结构以及必要的特殊染色，可以作出正确诊断。但癌细胞的形态特征是相对的，细胞形态千变万化，加上细胞脱落后可发生退化变性或制片时造成的人为变形等，给诊断带来一定的难度，因此，阅片时要仔细观察全片，比较并分析各种细胞之间的相互关系。

2. **对恶性细胞的诊断原则**　首先判断是否为癌细胞，再进一步分析其癌细胞类型，给出正确结论，尽可能减少"可疑癌"的诊断。但是，对于脱落细胞，因其取材和观察的是肿块表面的癌细胞及其分化程度，深部的癌细胞很少脱落，因此，用细胞学确定癌的分化程度不够准确，与组织学诊断会有差别。

3. **重视临床资料，综合分析**　在病理诊断中不放过任何一份临床资料，要树立局部与整体的观念，这是一个好的病理医师应该具备的良好素质。特别是要关注下列问题：①患者性别、年龄、病程及病情进展、主要症状等；②肿块的性质、发生部位、大小、形态、表面皮肤颜色、活动度、生长速度、与周围组织粘连程度、是否有触痛及囊样感等；③查看影像诊断及其他有关检查项目的结果；④询问或查阅治疗过程及治疗效果；⑤对肿块来源的判断、肿块与器官的联系等。

4. **动态观察或会诊阅片**　对可疑细胞要加强复查、动态观察或会诊，明确性质。通过前后分析比较，常可得出结论，但也不要勉强定性，必要时重新取材涂片。通常需要复查的情况包括：①涂片中发现可疑细胞，但尚难于得出结论者；②标本中变性、坏死细胞多而结构清楚的细胞少、有可能遗漏者；③细胞学诊断结论与临床明显不符合者；④涂片取材不当或制片技术不佳者；⑤治疗后观察有矛盾者。

5. **综合应用现代病理诊断技术**　由于许多肿瘤细胞分化差，细胞的特性不明显，常规细胞学检查往往难以判断，尤其是癌细胞的分型诊断。因此，只有正确联合应用现代病理诊断技术,如免疫组化、流式细胞仪、细胞 DNA 图像分析、电镜及其他分子生物学技术等,才能使细胞病理学诊断水平不断提高。

(郭素红 乔凤伶)

# 第七节 各类文件资料与标本管理

临床脱落细胞学检查的文件资料以及标本等,是临床疾病诊断及治疗的重要医疗证据。当脱落细胞学检查最终完成并且报告发出后,各种文件资料应按照相关规定、要求进行规范管理,临床标本做好记录、归档并保存,以备临床、教学、科研需要时查阅、借阅。各种废弃的标本严格依据相关规定进行处理。

## 一、各类文件资料管理

临床脱落细胞学检查的文件资料可以为临床医生和患者提供准确的医疗检查信息,为教学和科研提供学习资料。因此,临床脱落细胞学检查的相关文件资料应该进行规范化、制度化管理。

**1. 建立各类文件资料的记录、归档、保存与统计管理制度** 临床脱落细胞学检查的文件资料直接关系到患者的诊断、治疗以及对疾病的溯源。因此建立、健全各类文件资料的记录、归档、保存与统计等管理制度,可以为临床提供真实、可靠的医疗资料。

**2. 严格完整记录各种信息** 及时登记患者个人资料、检查申请单、检查日期、临床诊断、标本种类及编号、检查结果、检验者、登记记录、会诊讨论、原始记录等信息,务必确保各种记录的一致性及准确性。

**3. 严格对各类文件资料进行归档与保存** ①各类申请单、报告单按时间(或分类)装订成册,编号归档。②各种报告记录应按规定保存比较长时间。③各种登记、会诊、原始记录等资料通常应保存 5 年以上。④各种质控记录应按规定保存比较长时间。⑤装订成册的文件资料,按顺序上架存放并由专人保管,需要更改时应由有档案管理权限的人员负责更改,并定期进行检查,发现问题及时解决。⑥设置适合各类文件资料保存的地方,保存的环境条件应该保证安全,做到无污染、无腐蚀、干燥通风。

**4. 各类归档文件资料的借阅** 借阅已归档、保存的文件资料必须通过有管理权限的人员,依据相关规定办理。没有合适理由,任何情况下均不可以公开各种脱落细胞学检查资料。

## 二、临床标本管理

临床脱落细胞学检查的标本是临床重要的原始检查资料。为了保证临床疾病诊断、治疗的回顾及复查的准确与真实,应该建立、健全临床标本的各项管理制度。

**1. 建立各类标本的管理登记记录、归档保存与借阅制度**

(1)标本的查对、签收、登记制度:接收标本时,认真查对申请单填写是否符合要求,及时登记患者相关信息,送检标本种类、数量,送检标本质量,接收者信息。标本记录要真实、完整,确保标本的原装性以及各种信息的准确性。

(2)标本保存、归档及借阅制度:归档的标本应该选择涂片理想、细胞分布均匀、染色良好的封片涂片,确保保存、归档后标本的完整性和真实性,并制定严格的借阅制度。

（3）废弃标本的处理制度:临床脱落细胞学检查的各种废弃标本均属于医疗废物,应该严格遵照国家相关规定进行处理。

**2. 染色后涂片的保存与处理**　制备的涂片经巴氏染色、HE 染色、透明后,应该尽快用树胶或封片胶进行封片（湿片封片）;按要求贴签、编号,做好唯一标识。脱落细胞学检查最终完成并发出报告后,同一个标本的每种染色方法至少留存一张染色后涂片（巴氏、HE 染色一定要封片）,并按要求保存到规定时间,多余的涂片或超过保存期的涂片按规定处理。

**3. 合格涂片的归档与借阅**　染色并已封片的涂片是长期或永久性保存的重要医疗资料,必须进行规范的归档管理。详细登记涂片的种类、数量、染色种类,整理确认无误后,按时间（或分类）进行编号归档,并记录归档时间,管理人员签名。不同种类的涂片应做到分类保存,保存涂片的环境条件应该保证涂片长时间保存的稳定性。

借阅已归档、保存的涂片必须通过有管理权限的人员,依据相关规定办理。借用的涂片应妥善保管,按期归还。涂片若有破损、丢失等,应按规定赔偿并承担相应责任。

**4. 废弃标本的处理**　脱落细胞学检查的标本分为细胞制片标本和非细胞制片标本,当脱落细胞学检查最终完成并发出报告后,应依据国家卫生健康委员会发布的《关于印发医疗废物分类目录（2021 年版）的通知》有针对性地对各种废弃标本进行处理。

（1）废弃的细胞制片标本属于损伤性医疗废物,应收集于符合《医疗废物专用包装袋、容器和警示标志标准》的利器盒中。

（2）废弃的非细胞制片标本,应收集于符合《医疗废物专用包装袋、容器和警示标志标准》的医疗废物包装袋中。

（3）所有废弃的细胞学标本,必须严格按照 GB 19489—2008《实验室生物安全通用要求》和 / 或 WHO《实验室生物安全手册》（第 4 版）要求,依照环境保护的有关法律、行政法规,由有资格的机构进行收集和处理,防止环境污染。

（4）废弃标本进行处理时,相关管理人员要做好记录。

（秦　毅　陈丽惠）

# 第八节　其他常用辅助检查技术

## 一、免疫组织（细胞）化学技术

免疫组织（细胞）化学技术（immunohistochemistry technique）是利用抗原与抗体的特异性结合原理和特殊的标记技术,对组织和细胞内的特定抗原进行定位、定性、定量检测的一门技术,它是免疫学和传统的组织化学相结合而形成的,在肿瘤病理学中已经成为常规的诊断方法。

免疫组织（细胞）化学技术除了具有特异度和灵敏度高的特点外,最大优点是能将形态学改变和功能、代谢结合起来,一方面保持了传统形态学（包括光学显微镜和电子显微镜水平）对组织和细胞的客观观察的优点,另一方面克服了传统免疫学反应只能定性和定量,而不能定位的缺点。免疫组织化学技术定位的精确度目前可达到亚微结构水平,结合计算机图像分析系统或激光共聚焦显微技术等方法,可对被检物质进行定量分析。

（一）抗体

抗体根据制备方法的不同,可分为三类。

1. **多克隆抗体（polyclonal antibody,PcAb）**　又称血清抗体,指机体接受抗原的主动或被动免疫后,从血清中分离提纯的抗体,多克隆抗体的优点是制备方便,灵敏度高,可用于石蜡切片,部分多克隆抗体具有较好的抗原特异性,缺点是非特异性交叉反应较多,效价不太稳定。多克隆抗体有多种种属来源,常见来源有兔、山羊、豚鼠、马等,以前两种来源的使用较多。

2. **单克隆抗体（monoclonal antibody,McAb）**　来自鼠杂交瘤,McAb 由一个瘤细胞及其后代产生,它只针对一个抗原决定簇,所有的抗体分子在结构上完全一致,是高纯度的抗体,具有高特异度和稳定性,但灵敏度较多克隆抗体差。成本较高。有些单克隆抗体只能在冷冻切片上染色。

3. **基因工程抗体（genetically engineered antibodies）**　是指采用 DNA 重组技术所生产的抗体,包括嵌合抗体、重构型抗体、单链抗体和单区抗体等。

（二）常用的免疫组织（细胞）化学技术

1. **免疫荧光组织（细胞）化学技术**　采用荧光素标记的已知抗体（或抗原）作为探针,检测待测组织、细胞标本中的靶抗原（或抗体）,形成的抗原抗体复合物上带有荧光素,在荧光显微镜下,可以分辨出抗原（或抗体）的所在位置及其性质,并可利用荧光定量技术计算抗原的含量,以达到对抗原物质定位、定性和定量测定的目的。采用的荧光素主要有异硫氰酸荧光素和四甲基异硫氰酸罗达明,分为直接法、间接法和补体法。

2. **免疫酶组织（细胞）化学技术**　荧光抗体染色标本不能长期保存,对组织细胞的细微结构分辨不清。免疫酶技术则能克服上述不足,对于石蜡切片标本尤为适用,酶显色产物具有较高的电子密度,经过适当处理还可以进行免疫电镜观察。免疫酶组化技术分为酶标记抗体技术与非标记抗体酶技术。

（1）酶标记抗体技术:将酶通过交联剂结合在抗体分子上,形成酶标记抗体,酶标记抗体与靶抗原反应后,再通过对底物的特异性催化作用,生成不溶性有色产物,达到对抗原定性、定位检测的目的。常用的方法为直接法、间接法和补体法等。

（2）非标记抗体酶技术:将酶作为抗原与相应的特异性抗体连接进行的免疫反应,称为非标记抗体酶技术。该技术能克服酶标记抗体由于酶与抗体以共价键连接,而使抗体和酶的活性受到一定程度损害的缺点。

1）酶桥法:用酶免疫动物制备抗酶抗体,在待测组织或者细胞中加入特异性第一抗体,后加入第二抗体作为桥抗,再加入第三抗体（抗酶抗体）,最后加入酶,形成 Agx-Ab1-Ab2-Ab3（抗酶抗体）-E（酶）,这就是通常所称的酶桥法。第二抗体的桥连作用是既能连接第一抗体又能连接第三抗体,因为第二抗体（桥抗）有 2 个 Fab 段,一个 Fab 段与靶抗原的第一抗体结合,另一个 Fab 段与第三抗体结合,这就要求第一抗体与第三抗体的动物种属相同,它们的 Fc 段才能共同与桥抗结合（因为第二抗体在抗种属动物上与第一抗体和第三抗体存在着免疫学反应,同时它对第一抗体的量是过剩的,能有足够的抗原结合点与第三抗体结合）。该法因酶不是标记在抗体上,而是通过免疫学反应与抗酶抗体结合,因此不仅避免了酶标抗体的缺点,又提高了方法的灵敏度。

2）PAP 技术：是在酶桥法的基础上进行改进，PAP 技术将酶桥法的第三抗体与酶，如辣根过氧化物酶（horseradish peroxidase，HRP），预先制备成可溶性复合物，这种复合物就称为过氧化物酶 - 抗过氧化物酶（peroxidase-antiperoxidase，PAP），将 PAP 试剂进行免疫酶染色称为 PAP 法。

这种复合物由 2 个抗酶抗体和 3 个过氧化物酶分子组成，呈五角形结构，异常稳定，因抗 HRP 抗体与 HRP 的结合常数为 $10^8$，不易解离。PAP 法与酶桥法的不同之处是酶桥法分四步操作，而 PAP 法只需三步，操作简便。

3）APAAP 法：HRP 是免疫组化的首选酶，但有些组织细胞含内源性过氧化物酶，限制了 HRP 的广泛应用。骨髓等造血组织由于含有大量类过氧化物酶，染色时不宜使用 HRP 结合物。常用的有碱性磷酸酶（alkaline phosphatase，AP）、葡萄糖氧化酶（glucose oxidase，GOD）等。碱性磷酸酶的免疫组化方法与 HRP 的方法大致相同，最常用。用 AP 代替 HRP，建立了碱性磷酸酶 - 抗碱性磷酸酶方法（简称 APAAP 法）。近年来，研究者建立了更为敏感的生物素 - 亲合素 - 碱性磷酸酶复合物法，应用于病理学诊断。

**3. 亲合免疫组织（细胞）化学技术** 是利用两种物质之间的高度亲合力而建立的一种方法，不属于抗原抗体反应，所以称之为亲合免疫组织化学技术，可使用植物凝集素与糖类、生物素与亲合素、葡萄球菌 A 蛋白与 IgG、激素与受体等。实际上，抗原抗体免疫反应也属于"亲合"的范畴。

利用各自特性将亲合组织化学技术与免疫反应结合起来，就称为亲合免疫组织（细胞）化学技术，使方法的灵敏度得到进一步提高，也更具有实用性。亲合组织化学技术现今已广泛应用于荧光免疫组化、酶免疫组化、胶体金（银）组化以及免疫电镜的研究。此类方法具有灵敏度高，操作简便、省时，对抗原定性定位准确、清晰等优点。

（1）生物素 - 亲合素组织化学技术：亲合素（avidin）又称为抗生物素，是一种由 4 个相同亚基组成的碱性糖蛋白大分子，可直接偶联各种标记物如酶、核素等，特别是它与生物素（biotin）具有高度亲合力，较抗原抗体的结合力要高出 100 万倍，因此这种结合物更稳定，不易解离，牢固的结合并不影响彼此的生物学活性。生物素是一种结构简单的小分子。习惯上将维生素 H 称为生物素。生物素也具有与其他示踪物结合的能力，将两种物质应用到亲合细胞化学技术，称为生物素 - 亲合素系统（biotin avidin system，BAS）。

亲合素 - 生物素 - 过氧化物酶技术（avidin biotin-peroxidase complex technique，ABC 技术）广泛应用于免疫学检测。这种技术是将亲合素作为"桥"，把生物素化的抗体与生物素结合的酶（HRP）连接起来。生物素与亲合素结合得十分牢固，一个分子的亲合素有 4 个结合位点，可以分别和生物素化的抗体及酶结合，一个过氧化物酶或免疫球蛋白分子又可结合多个生物素分子，从而形成网络状复合物，同时 ABC 复合物的分子量较 PAP 要小，易于渗透，这些大大提高了检测方法的灵敏度。ABC 技术具有灵敏度高、非特异性着色淡、背景清晰等优点。

（2）其他亲合组织（细胞）化学技术：葡萄球菌 A 蛋白、凝集素链及标记链霉亲和素 - 生物素法（labeled streptavidin biotin method，LSAB）也广泛应用于免疫组织（细胞）化学技术中。

**4. 其他标记技术** 常用的有免疫胶体金银组织（细胞）化学标记技术、免疫胶体铁组织（细胞）化学技术等。

**（三）常用检测标志物（抗原）**

免疫组织（细胞）化学技术常用的检测标志物（抗原）主要如下。

1. **上皮性标志物** 最常用的是角蛋白和上皮膜抗原，其他标志物包括桥粒蛋白和包壳蛋白等。

（1）角蛋白（keratins，Ker）：又称细胞角蛋白（cytokeratin，CK），是一组分子量为 40~68kD 的中间微丝（直径 8~10nm）蛋白，为细胞骨架蛋白的一部分，存在于上皮细胞内和复层鳞状上皮的无细胞角质层内，在上皮细胞内常成对表达。抗角蛋白抗体种类很多，但没有一种抗体能识别所有亚型角蛋白。角蛋白阳性的肿瘤有癌、恶性间皮瘤和部分生殖细胞肿瘤，阳性反应定位在细胞质中；角蛋白阴性的大多是肉瘤、恶性淋巴细胞和恶性黑色素瘤。

要进一步区分鳞癌、腺癌或特殊组织和器官来源的癌时，则可用针对不同分子量角蛋白（如 CK5、CK10、CK7、CK20 等）的抗体和其他标志物。有些间叶来源的肿瘤可表达某些角蛋白，通常为 CK8 和 CK18，而不表达 CK7、CK19 和其他角蛋白。

（2）上皮膜抗原（epithelial membrane antigen，EMA）：存在于正常乳腺组织肿瘤中，也存在于许多其他上皮性肿瘤中。EMA 定位于正常乳腺上皮细胞膜的顶端，但在肿瘤细胞上定位于整个细胞膜上。EMA 的灵敏度不如角蛋白，肝细胞癌、基底细胞癌、胚胎性癌、垂体腺瘤、甲状腺髓样癌和肾上腺皮质腺癌不表达 EMA。EMA 的特异度也不如角蛋白，细胞瘤、间变性大细胞淋巴瘤、霍奇金淋巴瘤和某些间叶性肿瘤可表达 EMA。EMA 与角蛋白一起应用，能作为上皮细胞的补充标志物。

2. **非上皮性标志物** 与上皮性标志物相对，包括间叶组织标志物波形蛋白和肌组织、内皮细胞、细胞外间质等各种标志物。常见的包括：①波形蛋白，为中间微丝蛋白，存在于成纤维细胞、肌细胞、内皮细胞、淋巴细胞、施万细胞（神经膜细胞）、室管膜细胞和黑色素细胞中，也可出现在各种间叶源性肿瘤中，阳性反应定位在细胞质中；②肌动蛋白；③结蛋白，为中间微丝蛋白，存在于骨骼肌、平滑肌和心肌等大多数肌肉细胞中及其相应肿瘤中，阳性反应定位在细胞质中；④肌源性转录因子 D 家族，即 MyoD 家族，两种核内蛋白 MyoD Ⅰ和成肌蛋白能特异性定位在向横纹肌分化肿瘤的细胞核内；⑤钙调蛋白和钙调结合蛋白及 CD31、CD34 和第 8 因子相关抗原，存在于内皮细胞、血管瘤和血管肉瘤中，是血管内皮细胞标志物，其中 CD31 的特异度较高；⑥ D2-40，为淋巴管内皮细胞和淋巴管肿瘤的标志物，阳性反应定位于细胞膜上，正常血管内皮不表达，在恶性间皮瘤、精原细胞瘤和滤泡树突状细胞肉瘤等肿瘤中表达；⑦纤维连接蛋白、层粘连蛋白和骨连接蛋白，这些细胞外间质标志物可出现在成纤维细胞、成骨细胞和基底膜中，可用于肿瘤诊断和肿瘤浸润的研究。

3. **淋巴造血组织标志物** 淋巴造血组织，尤其淋巴细胞在其发育和分化过程中能形成许多分化性抗原，应用相应的抗体能区分出免疫表型不同的细胞系，同一细胞系的不同亚型和不同分化阶段的细胞群。这些标志物在淋巴瘤和白血病的诊断和分型中必不可少。

（1）白细胞共同抗原（leukocyte common antigen，LCA）：CD45 是一种存在于所有造血细胞、分子量为 220kD 的抗原，它不存在于非造血组织中。抗 LCA 抗体是区别造血组织与非造血组织的良好标志物，故广泛应用于淋巴瘤的诊断和鉴别诊断（特异度高达 100%，灵敏度 96%）。阳性反应定位在细胞膜上。

（2）免疫球蛋白：是 B 淋巴细胞和 B 细胞淋巴瘤可靠的标志物，几乎所有不同分化阶段的 B 细胞及其相应肿瘤都可在细胞表面和 / 或胞质内表达 Ig。病理诊断中常用 Igκ 和 Igλ 是否克隆性表达来鉴别是反应性滤泡增生还是滤泡性淋巴瘤。

（3）全 B 细胞标志物：常用的是 CD20 和 CD79α，其他标志物有 CD19、CD22、Oct-2 和 Bob.1。90% 以上的 B 细胞淋巴瘤和以结节性淋巴细胞为主的霍奇金淋巴瘤表达上述抗体。除 CD79α 为胞质染色，Oct-2 和 Bob.1 为胞核染色外，其余均为胞膜染色。

（4）全 T 细胞标志物：常用的有 CD3、CD45RO，其他标志物有 CD2、CD5 和 CD7。T 淋巴细胞和 T 细胞淋巴瘤能表达上述抗体，阳性反应定位在细胞膜上。

（5）NK 细胞相关标志物：CD56 和 CD57 在 NK 细胞、NK 细胞淋巴瘤和 NK 样 T 细胞淋巴瘤中表达，定位在细胞膜上。

（6）组织细胞、树突状细胞和髓细胞相关标志物：CD68 和 CD163 用于标志组织细胞肉瘤，定位于胞质，呈颗粒性；S-100 蛋白、CD1a 和 CD207 用于标志朗格汉斯组织细胞增生症，S-100 蛋白定位于胞核，其余两种定位于胞质，如单独 S-100 蛋白阳性，见于交指树突状细胞肉瘤；CD21、CD35 和 clusterin 用于标志滤泡树突状细胞肉瘤，定位于胞质；MPO 是粒细胞和髓细胞肿瘤相关标志物，定位于胞质，呈颗粒性。

（7）淋巴细胞不同分化阶段或亚群相关标志物：TdT 是 B、T 或 NK 细胞系的淋巴母细胞肿瘤标志物，定位于胞核；CD10 和 bcl-6 可用于确定滤泡中心细胞来源的肿瘤，而 MUM-1 则用于确定活化 B 细胞来源的肿瘤（包括浆细胞肿瘤），其中 CD10 定位于胞质，bcl-6 和 MUM-1 定位于胞核。CD38 和 CD13 用于标记浆细胞、浆母细胞和某些免疫母细胞肿瘤，阳性反应定位于细胞膜上。

（8）其他：CD15 和 CD3 用于诊断霍奇金淋巴瘤，阳性反应定位在 Golgi 区和细胞膜。cyclin D1 用于诊断套细胞淋巴瘤，定位在胞核。CD30 和 ALK 用于诊断间变性大细胞淋巴瘤，ALK 定位在胞核或胞质。bcl-2 可用于鉴别反应性滤泡增生和滤泡性淋巴瘤，前者阴性，后者阳性，定位在胞质。TIA-1、粒酶 B 和穿孔素用于 NK 细胞肿瘤或 NK/T 细胞淋巴瘤的辅助诊断，定位在胞质，呈颗粒性。Ki-67 是反映肿瘤活性的标志物，定位在胞核。

### 4. 神经组织标志物

（1）胶质纤维酸性蛋白（glial fibrillary acidic protein，GFAP）：一种分子量为 51kD 的中间微丝蛋白，它是星形胶质细胞的主要成分，也存在于室管膜细胞、胶质瘤和室管膜瘤中。髓母细胞瘤和含胶质细胞或向胶质细胞分化肿瘤内可局灶性存在 GFAP 阳性细胞。阳性反应定位在胞质和胞质突起中。

（2）神经微丝蛋白（neurofilament proteins，NF）：一种由 68kD、150kD 和 220kD 不同分子量亚单位组成的三联体，是神经元特异性中间微丝。NF 存在于神经元、神经节细胞、肾上腺髓质嗜铬细胞、神经内分泌细胞以及相应的肿瘤中，阳性反应定位在胞质中。

（3）神经元特异性烯醇化酶（neuron specific enolase，NSE）：由两个 γ 亚单位组成的烯醇化蛋白，存在于神经元、神经内分泌细胞以及相应的肿瘤中，阳性反应定位在胞质。

（4）微管相关蛋白（microtubule-associated proteins，MAP）：包括 MAP-2 和 MAP-Tau，为神经元骨架蛋白，表达于神经元、神经肿瘤和混合性神经元 - 胶质瘤（如中枢神经细胞瘤、副神经瘤、神经节细胞瘤、节细胞胶质瘤和乳头状胶质神经元肿瘤等），阳性反应定位在胞质内。

（5）S-100 蛋白：一种含 α、β 两条多肽链的可溶性酸性蛋白，因其能溶于 100% 硫酸铵而得名。在神经系统中,S-100蛋白存在于胶质细胞、神经元、施万细胞、脑膜上皮细胞以及这些细胞相应的肿瘤中。阳性反应定位在胞核或同时在胞核和胞质中。

（6）其他:髓磷脂碱性蛋白（MBP）是髓鞘结构蛋白的主要成分,是少突胶质细胞、施万细胞以及相应肿瘤的特异性标志物,定位于胞质。CD57（Leu7）也能在少突胶质细胞、施万细胞以及相应肿瘤中表达,定位在细胞膜上。同时应用S-100蛋白、MBP和CD57,可提高少突胶质细胞瘤和恶性神经鞘膜瘤的阳性检出率。

5. **内分泌和神经内分泌系统标志物**　机体内除垂体、甲状腺、甲状旁腺、松果体、肾上腺和性腺等内分泌器官和组织外,还有一些分散在许多器官中的细胞能表达神经元和典型内分泌细胞的生物合成功能,称为神经内分泌细胞。它们除能表达一般性神经内分泌标志物外,还能表达产生激素及其相关产物的标志物。

（1）神经内分泌细胞一般性标志物:包括NSE、嗜铬颗粒蛋白A、突触囊泡蛋白、CD56和组胺酶等。这些标志物可用来确定被检测细胞的神经内分泌性质,也可用于神经内分泌肿瘤的诊断和鉴别诊断。除NSE定位于胞核外,其余标志物均定位于胞质。

（2）激素及其相关产物标志物:包括垂体激素（促肾上腺皮质激素、生长激素、催乳素、促甲状腺激素、卵泡刺激素、黄体生成素）,胰岛、胃肠道、呼吸道细胞激素（胰岛素、胰高血糖素、胰多肽、生长抑素、促胃液素、血管活性肠多肽、促胃液素释放肽、P物质、5-羟色胺）和其他激素（肾上腺素、去甲肾上腺素、甲状腺素、甲状旁腺激素、性激素和人绒毛膜促性腺激素等）。这些标志物均定位于胞质中,能用来确定被检测细胞和相应肿瘤的类型和功能。

6. **器官或组织特异性抗原标志物**　原发部位不明的转移性肿瘤中,约80%为上皮性恶性肿瘤,一些器官或组织特异性抗原有助于确定肿瘤的起源部位。如前列腺特异性抗原、前列腺酸性磷酸酶和前列腺特异性膜抗原等标志物对转移性前列腺癌具有较高的特异度和灵敏度,阳性反应定位在胞质中;甲状腺滤泡上皮起源的肿瘤都能表达甲状腺球蛋白,但其灵敏度随肿瘤分化程度而异,可用于证实转移性甲状腺癌,阳性反应定位于胞质。

7. **肿瘤相关抗原标志物**　这类标志物种类很多,但只有少数几种抗体在肿瘤诊断中有应用价值。如CEA最初认为对结肠癌具有特异性,之后发现也存在于胎儿结肠黏膜和少量存在于成人结肠黏膜中,起源于内胚层的上皮性肿瘤（结肠、胃、胰腺、胆管和肺等）均可表达CEA。此外,乳腺、汗腺、膀胱和宫颈癌等偶也可表达CEA。阳性反应定位在胞质或胞膜上;肝细胞癌和卵黄囊瘤表达AFP,胚胎性癌中也可存在少数AFP阳性细胞,定位在胞质;卵巢浆液性肿瘤和内膜腺癌表达CA125,但卵巢黏液性肿瘤不表达此抗原,阳性反应定位在胞质或胞膜上,CA125也可在部分胆管和胰腺癌中表达;大多数胰腺癌和胃癌,部分膀胱癌、肺腺癌、乳腺癌和胆管癌表达CA199,定位在胞质。

8. **其他标志物**

（1）病毒抗原:人乳头状瘤病毒、单纯疱疹病毒、EB病毒和乙型肝炎病毒等的检测有助于某些肿瘤（如宫颈癌、鼻咽癌、恶性淋巴瘤和肝癌等）的病因学研究和诊断。

（2）癌基因和抗癌基因标志物:这些基因蛋白产物的抗体可用来检测某些肿瘤中有无异常表达,可间接了解这些基因的功能状态和有无突变,为治疗选择和预后判断提供依据。较常用的有p53、Rb、HER2、ras和bcl-2等。

（3）生长因子及其受体标志物:如EGF、EGFR、FGF和FGFR等。

（四）定性、定量免疫组织（细胞）化学技术

免疫细胞化学技术在细胞学诊断中常用于定性检测某种细胞中是否有某种抗原的存在。然而，在某些情况下确定抗原的含量及定位更能提高其价值。

**1. 定性免疫组织（细胞）化学技术** 通过肉眼、普通显微镜、荧光显微镜、电子显微镜等手段观察标志物，来判断待测组织（细胞）抗原与特异性标记是否结合，从而进行定性。

**2. 定量免疫细胞化学技术** 形态学定量的方法有两种，流式细胞测定与计算机图像分析。

（五）免疫组织（细胞）化学技术在肿瘤诊断中的应用

**1. 研究和寻找癌前病变的标志物** 如凝集素 PNA、SJA 和 UEA-1 在结直肠腺瘤、腺瘤癌变和腺癌中呈逐渐递增的改变。

**2. 研究某些病原体与肿瘤发生的关系** 用免疫组化方法可以在组织切片上证明人乳头状瘤病毒（HPV）在尖锐湿疣和宫颈癌细胞中的存在，乙型肝炎病毒（HBV）在肝细胞癌细胞中的存在，EB 病毒抗原在鼻咽癌细胞中的存在等。EB 病毒与鼻咽癌、Burkitt 淋巴瘤、霍奇金淋巴瘤和 NK/T 细胞淋巴瘤的发生关系密切。免疫组化技术为肿瘤的病毒病因学研究提供了有力的手段。

**3. 研究组织起源不明的肿瘤** 如软组织颗粒细胞瘤曾被认为起源自肌母细胞，免疫组织化学检测显示瘤细胞表达 S-100 蛋白，结合电镜显示神经膜细胞（施万细胞）分化证据，现已知为周围神经的良性肿瘤。

**4. 确定转移性恶性肿瘤的原发部位** 如淋巴结转移性癌表达 TG 和 TTF-1，提示肿瘤来自甲状腺，骨转移性癌表达 PSA 和 PAP，提示肿瘤来自前列腺。

**5. 分化差恶性肿瘤的诊断和鉴别诊断** 应用角蛋白、波形蛋白、白细胞共同抗原和 S-100 蛋白可大致将癌、肉瘤、恶性淋巴瘤和恶性黑色素瘤区分开来。

**6. 恶性淋巴瘤和白血病的诊断和分型** 瘤细胞表达 CD20 和 CD79a，提示为 B 细胞淋巴瘤，进一步检测，如 cyclin D1 阳性则提示为套细胞淋巴瘤；瘤细胞表达 CD3 和 CD45R0，提示为 T 细胞淋巴瘤，如还表达 CD30 和 ALK，则提示为间变性大细胞淋巴瘤；典型霍奇金淋巴瘤表达 CD15 和 CD30。

**7. 确定肿瘤良恶性或估计恶性肿瘤生物学行为** 如用免疫球蛋白轻链 κ 和 λ 来鉴别反应性滤泡增生（K+/λ+）和滤泡性淋巴瘤（K+/− 或 K−/λ+）。应用细胞增生活性标志物（如 CD67）或癌基因蛋白产物（HER2、p53）可估计恶性肿瘤生物学行为，提供肿瘤的预后指标。

**8. 激素及其相关蛋白检测** 对神经内分泌肿瘤进行诊断和分类，或确定非内分泌系统肿瘤的异常激素分泌功能。

**9. 确定由两种或多种成分组成的肿瘤内的各种成分** 如 Triton 瘤（蝾螈瘤）由施万细胞和横纹肌细胞两种成分组成，可分别用 S-100 蛋白和结蛋白予以证实。

**10. 为临床选择治疗方案提供依据** 乳腺癌 ER 和 / 或 PR 阳性患者可采用内分泌治疗（如他莫昔芬、来曲唑等）；B 细胞淋巴瘤表达 CD20，可采用利妥昔单抗治疗；胃肠道间质瘤表达 CD117，可采用伊马替尼治疗；乳腺癌强表达 HER2，则可采用曲妥珠单抗治疗。

## 二、常用分子病理技术

**1. 染色体分析技术** 染色体分析又称为核型分析（karyotype analysis），即染色体的一

种常规细胞遗传学分析方法。新鲜组织处理后,细胞分散,培养后用秋水仙碱处理,使细胞终止在分裂中期,然后用显带技术来显示染色体结构和数目异常。研究证实,几乎所有肿瘤细胞都有染色体异常,其结构变化和数目增减往往不是随机的,因此,这种细胞遗传学分析可作为肿瘤诊断的一种辅助方法。在许多实体瘤如恶性淋巴瘤、软组织和骨肿瘤中存在频发性、非随机性染色体异常。常表现为染色体易位,其他异常包括缺失、倒位、重复、等臂染色体、环状染色体、三体和单体等。

2. **原位杂交技术** 目前常用的原位杂交技术包括荧光原位杂交(fluorescence in situ hybridization, FISH)和亮视野原位杂交。常用的亮视野原位杂交方法有显色原位杂交(chromogenic in situ hybridization, CISH)和银增强原位杂交(silver-enhanced in situ hybridization, SISH)。原位杂交技术能有效地检测染色体结构和数目异常,尤其适用于染色体易位、缺失和扩增。乳腺癌中17q11-q12上的 *HER2* 基因扩增可用原位杂交技术检测,是选择靶向药物曲妥珠单抗治疗乳腺癌的标准检测方法之一。

FISH 是应用荧光素标记的特定探针与组织切片上的肿瘤组织杂交,在荧光显微镜下能显示与其相应的染色体某个区段或整条染色体。FISH 不仅能用新鲜组织检测,还能在石蜡切片上进行分析。该法比标准的染色体分析技术省时,价格相对低廉,不需要新鲜组织,但需要荧光显微镜观察,且组织切片上荧光染色易淬灭,不能长期保存。

CISH 技术是利用核酸分子单链间碱基互补的原理,将地高辛或生物素标记的外源核酸探针与组织、细胞或染色体上待测 DNA 或 RNA 互补配对,结合成双链杂交分子,通过过氧化物酶或碱性磷酸酶的呈色反应将待测核酸在组织、细胞或染色体上的位置显示出来。

SISH 是近年发展起来的一种基因检测新技术,使用先进的银沉淀技术,能够得到非常精确的色素信号,也是目前唯一的一种全自动原位杂交分析方法。

3. **原位聚合酶链反应(in situ PCR)技术** 是将 PCR 的高效扩增与原位杂交的细胞及组织学定位相结合,在冷冻或石蜡包埋组织切片、细胞涂片或培养细胞爬片上来检测和定位核酸的技术。

原位 PCR 技术有直接法原位 PCR、间接法原位 PCR、原位反转录 PCR 和原位再生式序列复制反应等方法,其中应用相对较广泛的是间接法原位 PCR,其主要程序有组织固定预处理(如蛋白酶 K 和 RNA 酶消化)、原位扩增及扩增产物的原位杂交和检测等。由于使用原位杂交技术对扩增产物作检测,该方法的特异度较直接法高。

4. **分子生物学其他技术** 如印迹杂交、其他 PCR 相关技术、DNA 测序、生物芯片等也可用于细胞病理学检查。

## 三、流式细胞术

流式细胞术(flow cytometry)是通过流式细胞仪(flow cytometer, FCM)对细胞及其他微粒进行定性和定量研究的技术。在细胞悬液中加入相应的检测试剂,当细胞一个一个通过检测通道时,分析仪可以测定该细胞的 20 多个检测参数,按照细胞的参数特征,选择性分离出需要的细胞并对细胞进行分析或用于进一步的研究。FCM 能以每秒数百个至数千个细胞的速度分析细胞,特异度和灵敏度高,纯度为 90%~99%。FCM 的主要应用包括:①肿瘤细胞增殖周期分析、染色体倍体测定、S 期比率和染色体核型分析等,有助于估计肿瘤的生物学行为;②用于鉴别单克隆抗体间接荧光染色法不易区分的正常和克隆性原始幼稚的血细胞,进行白血病和恶性淋巴瘤的分型诊断;③肿瘤相关基因(如 *p53*)定量分析,为预后判断提供依据;④多药耐药基因产物的定量,为化疗药物的选择提供依据;⑤肿瘤疗效监测,残存肿瘤细胞检测以及肿瘤有无复发的判断等。

## 四、电子显微镜技术

电子显微镜(electric microscopy)简称电镜,最大分辨率可达 0.2nm,是普通光学显微镜(0.2μm)的一千倍,电镜分辨率高,能清楚显示细胞的微细结构(超微结构),是肿瘤病理诊断和鉴别诊断的辅助检查手段之一,也可用于肿瘤的病因和发病机制的研究。电镜可分为透射电镜、扫描电镜、超高压电镜和分析电镜等,肿瘤病理诊断中最常用的是透射电镜。电子显微镜主要应用有以下几方面。

**1. 区别分化差的鳞癌和腺癌**　鳞癌有发育良好的细胞间桥粒和胞质中张力微丝,腺癌有微绒毛、连接复合体、胞质内黏液颗粒或酶原颗粒。

**2. 区别分化差的癌和肉瘤**　癌有细胞连接和基膜;肉瘤通常无细胞连接,也无基膜,但可有外板。

**3. 区别腺癌和恶性间皮瘤**　腺癌的微绒毛少、短而钝,中间微丝和糖原颗粒少,含黏液颗粒或酶原颗粒;恶性间皮瘤的微绒毛多、细长,中间微丝和糖原颗粒较丰富,不含黏液颗粒和酶原颗粒。

**4. 识别无色素性黑色素瘤**　胞质内存在不同成熟阶段的前黑色素小体和黑色素小体。

**5. 识别神经内分泌肿瘤**　胞质内含有神经分泌颗粒,依据颗粒的大小、形状、电子致密度、空晕的有无和宽度等特征还可进一步区分不同类型的神经内分泌肿瘤。

**6. 识别小圆细胞恶性肿瘤**　小细胞癌的细胞器发育差,偶见桥粒、张力微丝和原始细胞连接,有时在胞质内含神经分泌颗粒;胚胎性横纹肌肉瘤有肌动蛋白、肌球蛋白微丝以及 Z 带物质;Ewing 肉瘤的细胞器很少,但有丰富的糖原颗粒;神经母细胞瘤的胞质内含微管和致密核心颗粒,胞膜有许多细长的树突状突起。

**7. 确定某些软组织肿瘤的起源或分化**　平滑肌肉瘤有伴致密体的肌微丝,质膜下有微饮空泡和外板;血管肉瘤的胞质内可找见特征性 Weibel-Palade 小体;腺泡状软组织肉瘤有类晶体和大量线粒体;透明细胞肉瘤有黑色素小体。

**8. 其他**　朗格汉斯组织细胞增生症中能见到呈杆状的 Birbeck 颗粒,精原细胞瘤的胞核中可见显著的核仁丝等。

## 五、显微切割术

显微切割术(microdissection)能够从组织切片、细胞涂片上的任一区域内切割下几百个、二十个同类细胞,或单个细胞甚至目标染色体,再进行有关的分子生物学方面的研究如 PCR、PCR-SSCP 及比较基因组杂交等。用于显微切割的组织切片可以是冷冻或石蜡包埋组织切片或细胞涂片。切片的厚度可为 4~10μm,冰冻切片须经甲醛或乙醇固定。另外,用于显微切割的组织切片还必须染色,以便于进行目标细胞群或单一细胞的定位。染色可以用普通方法,如 1%~2% 的甲基绿、0.1% 的核固红、3.6% 的瑞氏染液或 2% 的苏木精等,也可用免疫组织化学染色。如要切割霍奇金淋巴瘤组织切片上的 R-S 细胞时,可用 CD15 或 CD30 单克隆抗体染色,进行靶细胞示踪。显微切割的方法有手工操作法和激光显微切割法,其中激光显微切割法按照切割与获得目标样本的原理又分为不同的切割方法。

以激光捕获显微切割技术为例,其基本原理是将组织切片放在倒置显微镜的载物台上,并在切片表面覆盖一层乙烯乙酸乙烯酯(ethylene vinyl acetate, EVA)薄膜,激光束从切片的上方垂直照射下来,使其光路与显微镜聚光器的光路共轴,光斑正好落在显微镜视野中心,即要切割的区域,该区的 EVA 膜受激光照射后,瞬间温度升高并与其下方的细胞相粘连,但不损伤细胞,当将 EVA 膜揭起来时,与之相连的细胞也随之被完好地从切片上切割下来。将带有细胞的 EVA 膜放入试管内经蛋白酶消化,使细胞与膜分开,同时也将细胞裂解,获得待提物质,如 DNA、RNA 和蛋白质等。

显微切割术的特点是可从构成复杂的组织中获得某一特定的同类细胞或单个细胞,尤其适用于肿瘤的分子生物学研究,如肿瘤的克隆性分析、肿瘤发生和演进过程中各阶段细胞基因改变的比较研究和肿瘤细胞内某些酶活性的定量检测等。

## 六、激光扫描共聚焦显微术

激光扫描共聚焦显微镜(laser scanning confocal microscopy, LSCM)是采用激光作为光源,在传统光学显微镜基础上采用共轭聚焦原理和装置,并利用计算机对所观测的对象进行数字图像处理的一套观察、分析和输出系统。LSCM 是近代生物医学图像分析仪器最重要的发展之一,其主要部件有激光光源、自动显微镜、扫描模式(包括共聚焦光路通道和针孔、扫描镜、检测器)数字信号处理器计算机等。共聚焦成像利用照明点与探测点共轭这一特性,可有效抑制同一焦平面上非测量点的杂散荧光及来自样品的非焦平面荧光,从而获得普通光学显微镜无法达到的分辨率,同时具有深度识别能力(最大深度一般为 200~400μm)及纵向分辨率,因而能看到较厚生物样本中的细节。LSCM 可以对样品进行无损伤的断层扫描和成像,以观察、分析细胞的二维空间结构,与其他技术相结合还可实现活细胞的动态观察、多重免疫荧光标记或离子荧光标记,研究活细胞功能与代谢过程。

## 七、图像分析技术

图像分析技术主要是指定量测定细胞核内 DNA 含量和染色体倍数,来判断细胞的生理状态和病理改变,另外,可以通过计算机自动细胞学阅片技术来对涂片染色后的各类细胞进行辨别。前者可以通过图像分析仪(image auto-analyzer, IAA)和流式细胞技术测定。IAA 是应用数学方法通过观察到的组织和细胞二维平面图像推导出三维立体定量数据,精确计量和分析各种图像的参数,包括组织和细胞内各组分体积、表面积、长度、平均厚度、大小、分布和数目、细胞 DNA 含量的测量,核染色质形态、纹理和密度指标的研究,以及免疫化学染色点、形态大小及范围等参数的分析。其主要应用包括:①观察和测量肿瘤细胞的面积、周长、最大长径和横径、核的形态、核质比例、实质细胞和血管的多少等,为进一步研究肿瘤浸润和转移等生物学行为提供精确的定量数据;②Feulgen 染色法将细胞核内 DNA 染成紫红色后,可用图像分析技术精确测量肿瘤细胞中 DNA 含量和进行染色体的倍体分析等。后者主要是通过显微镜对涂片、染色后的各种细胞进行自动高速 CCD 摄像,并对每个细胞的特征参数进行测定、计算,与计算机图库存储的各类细胞的特征参数进行比对,判断每个细胞的种类,从而作出诊断。

(龚道元 曹科 王晓玲)

# 第九节　临床脱落细胞形态学检验质量保证

临床脱落细胞形态学检验对良恶性疾病的诊疗具有重要价值,从标本采集到标本运送、涂片制备、镜检、报告等每一环节都可能影响最终结果,因此实验室应加强各环节的质量控制,确保实验室结果准确可靠。

## 一、分析前质量保证

合格的标本是脱落细胞形态学检查结果准确可靠的根本保证,患者准备、标本采集、运送及处理,其中的任何环节操作不当均可导致检查结果出现假阳性和假阴性,每个实验室要制定标本采集、运送及处理的操作规程,并严格执行,做好记录。

1. **标本采集**　①标本收集容器要专用、洁净、干燥、中性、无吸附、无渗漏等,标本收集容器上的标识要清楚、唯一。②按要求采集有代表性、满意的标本,采集量要足够,各类标本中应出现有效细胞成分才能称为满意的标本。痰涂片如果看到肺泡巨噬细胞或尘细胞,表明是来自深部的痰;宫颈涂片内应含有宫颈管柱状细胞等。③标本内的血、脓、黏液等会遮盖有效细胞成分,降低阳性细胞的检出率,应尽可能除去。④选择合适的保存液或固定液,加入标本后及时混匀或固定,避免标本自然干燥。

2. **标本运送**　标本离体后,细胞等有形成分会逐渐变性、坏死,因此,所有标本采集后应立即送检,不能立即送检的标本,须依据标本种类要求进行相应处理后冷藏保存,不宜超过24h。

3. **标本接收与处理**　实验室应建立标本接收标准和不合格标本拒收标准,并建立不合格标本处理流程,收到标本后按要求及时处理。对标本用消化、离心等方法处理时,要注意处理方式和时间,以不破坏有诊断价值的细胞为宜。

4. **试剂与器材**　标本制备、固定、染色过程中使用的试剂应定期配制,要符合质量要求。制片用的载玻片要清洁、干燥、中性、无油腻、光滑;显微镜质量好,采用视野宽阔、分辨率清晰的显微镜,如有条件最好配备显微摄影或摄像装置以及存储系统,便于及时保存特殊或有疑问的有形成分图像,便于学习、讨论、交流、研究、资料记录和积累。

## 二、分析中质量保证

1. **涂片制备**　制备合格和染色良好的涂片是临床脱落细胞形态学检验的基础。手工涂片时尽量避免来回涂抹,以免破坏细胞,将标本均匀地抹在载玻片上,至少占玻片的2/3,以保证有足够的细胞数量。涂片应厚薄均匀,太厚细胞过多重叠,以致影响观察;太薄细胞数量太少,影响检出率。建议采用细胞离心涂片机、液基膜过滤薄层制片机或者液基沉降式薄层制片机制片。

2. **涂片固定**　标本制备完毕,应立即固定,使细胞形态保存完好,避免自然干燥造成的细胞退化变性影响诊断。固定不佳引起的细胞退化,可导致假阳性或假阴性诊断。应经常测定固定液的浓度,浓度过高或过低都可造成细胞形态的改变。

3. **涂片染色**　检验科常用瑞-吉染色,病理科常用巴氏、HE染色。不同标本选择合适的染色方法,如宫颈/阴道分泌物采用巴氏染色效果比较好,淋巴结细针穿刺标本采用瑞-吉染色效果比较好。巴氏、HE染色中最重要的环节是苏木精的染色,细胞核着色不佳、染色过深则很难观察核的结构,过浅又容易导致低估病变。苏木精液必须每天进行过滤,防止沉渣污染涂片。瑞-吉染色法所显示的细胞核结构与巴氏、HE染色有很大的不同,诊断中要特别注意区别。

**4. 显微镜操作**

(1)检验人员专业培训与持证上岗:检验人员要具有扎实的脱落细胞形态学检查基本理论知识和基本技能,对各器官、各系统的正常细胞、良性病变细胞、治疗后细胞的形态特点有全面深刻的了解,具备丰富的临床知识,才能做出准确无误的判断。检验人员要经过专业系统培训及考核,持证上岗并不定期地接受继续教育,以便更好地提高理论和临床诊断水平。同时要定期对脱落细胞形态学检验技术人员进行比对和能力考核,以保证检查结果的一致性和准确性。

(2)检验人员应具有高度责任意识:检验人员要敬业爱岗,有高度负责的态度和质量意识。细胞学检查,尤其是脱落细胞学,需要在大量正常细胞中寻找数量相对较少的异常细胞或癌细胞,而且有时癌细胞往往只局限于涂片某一区域。因此,观察涂片必须细致、耐心,严格按照操作规程、全面细致地观察,不放过一个可疑的细胞,不遗漏任何一个角落。一旦发现异常细胞,应做标记,以利于复查、教学和研究。

(3)严格遵守显微镜检查流程,规范操作:显微镜应光线适宜、对焦清晰;根据不同染色方法选用合适物镜进行检查,以低倍镜(×10)检查为主,巴氏或HE染色须结合高倍镜(×40)进行诊断;瑞-吉染色须在油镜下观察细胞的细微结构,才能作出确定的诊断。由于涂片染色标本细胞的显微镜检查范围比切片观察大,而涂片中癌细胞的分布又极分散,所以要先用低倍镜观察,当发现异常细胞时,再换高倍镜或者油镜,以确定细胞的性质。因此,掌握各种细胞在低倍镜下的形态特征非常重要。观察时,必须从左至右、自上而下地移动玻片,仔细观察涂片的每一个部位,每次移动视野及换行时,应与前一视野有适当的重叠,以免漏检。如发现有疑问的有形成分,要请有经验的检验人员会诊。

(4)掌握镜下形态观察的要领:①掌握细胞的发育规律,细胞的阶段是人为划分的,而细胞的演进则是自然连续的。因此,把握细胞的种类和阶段需要一个适度的范围;②注意细胞个体形态与群体形态的关系;③遵循"核质兼顾,以核为主"的细胞识别原则,按照胞体、胞质、胞核、染色质、核仁的顺序,"从外向里"一步一步地细心观察和分析,对疑难细胞要多借助细胞化学染色或其他方法来协助鉴定,并密切结合临床资料,作出客观准确的诊断;④注意背景中的血细胞种类、数量和分布、是否出现多核巨噬细胞、是否有"阳性背景"存在等情况。

(5)合理安排实验室检验人员的工作强度:实验室检验人员的职称、年龄结构应合理,保证足够数量的检验人员,劳逸结合,有安静适宜的工作环境,工作强度适当,以确保检查结果的准确性。

## 三、分析后质量保证

**1. 检查结果诊断**

(1)树立局部与整体观念,密切结合临床,综合分析:要结合其他检查结果和患者的临床资料进行综合分析,一个良好的形态学检查技术人员应该具有扎实的临床医学知识。

（2）建立复检制度：一般每天初筛涂片以 60~80 张为宜。低年资技术员初筛涂片的 10% 需要由上级医生进行复检，阳性及未能确诊的涂片应由有经验的细胞病理医生复检及签署报告。

（3）实验室要建立集体阅片、会诊及结果审核制度，积极参加形态学检查室间质评：基层医院检验科要创造条件，与国内外医院检验科形态学专家联系和合作，充分利用"互联网＋形态学检验"开放式模式，遇到疑难问题及时沟通，联合会诊。如有需要可利用细胞化学染色技术、免疫化学染色技术、分子生物学技术以及流式细胞分析技术等进行辅助诊断。

2. **规范检查结果报告**　检查结果报告内容应齐全、规范、准确，尽可能采用行业规范或者 TBS 报告系统的格式报告。

3. **建立年度统计报告**　包括病例例数、阳性检出率和假阳性率，并与上年度的数据进行比较。

4. **标本的归档**　归档是临床脱落细胞学检验实验室的一项重要制度，归档的资料不但可以用于随诊，还可以进行回顾性研究。归档包括涂片、送检资料的归档和记录卡的填写。记录卡中的资料也可输入电脑保存。一般阳性涂片需要永久保存，而阴性涂片应保存 5 年以上，以备复查和研究。

（曹　科　龚道元）

# 第十节　临床脱落细胞形态学检验临床应用与评价

脱落细胞学检验在临床上有广泛的应用，尤其是在良、恶性细胞的鉴别方面有着重要的临床意义。近几十年来，细针吸取细胞学迅速发展，使脱落细胞学检验的临床应用范围日益扩大。

## 一、临床应用

1. **高危人群或防癌筛查**　临床脱落细胞学检验能够发现癌前病变和早期肿瘤，为肿瘤防治提供细胞学诊断依据，也是干预试验或药物阻断治疗癌前病变转归的重要监测指标。如中老年女性宫颈／阴道分泌物脱落细胞学普查使全世界宫颈癌的死亡率和晚期癌的发病率普遍下降，在世界范围内很多国家已接受宫颈／阴道分泌物脱落细胞学检查作为普查宫颈病变的手段。

2. **恶性肿瘤诊断**　脱落细胞学检查不仅可以对上皮来源的恶性肿瘤进行筛查和诊断，对全身所有肿瘤，包括内脏器官的肿瘤和转移性肿瘤，均可提出细胞学诊断意见。此外，印片细胞学可部分代替冰冻切片技术，这为缺乏冰冻切片设备的基层医疗单位提供了术中快速诊断的一种途径。

3. **协助临床疗效观察及治疗方案的选择**　对某些肿瘤的疗效观察，可应用细胞病理学检验得到反馈信息，从而为临床确定合理的治疗方案提供帮助。

4. **恶性肿瘤治疗后随诊**　恶性肿瘤患者治疗后定期复查或复发监测，细胞学检查是最方便的方法之一。

5. **某些良性病变的诊断和鉴别诊断**　脱落细胞学检查能提示某些良性肿瘤和炎症感

染,如淋巴结肿物针吸检查根据细胞形态特征可提示化脓性炎症或结核性病变等。脱落细胞学检查也能明确某些良性病变,如宫颈涂片发现较多线索细胞提示细菌性阴道病,发现核周空穴细胞则提示人乳头状瘤病毒感染等。

## 二、评价

临床脱落细胞学检验对良恶性疾病诊疗具有重要价值,其优点和局限性如下。

（一）优点

**1. 无创性或微创性取材,取材方便** 取材简便快速,刮、涂、印、刷、抹、摩擦、离心和针吸、穿刺等对患者损伤极小,无不良反应,可重复多次取材;尿液脱落细胞学等检查可嘱患者自行留取标本。

**2. 检查简便快速,应用范围广泛** 临床脱落细胞学检验不需要特殊仪器设备,简便快速,成本低廉,不局限于分泌物及排泄物,几乎全身所有的组织和器官均可作脱落细胞学检查,应用非常广泛。

**3. 诊断准确性、灵敏度和特异度较高** 癌细胞检出率一般在60%以上,某些肿瘤如宫颈癌检出率可达90%,尤其是无法获得组织标本的早期癌,脱落细胞学检查具有独特的优点。

**4. 细胞病理学检查可代替部分冷冻切片检查** 如乳腺肿物针吸细胞学报告确定是癌,术中一般不再作冷冻切片检查,缩短了手术时间。此项细胞学检查有严格的诊断标准:癌细胞形态特征明显并有足够数量,否则须建议手术中进行冷冻切片检查。

（二）局限性

脱落细胞学检验分析组织碎片、细胞群、细胞团和单个细胞的形态结构,以及彼此关系作为诊断依据。虽然细胞未经脱水、包埋及切片等处理,细胞结构清晰可辨,但是观察不到组织结构关系,在诊断上有时会产生片面性和局限性。

**1. 表现**

（1）有一定的误诊率,可出现假阴性或假阳性:脱落细胞学检验主要观察细胞的形态特征,看不到组织结构,亦不能观察肿瘤与周围组织的关系,所以细胞学诊断有一定的误诊率。如细针吸取细胞学检查,即使已经进入靶器官,并吸取肿块内的细胞,仍可有10%的假阴性;痰细胞学检查的阳性率大多为70%~80%,也就是说有20%或更多病例出现假阴性。少数病例还可能出现假阳性,即非恶性肿瘤病例误诊为恶性肿瘤,这主要是因为肿瘤细胞和增生细胞之间存在着过渡状态。

（2）对恶性肿瘤的分型准确性较低:脱落细胞学检验诊断恶性肿瘤的准确率高,但对肿瘤细胞分型的判断准确性较低,尤其是对一些低分化的肿瘤,分型易发生错误。

（3）对肿瘤不能准确定位:脱落细胞学检验可以发现肿瘤细胞,但不能准确定位肿瘤的原发灶,如痰涂片中发现癌细胞时,不能确定肿瘤是在肺叶还是在支气管,需要结合其他检查进行明确。

（4）对某些肿瘤和病变的诊断有一定的困难:如内分泌器官的肿瘤或交界性肿瘤,虽然采用免疫细胞化学或DNA细胞图像分析等辅助诊断方法有一定帮助,但在很多情况下尚需组织学检查进一步证实。

**2. 原因** 出现以上现象,其原因包括以下几点。

（1）取材不满意，降低诊断的灵敏度：如收集的痰标本并非从肺深部咳出，可能找不到癌细胞；食管拉网充气不足，癌细胞不易脱落；晚期宫颈癌易出血，若涂片中出现大量血细胞或坏死物，可影响细胞学诊断；针吸肺巨大肿物时，仅从一个部位穿出少许细胞成分，在诊断上可能有片面性。

（2）肿瘤分化的影响：高分化肿瘤仅获取少许细胞成分，可能诊断为不典型增生或不能做出诊断报告；低分化肿瘤容易明确恶性，但鉴别组织类型非常困难。

（3）不典型增生细胞、组织修复细胞和某些良性改变细胞的影响：这些细胞改变的某些特征类似恶性肿瘤细胞，容易造成假阳性诊断。如不典型组织修复细胞，常常出现大核仁、多核仁，偶尔见到核分裂象，与部分肿瘤细胞不易鉴别；单纯疱疹病毒感染的细胞体积增大，多核，或出现核内包涵体，形似癌细胞，对缺乏经验的细胞学工作者是一个挑战。

（4）肿瘤细胞退化变性的影响：恶性肿瘤生长迅速，往往发生变性或坏死。若涂片中仅见坏死物、细胞碎片和退化性改变的细胞，则不能明确诊断。

3. **克服和改进**　关键在于以下几点。

（1）改良取材、制片、染色、阅片等技术，加强资质认证及技术人员培训。

（2）掌握显微镜下恶性细胞形态改变的特征，提高鉴别诊断能力。

（3）应用辅助诊断技术，包括电子显微镜、免疫细胞化学、细胞自动识别（影像分析系统和流式细胞术）和分子生物学、基因分子生物学、细胞遗传学等监测技术，有利于肿瘤细胞分型、明确组织来源，有助于细胞病理学的诊断。

为了提高细胞学诊断的准确率，检验人员须不断学习相关专业知识，丰富自身的诊断经验，密切结合临床但又不能过分依靠临床资料，对有充分诊断依据的病例须作出肯定的诊断，在没有足够的诊断指征时应详细描述细胞形态特征，提出诊断的思路以及进一步检查的方向。

（范俊丽　刘　湘）

## 思考题

1. 巴氏染色要用到哪些试剂，各试剂的作用是什么？巴氏染色的原理是什么？
2. 巴氏染色的操作流程是什么？为了保证好的染色效果，应该注意哪些事项？
3. HE 染色要用到哪些试剂，各试剂的作用是什么？HE 染色的原理是什么？
4. HE 染色的操作流程是什么？为了保证好的染色效果，应该注意哪些事项？
5. 脱落细胞检查的全部流程有哪些步骤？
6. 脱落细胞检查结果报告有哪些方式？
7. 临床脱落细胞检验的其他常用辅助技术有哪些？

# 第二章

# 临床脱落细胞形态学检验的基础知识

组织是由行使相似功能的细胞和细胞间质构成的,人体有四种基本组织,即上皮组织、肌肉组织、神经组织和结缔组织。在光学显微镜下,大多数细胞经染色后,可以按照组织类型和来源进行分类。

## 第一节　正常脱落上皮细胞及其他有形成分形态

### 一、正常上皮细胞

上皮组织按其功能和结构不同,分为被覆上皮、腺上皮和其他上皮。在脱落细胞中以被覆上皮细胞最常见,根据排列层次和细胞形态主要分为复层鳞状上皮细胞、单层鳞状上皮细胞、柱状上皮细胞、假复层柱状上皮细胞和移行上皮细胞五种类型。本节主要介绍复层鳞状上皮细胞和柱状上皮细胞。

（一）复层鳞状上皮细胞

1. **组织学**　又称复层扁平上皮细胞（stratified squamous epithelium cell）,被覆于全身皮肤、咽喉、口腔、食管、阴道、子宫颈外口和肛门等部位。一般由 10 多层排列紧密的上皮细胞组合而成,从底层到表层,组织学大致分为 3 层:基底层、中层和表层。

2. **细胞学**　从底层到表层,细胞形态变化总的规律见表 2-1。

表 2-1　鳞状上皮细胞形态变化规律

| 项目 | 底层→中层→表层 |
| --- | --- |
| 细胞体积 | 由小到大 |
| 胞核 | 由大到小,逐渐消失 |
| 核染色质 | 由细颗粒状、浅染到固缩、深染 |
| 核质比 | 由 1∶0.5 到 1∶5 以上 |
| 胞质 | 由嗜碱性到嗜酸性,瑞 - 吉染色由深蓝色到粉红色,巴氏染色由深绿色到红黄色,HE 染色由深红色到浅红色 |

（1）底层细胞（cell of basal layer）:分为基底层和副基底层细胞。在正常涂片中,底层细胞不易见到,当发生溃疡、糜烂或萎缩性变化时,才能见到底层细胞。

1）基底层细胞（basal cell）：位于鳞状上皮的最底层，紧邻基底膜，为单层立方或低柱状细胞，具有很强的增殖能力，不断补充表层脱落的衰老细胞，故又称生发层细胞。细胞直径12~15μm，核直径8~10μm。①瑞-吉染色可见细胞体积最小，呈圆形；胞质较少，呈深蓝色；核质比为1:（0.5~1）；核呈圆形或椭圆形，居中，染色质呈细颗粒状。②巴氏染色胞质呈深蓝、暗绿或灰蓝色，HE染色胞质呈深红色，胞核深染。各种染色见图2-1。

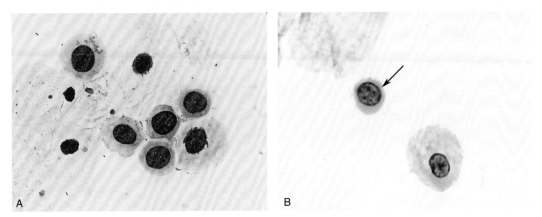

图 2-1 基底层鳞状上皮细胞
A：TCT，瑞-吉染色，×1 000；B：TCT，巴氏染色，×1 000。

2）副基底层细胞（parabasal cell）：在基底层之上，由2~3层细胞组成，细胞直径15~30μm，核直径8~10μm。①瑞-吉染色可见细胞呈圆形，胞质较基底层细胞略多，呈深蓝色；核质比为1:（1~2）；核与基底层细胞相似，呈圆形或椭圆形，染色质呈细颗粒状，均匀分布。②胞质巴氏染色呈淡蓝或蓝绿色，HE染色呈深红色；胞核巴氏染色呈蓝紫色。各种染色见图2-2。

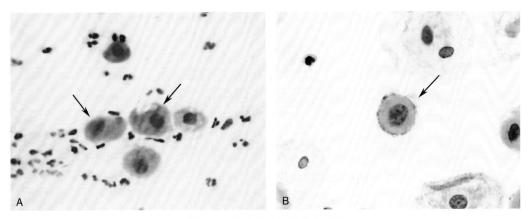

图 2-2 副基底层鳞状上皮细胞
A：TCT，HE染色，×1 000；B：TCT，巴氏染色，×400。

（2）中层细胞：位于鳞状上皮中部，由多层细胞组成，脱落后的细胞形态多样，细胞直径30~40μm，核直径8~10μm。①瑞-吉染色可见细胞呈圆形、带角卵圆形、菱形或多边形；胞质较丰富、透明,呈浅蓝色;核质比为 1 :(2~3);核大小与底层细胞相似,圆形居中,染色质呈均匀细颗粒状。②巴氏 /HE 染色细胞形态同瑞 - 吉染色,巴氏染色胞质呈淡蓝色或淡蓝绿色,HE 染色胞质呈淡红色;胞核与底层细胞相似。各种染色见图 2-3。

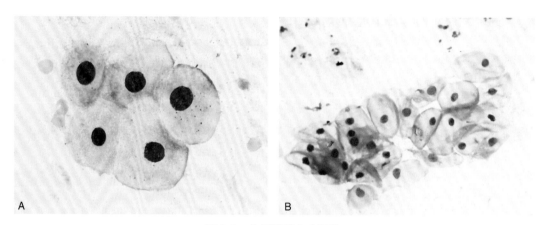

图 2-3　中层鳞状上皮细胞
A:TCT,瑞 - 吉染色,×1 000;B:TCT,HE 染色,×400。

（3）表层细胞:位于鳞状上皮的表层,是最成熟的鳞状上皮细胞。细胞扁平,呈多边形或多角形,直径 40~60μm;胞质透明,边缘可卷褶,核小、呈圆形,核直径由 6~8μm(角化前细胞),逐渐固缩到 4μm(不全角化细胞),直至最后消失(完全角化细胞)。核质比为 1 :(3~5)或更小,染色质逐渐固缩。根据细胞的角化程度分为角化前细胞、不全角化细胞和完全角化细胞。

1）角化前细胞(prekeratocyte):①瑞 - 吉染色可见细胞成片或散在分布,胞质呈淡蓝色,随着细胞的角化,颜色进一步变浅;核质比为 1 :(3~5);胞核呈圆形,染色质呈均匀细颗粒状,颜色稍深。②巴氏染色胞质呈淡蓝或淡绿色(HE 染色呈淡红色);胞核呈圆形,染色质较疏松细致,分布均匀,呈紫蓝色。各种染色见图 2-4。

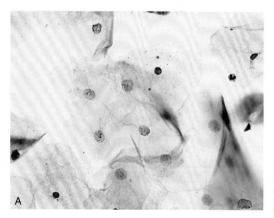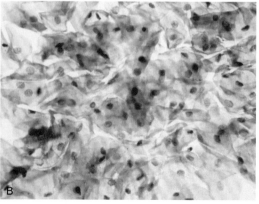

图 2-4　角化前鳞状上皮细胞
A:TCT,巴氏染色,×1 000;B:TCT,HE 染色,×400。

2）不全角化细胞（parakeratosis cell）：①瑞-吉染色可见胞质呈淡红色；核质比为1：5以下，胞核明显固缩，染色质浓集深染，呈墨水滴状，核周可见白晕，有时近核处可见棕色小点。②巴氏染色胞质呈粉红色（HE染色呈淡红色）；胞核较小、固缩深染。见图2-5。

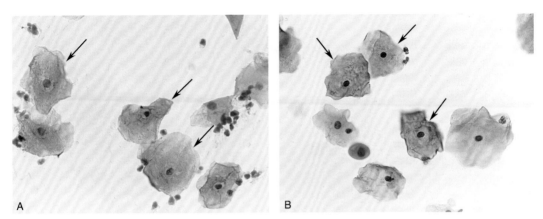

**图 2-5　不全角化鳞状上皮细胞**
A：TCT，巴氏染色，×400；B：TCT，巴氏染色，×400。

3）完全角化细胞（hyperkeratinization cell）：①此种细胞为衰老死亡细胞，瑞-吉染色可见胞质极薄，可出现皱褶或卷角，胞质呈粉红色，胞核为淡影或消失。②巴氏染色胞质呈杏黄或橘黄色（HE染色呈淡红色），胞核消失。各种染色见图2-6。

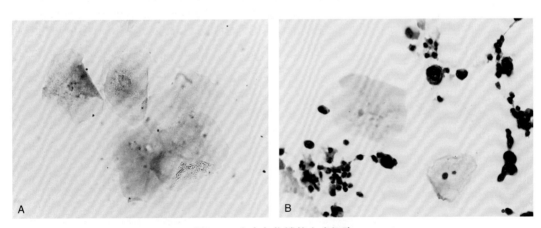

**图 2-6　完全角化鳞状上皮细胞**
A：TCT，瑞-吉染色，×1 000；B：TCT，巴氏染色，×400。

### （二）柱状上皮细胞（columnar epithelium cell）

1. **组织学**　主要分布在鼻腔、鼻咽、支气管、胃肠黏膜、子宫颈管、子宫内膜及输卵管等部位。根据细胞排列分为单层柱状上皮、假复层纤毛柱状上皮和复层柱状上皮。

2. **细胞学**　细胞学上按功能分为纤毛柱状上皮细胞、黏液柱状上皮细胞和储备细胞3种。细胞常呈柱形，其长轴与上皮表面垂直，不同器官或部位的细胞高低不同，但都是由基底部未分化的储备细胞分化而来。

（1）纤毛柱状上皮细胞（ciliated columnar epithelium cell）：①瑞 - 吉染色可见细胞多呈栅栏样排列，呈圆锥形，顶端宽平，表面有密集的纤毛，呈淡红色；胞质呈淡蓝色；胞核为圆形或卵圆形，位于细胞中下部，顺长轴排列，染色质呈均匀细颗粒状，有时可见 1~2 个核仁。②巴氏染色胞质呈蓝色或蓝绿色；HE 染色胞质呈深红色，纤毛呈淡红色。各种染色见图 2-7。

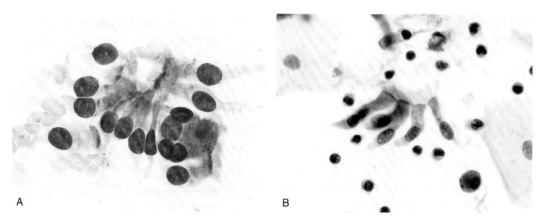

图 2-7　纤毛柱状上皮细胞
A：气管刷片，瑞 - 吉染色，×1 000；B：TCT，巴氏染色，×400。

（2）黏液柱状上皮细胞（mucus columnar epithelium cell）：①瑞 - 吉染色可见细胞肥大，呈卵圆形、圆柱形或锥形，细胞底部尖细；胞质丰富，含有大量黏液，着色浅淡而透明，呈淡蓝色；胞核呈卵圆形，位于细胞基底部，其大小、染色与纤毛柱状上皮细胞相似，有时可见核被黏液空泡挤压成月牙形。②巴氏染色胞质呈蓝色或蓝绿色，HE 染色胞质呈淡红色，着色淡而透明。各种染色见图 2-8。

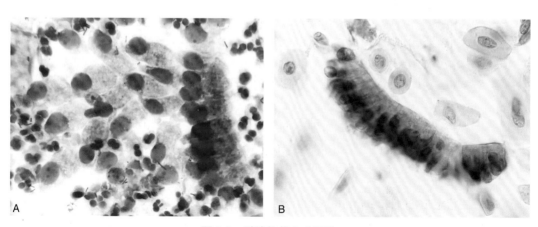

图 2-8　黏液柱状上皮细胞
A：BALF，瑞 - 吉染色，×1 000；B：TCT，巴氏染色，×400。

（3）储备细胞（reserve cell）：具有增生能力的一类细胞（未分化），位于假复层柱状上皮基底部。①瑞 - 吉染色可见胞体小，呈多角形、圆形或卵圆形，多成群或成团分布，散在分布时难识别;胞质量少、嗜碱性,呈深蓝色;胞核为圆形或卵圆形,染色质呈均匀细颗粒状,核膜清楚,可见核仁。②巴氏染色胞质呈蓝色或蓝绿色,HE 染色胞质呈深红色,胞核深染。各种染色见图 2-9。

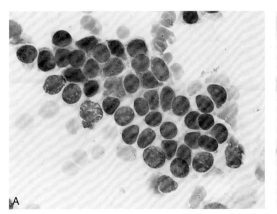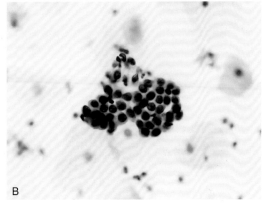

图 2-9　储备细胞

A:气管刷片,瑞 - 吉染色,×1 000;B:TCT,巴氏染色,×200。

### (三)成团脱落的上皮细胞

**1. 成团脱落的基底层鳞状上皮细胞**　由于细胞互相挤压,基底细胞呈大小一致的多边形,核大小、形态较一致,核距相等,呈蜂窝状结构,见图 2-10。

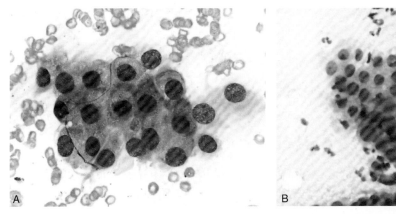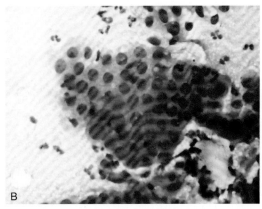

图 2-10　成团脱落的基底层鳞状上皮细胞

A:痰液,瑞 - 吉染色,×1 000;B:TCT,HE 染色,×400。

**2. 成团脱落的纤毛柱状上皮细胞**　细胞成团分布,细胞间界限不清,呈融合体样,细胞核聚合在中央,重叠形成核团,核团周围为胞质融合带,细胞团表面可见明显纤毛,见图 2-11。

**3. 成团脱落的黏液柱状上皮细胞**　细胞体积较大,密集成团,呈蜂窝状,胞质内含大量黏液,使胞质透明而淡染,核距较远,也呈蜂窝状,在细胞团边缘部分的细胞有时呈典型的栅栏状排列,细胞核整齐地排在细胞底部。各种染色见图 2-12。

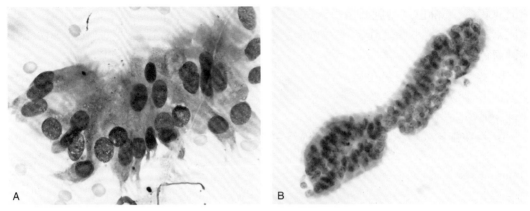

图 2-11 成团脱落的纤毛柱状上皮细胞

A：气管刷片，瑞 - 吉染色，×1 000；B：痰液，HE 染色，×200。

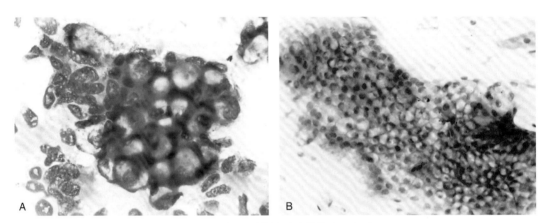

图 2-12 成团脱落的黏液柱状上皮细胞

A：BALF，瑞 - 吉染色，×1 000；B：痰液，HE 染色，×200。

## 二、涂片背景细胞及其他有形成分

### （一）非上皮细胞

1. **红细胞** 双凹圆盘状，中心区淡染，若有溶血，可形成影红细胞。若涂片不当，红细胞易破碎或呈涂抹状。红细胞大量出现表示病变部位有出血或取材造成的机械性损伤。红细胞可作为衡量其他细胞大小的标尺。

2. **中性粒细胞** 瑞 - 吉染色后直径 10~12μm，经巴氏或 HE 染色后，因细胞脱水，直径约为 8μm。在涂片中常散在或成团分布，或与黏液及坏死物混在一起。中性粒细胞大量出现表示病变部位有炎症，常见于急慢性炎症、肿瘤坏死继发感染、化疗后等。化脓性炎症时，中性粒细胞容易发生变性坏死。

3. **嗜酸性粒细胞** 瑞 - 吉染色后直径 10~15μm，巴氏或 HE 染色后直径约为 9μm。胞核呈分叶状，胞质内含大量橘红色嗜酸性颗粒。常见于变态反应性疾病、炎症、寄生虫感染或肿瘤等。

4. **淋巴细胞** 瑞 - 吉染色后直径 6~15μm，巴氏或 HE 染色后直径 4~7μm，大淋巴细胞胞质量稍多,小淋巴细胞胞质量少,核为圆形、肾形或有切迹,染色质呈粗块状,染色较深。淋巴细胞因胞体大小比较恒定,也可作为衡量其他细胞大小的标尺。常见于慢性炎症、结核或肿瘤等。

5. **浆细胞** 瑞-吉染色后直径 10~20μm,细胞呈圆形或卵圆形,胞质丰富,呈灰蓝色,核为圆形,明显偏位,可见核周淡染区,染色质呈块状或呈车轮辐射状排列。常见于结核或慢性炎症等。

6. **巨噬细胞或组织细胞** 来源于血液中的单核细胞,进入组织器官中分化成熟。

（1）组织细胞:有吞噬功能,但吞噬现象不明显,比中性粒细胞略大,呈圆形、卵圆形或不规则形;胞质内可有小空泡,染淡红色;核呈圆形、卵圆形或肾形,偏于细胞一侧,染色质细致均匀,着色淡。

（2）巨噬细胞:细胞呈圆形或不规则形,胞体大小不等,胞质丰富,可见空泡,常呈泡沫状,胞质内常见吞噬的异物;胞核不规则,染色质呈疏松网状（图 2-13A）。

（3）多核巨噬细胞:比单个核巨噬细胞体积大,胞质丰富,胞核为数个或数十个,胞核多不规则（图 2-13B）。

巨噬细胞具有吞噬外来物质的能力,可吞噬细胞及细胞碎片、细菌或真菌、原虫、异物颗粒等,常见于慢性炎症或肉芽肿病等。

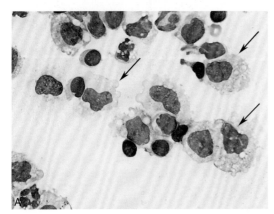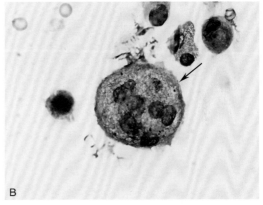

图 2-13 巨噬细胞
A:胸腔积液,瑞-吉染色,×1 000;B:BALF,瑞-吉染色,×1 000。

**（二）其他有形成分**

1. **坏死组织碎屑** 为嗜酸性、红染、无结构颗粒状物。炎性坏死常伴大量中性粒细胞、细胞碎片及坏死颗粒;结核性坏死为完全性坏死,周边可找到多核巨噬细胞或类上皮样细胞;癌性坏死也为完全性坏死,周边常可见残存的癌细胞核;当红细胞、中性粒细胞和坏死物同时出现,常常提示恶性肿瘤,也称为"癌性背景"或"阳性背景"。

2. **病原生物** 涂片如见到真菌或细菌,结合微生物培养,鉴定致病菌,可诊断病原生物的感染。

3. **其他背景成分** 涂片中还可见到黏液、植物细胞、纤维丝及染料沉渣等。

**（三）涂片背景成分的意义**

1. 背景细胞是非"脱落"的细胞,来自血液或组织。

2. 背景细胞是上皮组织病变时伴随出现的细胞,其本身对上皮细胞病变无确诊意义,但对病变性质有协助诊断作用。

3. 常用完整的淋巴细胞作为上皮细胞核增大程度的判断标尺。

4. 背景细胞大量出现可造成细胞误认,如淋巴细胞与未分化癌细胞、吞噬细胞与腺癌细胞、多核巨噬细胞与多核癌细胞等,这些常常成为初学者诊断中的鉴别难点。

### 三、退化变性的上皮细胞

退化变性(degeneration),简称退变,是指细胞从黏膜表面脱落后,由于缺氧、营养不良以及酶的作用,发生变性坏死的现象。脱落的细胞易发生退变,而穿刺细胞标本多为活细胞,退变现象比脱落细胞轻。此外,标本放置过久、涂片固定不及时、固定不佳或人为挤压均会使细胞发生退变。细胞出现退变,无论良性还是恶性细胞均不能用于诊断,须重新取材制片。细胞退化变性分为肿胀性退变和固缩性退变两种。

**(一)细胞退化变性的原因及分类**

**1. 肿胀性退变**

(1)原因:可能与细胞膜能量不足,引起细胞内钠、水潴留和酸度增加有关。

(2)形态特点:细胞内水分明显增加,胞质肿胀,体积可增大2~3倍,边缘模糊不清,胞质内出现液化空泡,可将胞核挤压至一边,呈肾形、月牙形、印戒样或泡沫状细胞;胞核肿胀,核膜不清,染色质模糊不清,淡染,呈云雾状;最后胞膜逐渐溶解消失,剩下肿胀的裸核,亦逐渐溶解消失,见图2-14A。

**2. 固缩性退变**

(1)原因:可能与细胞器和染色质脱水有关。

(2)形态特点:细胞体积变小,皱缩变形,胞质脱水,染色变深;胞核固缩,核染色质聚集、致密,形成无结构的深染团块,使胞核与胞质之间形成空隙,称为核周晕;最后胞核碎裂或溶解为淡染的核影,直至胞核消失,呈无核细胞,见图2-14B。

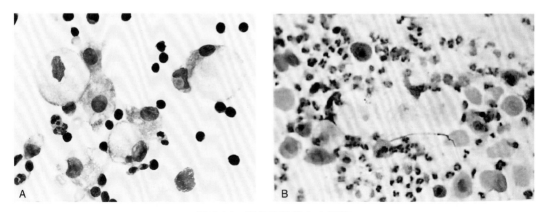

图2-14　退化变性的上皮细胞

A:肿胀性退变(胸腔积液,瑞-吉染色,×1 000);B:固缩性退变(TCT,HE染色,×400)。

**(二)各种细胞退变方式**

**1. 复层鳞状上皮细胞**　表层细胞常表现为固缩性退变,可见核固缩、浓染,核边增厚,核周晕形成,最后核碎裂,溶解消失,形成无核的影细胞;底层和中层细胞肿胀性退变和固缩性退变均可发生。

2. **柱状上皮细胞**　较鳞状上皮更易发生退变,肿胀性退变时表现为细胞肿胀、纤毛脱落,胞核、胞质出现空泡;固缩性退变时,胞体为长椭圆形、小锥形、三角形或胞质横断分离,形成无核纤毛丛和无纤毛的细胞残体,可根据残存的终板和锥形外观来判断是否为纤毛柱状上皮细胞。

3. **非上皮细胞**　以肿胀性退变为主。

（三）细胞退化变性的意义

1. **提示细胞死亡**　一般无临床意义,无论良性或恶性细胞出现退化变性,均提示细胞已死亡,均不能用于诊断。

2. **提示标本质量差**　出现大量退变细胞,与取材不当、放置过久或未及时固定有关,也与患者是否用药有关,故一定要详细询问患者病史,尽量在患者治疗前采集标本。

3. **造成误认**　由于核肿胀或固缩、变形、深染及胞质出现空泡肿胀等,在形态学上易引起误认,初学者要特别注意。

（胡　晶　陈丽惠　叶春枚）

# 第二节　良性病变的细胞学形态

## 一、细胞损伤

在病理情况下,血液及营养供应不足、病原菌的毒素、各种理化因素以及变态反应等均可造成细胞的损伤。因此,细胞的损伤和反应是细胞形态学检验工作者应了解的基础知识。

（一）细胞损伤的原因

细胞损伤的原因主要有缺氧、化学物质和药物因素、物理因素、生物因素（如病原生物感染）、免疫反应、营养失衡、遗传学缺陷、内分泌因素、衰老及社会心理因素等。

（二）细胞损伤的形态学变化

细胞损伤分为变性和死亡两种。所谓变性是指细胞内或间质内出现某些异常物质或原有物质沉积过多,如细胞水肿、空泡变性及脂肪变性等。变性是可复性变化,只要消除病因,就可能恢复正常。死亡是指细胞或组织的死亡,是不可恢复的。

1. **细胞损伤时超微结构的变化**　细胞损伤时细胞膜、线粒体、内质网、高尔基复合体、溶酶体、细胞核等超微结构会发生变化。

（1）细胞膜:细胞损伤后细胞膜表面的微绒毛减少或消失,形成许多伪足样突起,并可见一些小泡。损伤严重时,细胞间的连接破坏,使细胞膜破坏,发生解体。

（2）溶酶体:几乎所有的细胞都有溶酶体,正常情况下溶酶体酶包在膜内,不会水解细胞成分。当细胞严重损伤后,溶酶体的通透性增加或膜发生破裂,溶酶体酶逸出到胞质或细胞外,造成细胞的溶解,出现自溶现象。

（3）细胞核:细胞损伤时,细胞核变化发生较晚。常见的变化有核内染色质的靠边现象,即染色质凝集,沿着核膜内层分布,其他部分的染色质减少。这种变化常在病毒感染、缺氧等有害因素的作用下发生。细胞核也可以发生肿胀,出现水、糖、脂质的聚集,甚至出现核内空泡。

**2. 细胞变性**

（1）细胞水肿:细胞损伤后最早期的变化。发生的原因是线粒体损伤使 ATP 的产生减少。显微镜下主要表现为细胞肿大,胞质嗜酸性增强,胞质内出现许多红染的颗粒,所以也称为颗粒变性。细胞边缘不清或部分胞质丧失。细胞核一般没有明显的变化。细胞水肿只要消除原因,可以完全恢复正常,但损伤继续加重,则可以进一步发展。

（2）空泡变性:是指细胞胞质内出现大小不等的空泡,使胞质变空而透明。空泡内不含脂肪(若含脂肪则为脂肪变性)、糖原和黏液,而含水和少量蛋白。空泡变性是比细胞水肿更为严重的细胞损伤,此时线粒体常常减少或消失,内质网扩大成空泡状。一般要区别各种空泡的性质,确定空泡发生的原因很困难。

**3. 细胞死亡**　细胞死亡是细胞生命的终止和消亡。在多细胞的生物体中,细胞死亡有两种方式。一种是人们所熟知的病理性细胞死亡,称为坏死( necrosis )。另一种为生物体内无用的、衰老的或者某些损伤后发生的细胞死亡,称为凋亡( apoptosis )。

（1）细胞坏死:在多数情况下,坏死是一个逐渐发展的过程。首先是发生细胞变性,如损伤因子继续存在并且损伤较重时,变性的细胞达到“不可恢复的界限”时,就不能继续维持其生命,而发展到死亡。细胞在坏死过程中的最初数分钟或数小时内,只有细胞内生物化学的变化,用光学显微镜尚看不到任何变化。等到坏死的后期,在光镜下才能见到形态学变化。

1）胞质:坏死最早期的变化发生在胞质,即表现为胞质轻度肿胀,线粒体肿胀,基质密度呈絮状或颗粒状,进而线粒体和其他细胞器崩解消失,质膜破裂,整个细胞质呈颗粒状。随着胞质内蛋白变性、凝固或碎裂及嗜碱核蛋白降解,胞质呈强嗜酸性,并可出现小空泡。

2）胞核:细胞核除染色质凝集于核膜外,还可能出现核肿胀。随着坏死时间的延长,细胞核可发生明显变化,并成为诊断细胞死亡主要的特征。①核固缩:细胞核体积变小,染色变深,染色质浓缩,核内细微结构不清,这种变化是由于核蛋白分解,产生游离核酸,使嗜碱性染色增强。②核碎裂:首先是核内染色质凝集,继而崩解成碎片;随着核膜破裂,染色质碎片散于胞质内;若胞质破裂,可散布到细胞外。这种染色质的凝聚和崩解是核酸的凝聚和崩解所造成的。③核溶解:细胞核失去碱性染料着色的特性,着色逐渐变浅,最后只残留核的轮廓甚至完全消失,使一个有核细胞变成一个无核的蛋白碎片。核溶解的发生是因为核内 DNA 在 DNA 酶的作用下,分解成一些非染色的物质,因而失去了核的嗜碱性染色特性。

（2）细胞凋亡:凋亡是细胞程序性死亡的一种形态表现,是生命过程中不可缺少的组成部分,是多细胞生物存活的要求,它贯穿于生物整个生命过程中。但是细胞凋亡也可以在病理条件下发生,因此细胞凋亡并不是纯粹的生理性细胞死亡。许多能够直接破坏细胞而造成细胞坏死的因素,均可激发细胞的凋亡。

细胞凋亡一般只累及散在的个别细胞。在光镜下观察时可见以下特征。

1）胞体:细胞体积缩小,变圆。

2）胞质:浓缩,与周围细胞分离。

3）胞核:染色质凝聚、分块,附于核膜内面,核变小,核着色变深,最后发生核碎裂。

4）凋亡小体( apoptotic body ):细胞膜内陷,将细胞分割成大小不等、有完整膜包绕的凋亡小体,小体内有结构完整的细胞器,核碎裂或固缩;没有细胞内容物的外溢,不会造成局部微环境的改变,所以不会出现炎症反应,不发生继发性组织损伤,也不会诱发细胞的再生。凋亡小体的结局是被周围细胞或吞噬细胞所吞噬或自然脱落而离开生物体。在吞噬细胞内凋亡小体与溶酶体融合成次级溶酶体,然后被溶解而消失。细胞凋亡与细胞坏死的区别见表2-2。

表2-2　细胞凋亡和细胞坏死的区别

| 鉴别点 | 细胞凋亡 | 细胞坏死 |
|---|---|---|
| 起因 | 生理或病理性 | 病理损伤 |
| 调节过程 | 受基因调控 | 被动进行 |
| 范围 | 单个散在细胞 | 大片组织或成群细胞 |
| 细胞体积 | 固缩变小 | 肿胀变大 |
| 细胞膜 | 保持完整,一直到形成凋亡小体 | 破坏,坏死细胞崩解 |
| 细胞器 | 致密,无明显变化,部分功能正常 | 肿胀,溶解 |
| 染色质 | 凝聚在核膜下呈半月状 | 呈絮状 |
| 基因组 DNA | 核酸内切酶激活,有控降解,电泳图谱呈梯状 | 随机降解,电泳图谱呈涂抹状 |
| 蛋白质合成 | 有 | 无 |
| 凋亡小体 | 有,被邻近细胞或巨噬细胞吞噬 | 无,细胞自溶,残余碎片被巨噬细胞吞噬 |
| 炎症反应 | 无,不释放内容物,小体被吞噬 | 有,释放内容物,引起局部炎症及细胞再生 |

## 二、炎症性疾病

炎症是具有血管系统的机体对损伤因子所产生的复杂反应,是机体对于刺激的一种防御反应,表现为红、肿、热、痛和功能障碍。慢性炎症可引起增生、再生及化生的细胞形态学改变,需要与癌细胞相鉴别。

### (一)炎症的病理学

**1. 炎症的病因学**　任何能够引起组织损伤的因素都可成为炎症的原因,即致炎因子。炎症的致炎因子很多,见表2-3。

表2-3　致炎因子的种类

| 种类 | 致炎因子 |
|---|---|
| 生物性因子 | 细菌、病毒、立克次体、支原体、真菌、螺旋体和寄生虫等为炎症常见的原因。由生物病原体引起的炎症又称感染 |
| 化学性因子 | 强酸、强碱、一些重金属和药物,以及在某些病理条件下堆积于体内的代谢产物如尿素等都可导致炎症反应 |
| 物理性因子 | 高温、低温、辐射、电激光、微波和机械损伤等 |
| 组织坏死 | 缺血或缺氧等原因可引起组织坏死,组织坏死是潜在的致炎因子 |
| 免疫反应 | 一些自身抗原或异性蛋白抗原可引起不适当或过度的免疫反应,造成组织和细胞损伤而导致炎症 |

**2. 炎症的临床表现** 炎症的临床表现包括局部表现和全身反应,病变主要在局部,但局部病变与全身反应互相影响。在比较严重的炎症性疾病中,特别是病原微生物在体内蔓延扩散时,常出现明显的全身反应。

(1)局部表现:炎症的局部临床表现为红、肿、热、痛和功能障碍,主要见于急性炎症以及慢性炎症急性活动期,位于表面的皮肤或黏膜症状比较明显,炎症渗出的压迫、疼痛和机械性阻塞等均可引起功能障碍。

(2)全身反应:炎症的全身反应包括发热、嗜睡、厌食,以及外周血白细胞数目的改变等。

**3. 炎症的基本病理变化** 炎症的基本病理变化包括变质、渗出和增生。

(1)变质:炎症局部组织的变性和坏死称为变质。

(2)渗出:炎症局部组织血管内的液体和细胞成分,通过血管壁进入组织间隙、体腔、体表和黏膜表面的过程称为渗出。

(3)增生:既包括实质细胞,也包括间质细胞的增生,以巨噬细胞、血管内皮细胞和成纤维细胞最为常见。

**4. 炎症的类型**

(1)按持续时间长短分类:分为急性炎症、亚急性炎症和慢性炎症。

1)急性炎症:起病急,病程短,几天到一个月,以变质、渗出性病变为主,浸润的炎症细胞主要是中性粒细胞。

2)亚急性炎症:较少见,可见于寄生虫感染,病程介于急性与慢性炎症之间,一般为1~6个月。

3)慢性炎症:起病缓,病程长,几个月到数年,以增生性病变为主,伴有淋巴细胞、巨噬细胞的浸润。

(2)按基本的病理变化分类:可分为以变质、渗出和增生为主的三种类型,其中变质和渗出为主的炎症多见于急性炎症,增生为主的炎症多见于慢性炎症。

1)以变质为主的炎症:以细胞发生显著的变性、坏死或大片组织坏死为特征,渗出或增生比较轻微,常见于传染病、中毒等,也可见于变态反应或机体抵抗力低下时,如白喉性心肌炎、有机磷中毒引起的肝点状或灶性坏死、肺结核病导致的大片干酪样坏死等。有些慢性炎症也可出现坏死,如慢性溃疡表面的细胞坏死和渗出等。

2)以渗出为主的炎症:此类炎症较常见,多数为急性炎症,可根据炎性渗出物成分分类。①化脓性炎症,常由化脓菌引起,如葡萄球菌、链球菌等,渗出物以中性粒细胞为主,伴有不同程度的组织坏死。②黏液性炎症,渗出物以黏液为主,局部充血,黏液分泌增多。③浆液性炎症,渗出物以淡黄色、半透明的浆液为主,伴有少量白细胞和纤维素,含有 3%~5% 蛋白,如胸腔、腹腔、心包腔等积液。④纤维性炎症,渗出物以纤维蛋白为主,可发生于浆膜、黏膜和肺等部位。

3)以增生为主的炎症:细胞增生明显,变质与渗出轻微,多见于慢性炎症,包括以下几种类型。①慢性炎症,以较多的淋巴细胞、浆细胞、单核细胞及巨噬细胞浸润为主。慢性炎症通常发生在急性炎症后,也可见于急性炎症的边缘,在慢性炎症反应的同时伴有修复过程,表现为细胞或组织的增生。②慢性肉芽肿,为一组相似的肉芽肿性病变的总称,在慢性炎症基础上由单核巨噬细胞和 / 或类上皮细胞等组成的增生性病灶,周边或中央有多核巨细胞,伴有淋巴细胞、浆细胞,后期可见结缔组织在外围包绕。发生肉芽肿的原因很多,可由病原微生物,如细菌、真菌及寄生虫等引起,也可由异物引起。

（二）炎症性疾病时的上皮细胞改变

上皮细胞在不同炎症时有不同的反应,急性炎症时,上皮细胞主要表现为退化变性和坏死,而慢性炎症主要表现为增生、再生、化生或不同程度的退化变性。不同类型的上皮细胞炎症时的形态变化也各有特点。

1. **急性炎症**　上皮细胞常有明显变性坏死,可发生核溶解、核固缩及核碎裂,核边界不清或膨胀浅染,或仅见细胞核的轮廓。背景可见中性粒细胞、巨噬细胞及大量坏死颗粒。此外,还可见红染、无结构、网状或团块状的纤维素。

2. **慢性炎症**　慢性炎症持续时间较长,数月到数年,病变以增生性变化为主。涂片中主要表现为增生、再生、化生改变,见较多成团的增生上皮细胞。背景细胞则以淋巴细胞、浆细胞或巨噬细胞为主,变性、坏死的细胞成分较少。

（1）鳞状上皮细胞:底层、中层改变明显,形态特点如下。

1）细胞核:核增大是细胞增生、生长活跃的表现;核体积明显增大,直径可为正常的1倍左右,染色质呈细颗粒状,分布均匀;核异型,细胞核轻至中度不规则,有皱褶,染色质略增多,染色较正常略深;核固缩或核碎裂,表示细胞衰老、死亡。

2）细胞质:呈蝌蚪形、梭形、星形或不规则形,易误认为癌。

3）中层或底层细胞成团脱落:常见增生的细胞团,在同一团细胞中,大部分细胞形态、大小、染色均正常,仅少数细胞有核异型,染色略深。

（2）柱状上皮细胞:纤毛柱状上皮细胞改变较为明显,常成排或成片脱落,可发生不同程度的退变。形态特点如下。

1）细胞核:核染色质稍增多,呈细颗粒状,分布均匀。有的核明显固缩,小至正常一半,核着色深,可有轻度畸形,可见双核或多核。

2）细胞质:核固缩时胞质多减少,仅为正常一半,呈小锥形,染深红色。

3）鳞状上皮化生:涂片可见增生的储备细胞和化生细胞。

3. **慢性肉芽肿性炎症**　肉芽肿性炎症的病因较多,单纯从细胞学角度诊断肉芽肿性炎症比较困难,若找到特殊的病原体如病毒、细菌、真菌、寄生虫和虫卵等,可作为诊断的依据。如肝穿刺细胞学检查,可以发现阿米巴脓肿、曲霉菌病和棘球蚴病;纤维胃镜刷片和胃黏膜印片检查,可以发现幽门螺杆菌;宫颈阴道细胞学检查可以见到滴虫、真菌或单纯性疱疹病毒包涵体等。

结核病以结核结节为特征,是常见的肉芽肿性炎症。细胞学上结核结节由朗汉斯巨细胞和类上皮细胞集合而成,中央常发生干酪样坏死;个别病例仅见少量类上皮和不典型巨细胞,可借助抗酸染色寻找结核分枝杆菌。结核结节涂片中常见下列几种形态特征。

（1）类上皮细胞:是由组织细胞吞噬结核分枝杆菌后形成的细胞,呈梭形或不规则形,大小15~30μm;胞质丰富,核呈圆形、卵圆形或月牙形,核膜薄,多为单个核,如出现多核则称为朗汉斯巨细胞;染色质呈疏松颗粒状,核仁小,数目1~2个。类上皮细胞伴脓样或干酪样坏死,有重要诊断价值。

（2）朗汉斯巨细胞（Langhans giant cell）:由多个类上皮细胞融合而成,直径为35~200μm,呈圆形或不规则形;胞质丰富,偶见色素颗粒或空泡;核呈圆形或卵圆形,数个或数十个不等,排列成环状或马蹄状,分布在细胞边缘,核大小及染色质与类上皮细胞相似。

（3）干酪样坏死:大量坏死组织呈红蓝双染,有着色不均的坏死背景;有时可见淋巴细胞碎核,如继发感染或冷脓肿,可见较多中性粒细胞,此时注意查找退化的残碎不全的结核结节及类上皮细胞,有助于诊断,抗酸染色可查到抗酸杆菌。

（4）淋巴结节:淋巴细胞与组织细胞聚合形成结节,称为淋巴结节。较多类上皮细胞与朗汉斯巨细胞或淋巴细胞聚合,统称为结核结节,多见于结核性淋巴结炎Ⅲ期。

## 三、上皮细胞增生、再生和化生

慢性炎症时,细胞主要表现为增生、再生和化生,可见较多成团的增生上皮细胞,胞核肥大、核固缩和核碎裂等,胞质有变形。

### （一）增生

增生（hyperplasia）是指上皮细胞分裂繁殖增强,数目增多,伴有细胞体积增大。细胞增生可为弥漫性或局限性,表现为组织增生、器官弥漫性增大,或者在组织、器官中形成单发或多发增生性结节。可分为以下几种。

（1）单纯性增生:多种原因均可刺激细胞,使其分裂能力增强而引起细胞增生,常见于炎症性增生、再生及一些生理性增生,如子宫内膜增生、哺乳期乳腺增生等,为可复性或可逆性增生。

（2）不典型增生:详见本章第三节。

（3）肿瘤性增生:为某种组织细胞自主性增生,即失去正常调控机制的生长。

**1. 鳞状上皮细胞增生**

（1）组织病理特征:细胞密集,层数增多。主要表现为基底细胞增多、细胞层增厚、上皮钉突（上皮脚）延长,常发生过度角化。

（2）细胞病理特征:细胞数量增多,上皮细胞成熟迟缓,可见较多的基底层细胞,成团脱落,核增大,比正常大0.5~2倍,核染色质稍深,染色质呈细颗粒状,可见少数染色质结块,核质比略大,核形基本正常,增生活跃时,可有轻度到中度不规则细胞,可见双核,表层细胞成熟正常。鳞状上皮细胞在高度角化时,表层细胞成团环绕,呈洋葱头状,核质比正常,称为良性上皮细胞珠或良性角化珠,为上皮增生现象,见于口腔、阴道或痰涂片中,见图2-15。

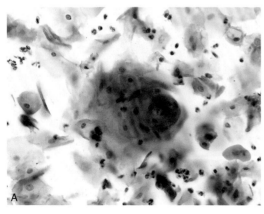
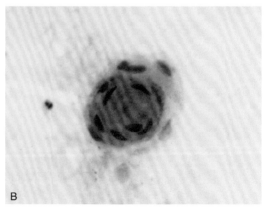

图 2-15　良性角化珠

A:TCT,巴氏染色,×400;B:TCT,HE染色,×400。

**2. 柱状上皮细胞增生**

（1）组织病理特征：腺体扩张、延长、弯曲或分支，甚至呈息肉状或乳头状结构。

（2）细胞病理特征：核增大，染色质颗粒增粗，可见染色质结块。有时可看到双核或多核纤毛柱状上皮细胞，核为圆形或卵圆形，有重叠，染色较深，胞质丰富，胞体呈柱状、多边形或不规则形，一端可见纤毛。储备细胞增生时常成团出现，排列紧密，细胞呈圆形、多角形或不规则形，胞质量少，胞核为圆形，大小基本一致，约 8μm，居中，染色略深。

**（二）再生**

损伤造成机体部分细胞和组织丧失后，机体对所形成缺损进行修补恢复的过程，称为修复（repair）。修复可分为两种形式：①由损伤周围的同种幼稚细胞增殖补充来修复，新生的上皮细胞移到损伤表面形成新的上皮，称为再生（regeneration）；②由纤维结缔组织来修复，称为纤维性修复，以后形成瘢痕。

再生细胞在形态上与增生细胞基本相同，表现为核增大，可见双核、多核细胞，核染色较深，可见染色质结块，核仁增大、增多，可见分裂象。再生上皮细胞未完全成熟，易于脱落，涂片中除再生上皮细胞外，还可见增生活跃的基底层细胞。

**（三）化生**

化生（metaplasia）是指一种已分化成熟的组织，在理化因素或慢性炎症作用下，在形态和功能上转变为另一种成熟组织的过程，或者一种分化成熟的细胞为另一种分化成熟的细胞所替代的过程。

化生是机体对刺激、炎症、损伤等的一种防御反应，一般对机体是有利的，但有一定局限性。化生可对机体产生以下影响：①预防性适应，增强组织对环境改变的抵抗力；②对机体有害，如支气管鳞化、纤毛丧失、自净功能降低、防御能力降低等；③如果引起化生的因素持续存在，则可能引起细胞恶变。

**1. 上皮细胞的化生**

（1）鳞状上皮化生：柱状上皮的储备细胞增生，逐渐向鳞状上皮分化，即转变为鳞状上皮细胞的过程，简称鳞化，见图 2-16。如气管、支气管的鳞状上皮化生，宫颈内膜、子宫内膜的鳞状上皮化生等，常提示有慢性炎症。鳞化由基底层开始，逐渐到达表层，因此，在表层可见部分原来成熟的柱状上皮细胞。

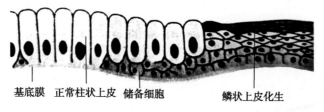

基底膜　正常柱状上皮　储备细胞　　鳞状上皮化生

图 2-16　鳞状上皮化生模式图

形态特点：①常成排、成群或小片状脱落，排列较紧密，有时细胞间可见空隙，有间桥样突起；②细胞大小与外底层细胞相似，呈圆形、卵圆形或多边形，大小可相差一倍；③胞质量中等，核质比为 1:（1~2），胞质内可见空泡，有时含有少量黏液；④胞核居中，略大，为圆形或卵圆形，核染色质呈块状，可见核仁；⑤如出现核增大，染色质增粗、深染，且胞核出现异型时,表明细胞在化生基础上发生了非典型化生,也称为鳞化核异质。

未成熟的鳞化细胞(图2-17),其形态结构与正常鳞状上皮基底层细胞不同,在涂片中尚能识别;当鳞化细胞发育到中层,特别是表层,与正常表层鳞状上皮细胞相似,难以区分。

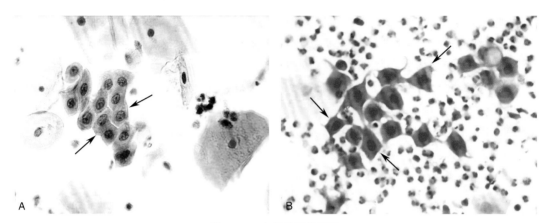

图 2-17　未成熟鳞化细胞

A:TCT,巴氏染色,×400;B:TCT,HE 染色,×400。

（2）柱状上皮化生:由一种组织的柱状上皮转变为另一种组织的柱状上皮,或由尿路上皮、鳞状上皮转变为柱状上皮,称为柱状上皮化生。如慢性胃炎时,胃黏膜原有的上皮细胞可减少,而被肠上皮细胞所代替,称为肠上皮化生。食管下段的鳞状上皮也可化生为胃型或肠型柱状上皮。尿路上皮可化生为分泌黏液的柱状上皮,称为腺性膀胱炎。

（3）嗜酸性细胞化生:见于唾液腺、乳腺、甲状腺、肾上腺以及其他黏液腺,如支气管壁腺体等,由胞质中充满嗜酸性颗粒的腺上皮代替相应组织,称为嗜酸性细胞化生。这种细胞可呈锥体形、立方形或柱状,胞质丰富,内有许多嗜酸性颗粒,这种嗜酸性颗粒实际上是大小不一的线粒体。这种化生机制及意义尚不明确,仅见于针吸细胞中。

2. **间叶组织的化生**　化生亦可发生于间叶组织,如在正常不形成骨的部位,成纤维细胞可转变成成骨细胞或成软骨细胞,形成骨或软骨。这类化生多见于局部受损伤的软组织(如骨化性肌炎)以及一些肿瘤的间质。

（胡　晶　李晓非　康丽霞）

# 第三节　上皮细胞非典型增生和角化不良的细胞学形态

## 一、上皮细胞非典型增生

非典型增生(atypical hyperplasia)的上皮细胞在细胞病理学中称为核异质(dyskaryosis)细胞或非典型细胞(atypical cell),是一些介于一般炎症增生细胞与癌细胞之间的异常细胞。这些增生的上皮细胞形态和结构出现一定程度的异型性,但还不足以诊断为恶性的状况。它本身不是癌,但发生癌的概率明显增加。当细胞学改变已超过一般炎症增生的程度,但是又不足以诊断为癌时,可以诊断为非典型增生或非典型细胞。

**（一）细胞形态学特点**

非典型增生细胞形态主要表现为：核增大，核大小不一，核质比增大；核染色质颗粒变粗、深染；核仁增大、增多，核仁与核的直径之比为 0.18~0.25；细胞排列紊乱、失去极性，呈现不同程度的异型性。非典型增生的程度不同，上述细胞变化亦有所不同。

**（二）非典型增生细胞的分级**

根据非典型增生细胞形态变化的程度，分为轻度、重度非典型增生。

**1. 轻度非典型增生** 为慢性炎症等刺激所致，又称炎性核异质（inflammatory dyskaryosis），多数在外因去除后能恢复正常，少数有可能发展为重度核异质。这类细胞在涂片中出现时数量较多，但核的异型程度较轻。

形态特点：①核比正常增大 0.5~1 倍；②核染色质增粗、略深染，伴轻至中度畸形，核增大明显时核染色较淡，畸形较轻；③核仁略增大，核仁与核的直径之比小于 0.18；④核质比略增大。各种染色见图 2-18。

轻度非典型增生与一般炎症增生区别在于：后者在胞核增大时不伴有核畸形和深染，而畸形、深染的核反而固缩变小。

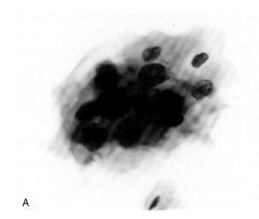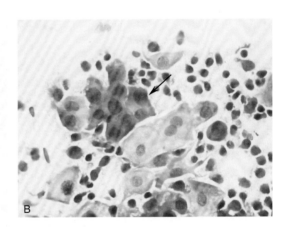

图 2-18　轻度非典型增生细胞
A：TCT，巴氏染色，×400；B：TCT，HE 染色，×400。

**2. 重度非典型增生** 又称重度核异质，由慢性炎症刺激所致，少数可发展为癌，或本身就是癌旁细胞或可疑癌细胞。这类细胞在涂片中出现时数量较少，但核的异型程度很明显。

形态特点：①核明显增大，比正常增大 1~2 倍，伴中度以上的畸形；②核边增厚，染色质颗粒较粗（偶见小团块），有聚集，分布略有不均，染色较深；③核仁增大、增多；④核质比增大；⑤细胞边界不清楚，极性紊乱。各种染色见图 2-19。

轻度非典型增生一般不需要特殊治疗，但应定期进行随访。对于重度非典型增生，由于增生很难通过自体清除，少数病例可发生癌变，应积极治疗，定期复查。如非典型增生几乎达到上皮全层，则可诊断为原位癌。

## 二、鳞状上皮细胞角化不良

鳞状上皮细胞角化不良（dyskeratosis）又称为异常角化或非典型角化，是指鳞状上皮细胞胞质的分化程度超过了细胞核的分化程度而过度成熟，此时常伴有上皮不典型增生。

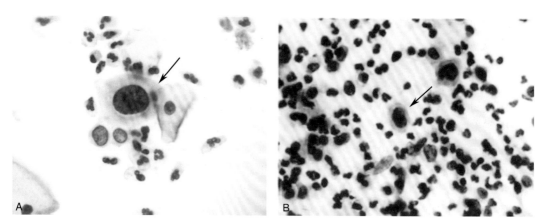

图 2-19 重度非典型增生细胞
A：TCT，巴氏染色，×400；B：TCT，HE 染色，×200。

形态特点：巴氏染色中表现为上皮细胞的核尚幼稚而胞质已变成红色或橘黄色，HE 染色中胞质呈鲜红色，瑞 - 吉染色呈淡红色，见图 2-20。这种表现出现在中底层细胞称为早熟角化，常提示为癌前病变，应予重视。异常角化出现在表层角化前细胞时称为假角化。

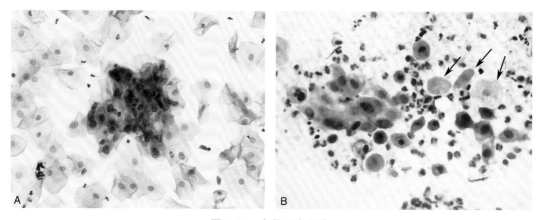

图 2-20 角化不良细胞
A：TCT，巴氏染色，×400；B：TCT，HE 染色，×400。

（李晓强 曹越）

# 第四节 肿瘤细胞病理学基础

## 一、概述

肿瘤（tumor，neoplasm）是指机体在各种致病因子的作用下，细胞遗传物质改变，导致基因表达异常、细胞异常增殖。肿瘤细胞失去正常调控功能，具有自主或相对自主生长能力，当致病因子消失后仍能继续生长。

（一）肿瘤相关名词

1. **良性肿瘤**（benign tumor） 无浸润和转移能力,肿瘤通常有包膜或边界清楚,呈膨胀性生长,生长速度缓慢,瘤细胞分化程度高,对机体危害小。

2. **恶性肿瘤**（malignant tumor） 具有浸润和转移能力,肿瘤通常无包膜,边界不清,向周围组织浸润性生长,生长迅速,瘤细胞分化程度低,有不同程度异型性,对机体危害大,常可因复发、转移而导致死亡。

3. **分化**（differentiation） 为胚胎细胞学术语,指原始幼稚细胞在胚胎发育过程中,向不同方向演变而渐趋成熟的过程。通过分化,胚胎期原始多能干细胞出现特殊分工,分化成各种具有独特形态、功能和代谢的成熟组织,这一过程称为分化。

将分化概念引入肿瘤组织细胞形态,反映了肿瘤组织的幼稚性（或不成熟性）、异型性（含多形性）、生长活跃性（胞质丰富、瘤巨细胞及核分裂增多）等肿瘤基本特性。分化程度可分为高分化、中分化、低分化（俗称分化好、中等分化及分化差）。分化程度是肿瘤良、恶性诊断的主要依据,也是确定恶性肿瘤组织学分级的主要指标。肿瘤组织分化越成熟,其恶性度越低;由完全分化成熟细胞组成的肿瘤则为良性肿瘤;反之,低分化的肿瘤,组织分级Ⅲ级,为高度恶性肿瘤。

4. **交界性肿瘤**（borderline tumor） 组织形态和生物学行为介于良、恶性之间的肿瘤,也可称为中间性肿瘤（intermediate tumor）。在临床实践中,良、恶性难以区分的肿瘤并不少见,这类肿瘤的诊断标准往往不容易界定。因此,在交界性肿瘤诊断时,常须附以描述和说明。交界性肿瘤还可分为局部侵袭性和偶有转移性两类。前者常局部复发,伴有浸润性和局部破坏性生长,但无转移性潜能;后者除常有局部复发还偶可发生远处转移,转移的概率 <2%。

5. **乳头状瘤**（papilloma） 良性上皮性肿瘤,在显微镜下表现为指状突起的、类似乳腺导管汇集、乳头样的结构,常见鳞状上皮或尿路上皮的乳头状瘤。

6. **腺瘤**（adenoma） 通常指腺上皮或分泌性上皮的良性上皮性肿瘤,如结肠或甲状腺上皮发生的肿瘤。

7. **癌**（carcinoma） 上皮组织来源的恶性肿瘤统称为癌,这些肿瘤表现出向某种上皮分化的特点,包括鳞状细胞癌、尿路上皮癌、腺癌、基底细胞癌和腺鳞癌等。

8. **肉瘤**（sarcoma） 间叶组织来源的恶性肿瘤统称为肉瘤,这些肿瘤表现出向某种间叶组织分化的特点,通常包括纤维组织、脂肪、平滑肌、横纹肌、间皮、滑膜、骨和软骨等间叶组织的恶性肿瘤。

9. **淋巴瘤**（lymphoma） 又称为恶性淋巴瘤（malignant lymphoma）,是一种在造血和淋巴组织中主要累及淋巴结和/或结外组织、器官,通常形成明显肿块的淋巴细胞恶性肿瘤。淋巴瘤包括霍奇金淋巴瘤和非霍奇金淋巴瘤。

10. **白血病**（leukemia） 一种在造血和淋巴组织中主要累及骨髓和周围血液,不形成肿块的骨髓细胞或淋巴细胞及其前体细胞的恶性肿瘤。有时白血病和淋巴瘤可同时存在。

11. **原发瘤**（primary tumor） 指肿瘤的原发部位,相对转移瘤（继发瘤）而言。

12. **上皮内瘤变**（intraepithelial neoplasia） 上皮内瘤变的形态与意义,基本与非典型增生或异型性增生相同,如子宫颈上皮内瘤、前列腺上皮内瘤、乳腺上皮内瘤等。

（二）肿瘤命名原则

**1. 肿瘤命名一般原则**

（1）良性肿瘤：在组织或细胞类型的名称后面加一个"瘤"字（英文后缀为 -oma）。如：腺上皮的良性肿瘤，称为腺瘤（adenoma）；平滑肌的良性肿瘤，称为平滑肌瘤（leiomyoma）。

（2）恶性肿瘤

1）癌：在上皮名称后加一个"癌"字。例如，鳞状上皮的恶性肿瘤称为鳞状细胞癌；腺上皮的恶性肿瘤称为腺癌。有些癌具有不止一种上皮分化，如肺的"腺鳞癌"，同时具有腺癌和鳞状细胞癌成分。未分化癌是指形态或免疫表型可以确定为癌，但缺乏特定上皮分化特征的癌。

2）肉瘤：在间叶组织名称之后加"肉瘤"二字，如纤维肉瘤、脂肪肉瘤、骨肉瘤。未分化肉瘤是指形态或免疫表型可以确定为肉瘤，但缺乏特定间叶组织分化特征的肉瘤。

应当强调，在病理学上，癌是指上皮组织的恶性肿瘤。平常所谓"癌症"（cancer），泛指所有恶性肿瘤，包括癌和肉瘤。

**2. 肿瘤命名的特殊情况**　除上述一般命名方法以外，有时还结合肿瘤的形态特点命名，如形成乳头状及囊状结构的腺瘤，称为乳头状囊腺瘤；形成乳头状及囊状结构的腺癌，称为乳头状囊腺癌。

由于历史原因，有少数肿瘤的命名已经约定俗成，不完全依照上述原则。

（1）有些肿瘤的形态类似发育过程中的某种幼稚细胞或组织，称为"母细胞瘤"，良性者如骨母细胞瘤；恶性者如神经母细胞瘤、髓母细胞瘤和肾母细胞瘤。

（2）白血病、精原细胞瘤等，虽称为"病"或"瘤"，实际上都是恶性肿瘤。

（3）有些恶性肿瘤，既不叫癌也不叫肉瘤，而直接称为"恶性……瘤"，如恶性黑色素瘤、恶性畸胎瘤、恶性脑膜瘤及恶性神经鞘瘤等。

（4）有的肿瘤以起初描述或研究该肿瘤的学者名字命名，如霍奇金淋巴瘤。

（5）有些肿瘤以肿瘤细胞的形态命名，如透明细胞肉瘤。

（6）畸胎瘤是与胚胎期生殖细胞异常分化等因素有关的卵巢生殖细胞肿瘤，一般含有两个及两个以上胚层的多种成分，结构混乱，分为良性畸胎瘤和恶性畸胎瘤两类。

（三）肿瘤分类

肿瘤的分类主要依据肿瘤的组织类型、细胞类型和生物学行为，包括各种肿瘤的临床病理特征及预后情况。常见肿瘤的简单分类见表2-4。每一器官系统的肿瘤有更为详尽的分类，如中枢神经系统肿瘤分类、肾癌分类等。

（四）肿瘤的异型性

肿瘤组织无论在细胞形态和组织结构上，都与其发源的正常组织有不同程度的差异，这种差异称为异型性。

**1. 肿瘤组织结构的异型性**　肿瘤细胞因丧失了正常的排列或极性，排列层次紊乱。良性肿瘤细胞的异型性不明显，一般都与其发源组织相似。因此，这种肿瘤的诊断有赖于其组织结构的异型性；恶性肿瘤的组织结构异型性明显，肿瘤细胞排列更为紊乱，失去了正常的排列层次。

**2. 肿瘤细胞的异型性**　良性肿瘤细胞的异型性小，与其发源的正常细胞相似；恶性肿瘤细胞常具有高度的异型性。

表 2-4　常见肿瘤的分类／举例

| 组织来源 | 良性肿瘤 | 恶性肿瘤 |
| --- | --- | --- |
| 上皮组织 | | |
| 　鳞状上皮 | 鳞状细胞乳头状瘤 | 鳞状细胞癌 |
| 　腺上皮 | 腺瘤 | 腺癌 |
| 　尿路上皮 | 尿路上皮乳头状瘤 | 尿路上皮癌 |
| 　肾上皮 | 肾小管腺瘤 | 肾细胞癌 |
| 　呼吸道上皮 | 支气管腺瘤 | 支气管腺癌 |
| 　皮肤基底细胞 | | 基底细胞癌 |
| 间叶组织 | | |
| 　纤维组织 | 纤维瘤 | 纤维肉瘤 |
| 　脂肪 | 脂肪瘤 | 脂肪肉瘤 |
| 　平滑肌 | 平滑肌瘤 | 平滑肌肉瘤 |
| 　横纹肌 | 横纹肌瘤 | 横纹肌肉瘤 |
| 　血管 | 血管瘤 | 血管肉瘤 |
| 　淋巴管 | 淋巴管瘤 | 淋巴管肉瘤 |
| 　骨和软骨 | 骨软骨瘤、软骨瘤 | 骨肉瘤、软骨肉瘤 |
| 淋巴造血组织 | | |
| 　淋巴细胞 | | 淋巴瘤 |
| 　造血组织 | | 白血病 |
| 神经组织和脑脊膜 | | |
| 　胶质细胞 | | 弥漫型星形细胞瘤、胶质母细胞瘤 |
| 　神经细胞 | 神经节细胞瘤 | 神经母细胞瘤、髓母细胞瘤 |
| 　脑脊膜 | 脑膜瘤、脊膜瘤 | 恶性脑膜瘤、恶性脊膜瘤 |
| 　神经鞘细胞 | 神经鞘瘤 | 恶性神经鞘瘤 |
| 其他肿瘤 | | |
| 　黑色素细胞 | 痣 | 恶性黑色素瘤 |
| 　胎盘滋养叶细胞 | 葡萄胎 | 恶性葡萄胎，绒毛膜上皮癌 |
| 　生殖细胞 | 支持细胞瘤、间质细胞瘤 | 恶性支持细胞瘤、恶性间质细胞瘤 |
| | | 无性细胞瘤（卵巢） |
| | | 精原细胞瘤（睾丸） |
| 　胚胎组织 | 畸胎瘤 | 恶性畸胎瘤 |

## 二、恶性肿瘤

### （一）恶性肿瘤的特征

恶性肿瘤是一种进行性、自主性的组织增生,其增生不受原来生长规律的支配,具有以下几个典型特点。

**1. 组织的异常**　恶性肿瘤由异常的、不成熟的细胞所组成,并丧失了原来的功能。不成熟的肿瘤细胞称为退行发育或逆转至未分化的胚胎型细胞,与起源组织相比较,恶性肿瘤组织结构是无序的。

**2. 浸润性生长**　恶性肿瘤可超过起源组织的解剖界限生长,浸润和破坏邻近组织。

**3. 转移** 恶性肿瘤细胞通过淋巴管或血管,转移到邻近或远隔器官,一旦恶性肿瘤细胞形成转移灶,即具有与原发恶性肿瘤相同的浸润和生长特性。如不治疗,大多数患者最终导致死亡。

（二）恶性肿瘤的分类

**1. 按恶性肿瘤的发展阶段分类** 肿瘤在形成与发展过程中,常经历几个演变过程,从正常组织经过瘤样病变、癌前病变或良性肿瘤,形成最早期的原位癌（黏膜内癌或浸润前癌）,逐步发展成早期浸润癌和浸润癌。

（1）瘤样病变:主要包括临床上与肿瘤相似、形态上与肿瘤相似及与肿瘤交界的3种病变。

（2）癌前病变:具有一定癌变潜能的病变,是恶性肿瘤发生前的一个特殊阶段。所有恶性肿瘤都有癌前病变,但并非所有癌前病变都会发展成恶性肿瘤。当致癌因素去除,癌前病变可以恢复到正常状态;如致癌因素持续存在,可演变成恶性肿瘤。

（3）原位癌:是最早期的癌,癌变局限于上皮层内,没有突破基底膜向下浸润,但已具有明显的恶性形态学特征,又称上皮内癌。并非所有原位癌均发展为浸润癌;如未经治疗,多数可以发展为浸润癌,因此对原位癌应尽早治疗。

（4）早期浸润癌:除原位癌外,还包括早期浸润癌。早期浸润癌的诊断标准一般以浸润深度为准,相当于Ⅰ期癌。

（5）浸润癌:指已经穿破基底膜、发生浸润的癌,相对原位癌而言。肿瘤浸润,即肿瘤细胞可侵入血管、淋巴管及其他组织而引起转移。

**2. 按恶性肿瘤的组织学特征分类** 按其组织学来源及组织学结构、形态进行分类,对病理诊断、临床治疗及预后推测均有非常重要意义。

起源于上皮组织的恶性肿瘤称为癌,起源于间叶组织的恶性肿瘤称为肉瘤,其他还有一些特殊的命名和分类,但较少用。WHO从系统和器官上对恶性肿瘤分类,包括呼吸系统、消化系统、泌尿系统、男女生殖系统、神经内分泌系统、眼及附属器,以及软组织、骨组织、淋巴造血组织和皮肤组织的肿瘤。从组织发生方面分类,一般包括上皮性、软组织和/或骨组织、淋巴造血组织和杂类肿瘤,以及未分类肿瘤和继发性肿瘤等。

（三）恶性肿瘤的组织学分级

恶性肿瘤的组织学分级是指根据肿瘤组织的分化程度,按照其基本形态特征（包括幼稚性、异型性和活跃性）进行的分级。恶性肿瘤分级对肿瘤预后的预测具有显著的意义。因此,大多数肿瘤均要求病理报告注明其分级。

**1. 癌的分级** 癌一般分为以下三级,分化越好,分级越低,恶性度越低。

（1）Ⅰ级（高分化）:组织学和细胞学特征与同一类型正常上皮十分近似的癌。

（2）Ⅱ级（中分化）:组织学和细胞学特征介于高分化和低分化之间的癌。

（3）Ⅲ级（低分化）:组织学和细胞学特征与正常同类型上皮具有极少相似之处。

癌组织可能含有不同分化程度的区域。一般认为,癌组织中分化最差的部分反映了肿瘤的生物学行为,因此应以此作为分级的依据。肿瘤生长边缘或紧贴溃疡及炎症处的癌肿活检材料,一般不适于用作定级诊断。

**2. 软组织肉瘤的分级** 肉瘤是根据特定的组织学特征,如细胞疏密、多形性、核分裂象、间质的数量、浸润性或膨胀性生长以及坏死等来进行分级。

**（四）恶性肿瘤的临床分期**

根据原发肿瘤大小、侵犯范围及转移状况推测肿瘤临床所处时期（早、中、晚期），通常采用国际 TNM 分期系统，其中 T= 原发肿瘤的大小及浸润深度；N= 淋巴结转移情况；M= 远隔脏器的转移。

根据以上 TNM 所处状况，将肿瘤分成 Ⅰ~Ⅳ 期，其中 Ⅰ 期为早期，Ⅳ 期为晚期。每一种肿瘤均有各自 T、N、M 的具体项目规定及分期方法，是由国际抗癌协会制定的。

肿瘤分期与组织学分级不同，前者代表的是肿瘤所处时期的早晚，后者代表的是肿瘤恶性程度。肿瘤分期为影响肿瘤预后的最重要独立因素。早期治疗预后好，晚期很难达到理想治疗效果。

**（五）肿瘤诊断依据**

肿瘤的诊断为临床治疗服务，诊断依据是治疗的前提，而且还反映了肿瘤资料的可靠程度。伴随医疗技术的革新，肿瘤的诊断依据也在不断变化，日趋精确、可靠。目前把肿瘤的诊断依据分为以下 5 级。

1. **临床诊断**　仅根据临床病史和体格检查所获得的临床症状和体征等资料，结合肿瘤基础知识和临床实践经验，在排除其他非肿瘤性疾病后所作出的诊断。临床诊断依据通常只能用于回顾性死因调查，一般不能作为治疗依据。

2. **专一性检查诊断**　临床诊断符合肿瘤，结合具有一定特异度的检查而作出的诊断，包括临床实验室检查、B 超、X 线、CT 及 MRI 等检查。

3. **手术诊断**　外科手术或各种内镜检查时，通过肉眼观察病变的特性而作出的诊断，但未经病理学取材证实。

4. **细胞病理学诊断**　是依据脱落细胞或穿刺细胞以及外周血和骨髓涂片等形态学检查而作出肿瘤或白血病的诊断。

5. **组织病理学诊断**　经空心针穿刺、钳取、切取或切除肿瘤后，制成病理切片进行组织学检查而作出的诊断，为最理想的诊断依据。

上述 5 级诊断依据的可靠性依次递增，在手术和内镜检查时，如怀疑为肿瘤，均应取活组织检查或做细胞学涂片检查，以求确诊。形态学检查是恶性肿瘤诊断的金标准。

**（六）恶性肿瘤的细胞形态特点**

肿瘤细胞与正常细胞相比较，具有结构、功能和代谢的异常，结构的异常是肿瘤细胞形态的基础，功能和代谢的异常也必然在形态上有一定的反映。

细胞病理学检查诊断良、恶性细胞，主要根据细胞的异型性作出判断，但任何一种异型性表现都不是恶性肿瘤细胞的绝对指征，必须结合临床及其他检查综合判断，慎重作出判断。细胞学检查可根据涂片中细胞群的分布特点、细胞大小、形态、细胞质和细胞核等特征来识别肿瘤细胞的起源和类型。一般来说，细胞核及核仁的改变是区别肿瘤细胞良、恶性的主要依据；胞质的改变多用以鉴别肿瘤类型，也可以反映细胞的分化程度。

癌占恶性肿瘤的 90% 以上，肉瘤比例低。肉瘤细胞一般不易脱落，这里重点介绍癌细胞的异型性。

1. **核的异型性**　包括核增大、畸形、染色质增粗并深染、核质比失调、核大小不等、核仁增大增多且不规则、核膜增厚，可见异常核分裂等；其中核增大、染色质增粗并深染、核畸形、核质比失调、核大小不等是癌细胞最常出现的特征，称之为癌细胞核的"五大特征"。

（1）核增大：细胞核大小与 DNA 含量和 DNA 相关蛋白含量有关。非分裂期（间期）的癌细胞核，通常大于同源的二倍体良性细胞的细胞核。癌细胞生长旺盛而紊乱，细胞核的蛋白质合成旺盛，比胞质增长更快，核染色质增生过盛，核显著增大。癌细胞核为正常上皮细胞的 1~5 倍，个别可为十多倍。但某些未分化癌如小细胞癌，癌细胞核小，仅比淋巴细胞略大。

（2）核质比（N/C）失调：正常细胞 N/C<1/3，若 N/C>1/2 提示恶性肿瘤可能。由于细胞核的 DNA 及相关蛋白质合成旺盛，核的增长速度快于胞质的增长，故核质比增大是恶性肿瘤最重要的特征之一。

（3）核大小不等：在同一涂片中或在不同病例中癌细胞核体积差异性较大。

（4）核畸形：大多数正常细胞的核呈圆形，而癌细胞的核多不规则，也可见核蛋白质突起（多见于恶性淋巴瘤或急性白血病细胞）。核畸形以鳞癌最常见，有的腺癌畸形不明显。需要注意的是良性细胞也可出现核突起；此外，在炎症刺激下正常的上皮细胞核可出现轻度的畸形，但核固缩，核质比不增大。

（5）核染色质增粗、深染、分布不均：由于 DNA 含量增多，DNA 相关蛋白质合成旺盛，有多倍体形成，染色质增粗，甚至整个核呈墨水滴样；染色质分布不均（浓集不均），在染色质颗粒与团块之间留有空隙，即副染色质区；染色质常呈离心性分布，聚集于核膜，使核中央染色质稀疏，核边不规则增厚。固缩退变的细胞核常有畸形，深染，但胞核体积缩小，与恶性细胞不同。

（6）多核：是由于癌细胞分裂时胞质未分开或几个细胞融合而形成的。同一细胞内核的大小、形态可不一致，染色质增多及结构异常，可以与多核巨噬细胞进行区别。

（7）核仁增大、数目增多：核仁产生 rRNA，与蛋白质合成有关，而癌细胞生长快，故核仁明显增大；核仁数目增多，可有 3~4 个，甚至更多；核仁畸形，可呈圆形深井状，边缘不规则；核仁深染，有染色质网；部分癌细胞核仁小或不清楚。

（8）核分裂增多及异常核分裂：又称病理性核分裂（图 2-21）。癌细胞核有丝分裂增多，且常有异常分裂，如直接核分裂、不对称核分裂、多级核分裂、环状分裂、不规则分裂等；可有多倍体、异倍体、非整倍体；染色体排列紊乱，失去极性，有畸形，可见染色体碎片。异常有丝分裂常是恶性肿瘤细胞的特征，但放射损伤时也可出现。

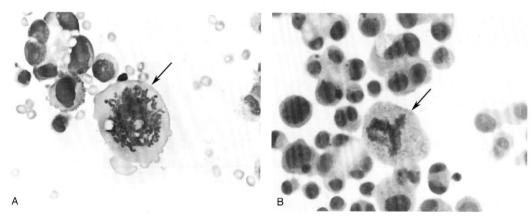

**图 2-21　病理性核分裂**

A：胸腔积液,瑞 - 吉染色, ×1 000；B：胸腔积液,HE 染色, ×400。

（9）裸核：由于肿瘤细胞恶性增生，营养供给不足或继发细菌感染，癌细胞易发生退变，胞质溶解消失，形成癌性裸核。早期尚有核的恶性特征，如核畸形，染色质增粗、深染且结构异常，核仁增大及核膜增厚等，仍可作为诊断依据。但退变后期，裸核多碎裂或溶解，则失去诊断价值。

上述恶性细胞核的特征决不能孤立看待，因为单独根据某一特征都不足以诊断为癌，只有在综合上述特征，特别是"五大特征"的基础上，才能对恶性细胞作出正确的判断。核具备的恶性特征越多，诊断的把握性越大。

**2. 胞质异型性** 细胞质的改变对鉴别肿瘤细胞类型有一定的帮助。所以，胞质改变在诊断中有重要参考价值，是形态学上识别恶性细胞类型的重要依据之一。

（1）胞质量的改变（提示分化程度）：分化好的癌细胞胞质含量多，细胞体积大；分化差的癌细胞胞质含量少。

（2）胞质内含物：癌细胞有吞噬现象，可吞噬色素颗粒、血细胞或细胞碎片等，并可出现一个癌细胞吞噬另一个癌细胞的现象，形成"封入"细胞，形态呈枭眼状，又称枭眼细胞（图2-22）。

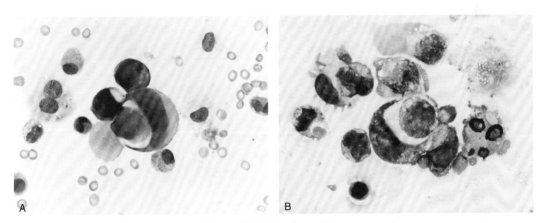

图 2-22　枭眼细胞（腹水，瑞 - 吉染色，×1 000）

（3）胞质内出现特征性分化物质：角化型鳞癌细胞胞质内有角蛋白，着色偏红；腺癌分泌黏液，因无腺管相通而出现大空泡（黏液空泡），可形成印戒样癌细胞；横纹肌肉瘤有横纹结构等。

恶性肿瘤细胞与良性细胞、非典型增生细胞有时很难鉴别，可根据细胞形态特征综合分析，鉴别要点见表2-5。

**3. 恶性肿瘤细胞团** 成团脱落的癌细胞团，比散在的癌细胞更具有诊断意义，常常是确诊癌细胞的重要依据。

（1）大小不均、形态不一：同一团癌细胞中，胞体和细胞核的大小相差悬殊，这是癌细胞的重要特征。

（2）细胞排列紊乱，失去极性。

（3）细胞团呈三维立体结构，胞质界限不清：细胞互相重叠融合。

（4）特殊排列：癌细胞团可排列成菊花形、腺腔样、桑葚状、条索状、镶嵌状、乳头状及列队样等，这些特殊排列常出现在腺癌和未分化癌涂片中。观察细胞的排列，有助于判断癌细胞的类型；角化型鳞癌细胞可形成癌珠（图2-23），其中心为已角化的染深红的圆形癌细胞，其周围为梭形的癌细胞，层层包绕，形成洋葱皮样结构。

表 2-5  恶性肿瘤细胞与良性细胞、非典型增生细胞的鉴别

| 细胞结构 | 恶性肿瘤细胞 | 良性细胞 | 非典型增生细胞 |
|---|---|---|---|
| 核质比 | 显著增大 | 在生理变化范围内 | 轻度到中度增大 |
| 染色质结构 | 不规则粗颗粒状、结块、分布不均,其间有间隙,有时呈墨水滴状 | 呈细颗粒状,分布均匀 | 少数结块,呈细颗粒或粗颗粒状,分布可不均,不呈墨水滴状 |
| 核膜 | 明显增厚,厚薄不均 | 不增厚 | 轻度增厚 |
| 核大小、形态不一 | 显著 | 在细胞周期变化范围内 | 轻度到中度 |
| 核畸形 | 多数较显著,部分癌细胞畸形不明显 | 多呈圆形、卵圆形或肾形 | 轻度到中度 |
| 核仁 | 增多、增大,可为 4μm 以上 | 小,形态规则,多见于幼稚阶段细胞 | 轻度增大,1~2 个 |
| 异常核分裂 | 有 | 无 | 无 |
| 胞质 | 依据分化程度,胞质量多少不一,细胞大小形态不一 | 在生理变化范围内 | 质与量尚正常,可有核周晕 |

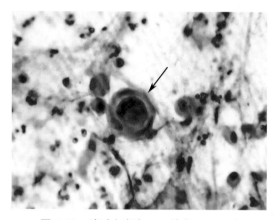

图 2-23  癌珠( 痰液,HE 染色,×400 )

**4. 涂片背景**  恶性肿瘤容易发生出血和坏死,常见较多的红细胞和坏死细胞,在此背景下较易找到癌细胞,故称"阳性背景"。但必须找到肯定的恶性细胞后才能作出阳性诊断。

## 三、常见上皮组织恶性肿瘤形态特征

上皮组织的恶性肿瘤称为癌,常见的上皮组织恶性肿瘤主要有鳞状细胞癌、腺癌、尿路上皮癌及未分化癌等。细胞病理学检查对大多数癌细胞可根据细胞形态进行分型,但在癌细胞数量很少或癌细胞分化差,分型较困难时,可列为"类型不明"或"未分类"。

### （一）鳞状细胞癌

发生于鳞状上皮细胞的恶性肿瘤称为鳞状细胞癌( squamous cell carcinoma ),简称鳞癌,

由鳞状上皮（复层扁平上皮）或鳞化细胞恶变而来。细胞学根据癌细胞分化程度分为高分化鳞癌和低分化鳞癌；根据癌细胞胞质是否有角化分为角化型鳞癌和非角化型鳞癌。

**1. 高分化鳞癌** 涂片中以表层细胞为主，中底层细胞较少。

（1）瑞-吉染色：成堆或单个散在分布，很少有重叠或呈立体状结构的细胞群，成团脱落时癌细胞边界较清楚；癌细胞体积大小不等，部分细胞体积巨大，多形性明显，可为纤维形、圆形、梭形或蝌蚪形状等，偶见癌珠；胞质量丰富，核质比失调不明显；核大、畸形，多数居中，染色质致密、深染，可呈"墨汁"样核，核仁大而明显，部分细胞隐约可见。

（2）巴氏/HE染色：角化型鳞癌细胞巴氏染色胞质呈红色或橘黄色，非角化型胞质染蓝绿色（HE染色均为淡红色）。角化型鳞癌可见大量坏死、染鲜红色的胞质碎片，与黏液、炎症细胞、红细胞等混杂在一起，构成了特有的"阳性背景"。各种染色见图2-24。

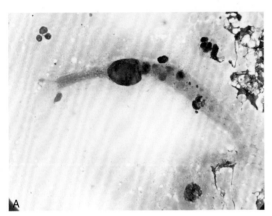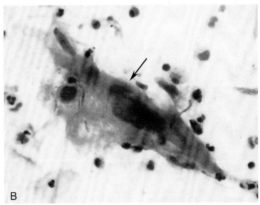

图 2-24 高分化鳞癌细胞

A：痰液，瑞-吉染色，×1 000；B：痰液，巴氏染色，×400。

**2. 低分化鳞癌** 涂片中以中层和底层细胞为主。

（1）瑞-吉染色：低分化鳞癌细胞排列多不整齐，成片或成堆分布，也可单个存在；胞体大小不等，多呈圆形和不规则形；其胞质量多少不一，多染深蓝色，核大且不规则，多数居中，染色质粗，核仁可见。

（2）巴氏/HE染色：细胞形态同瑞-吉染色；非角化型癌细胞巴氏染色胞质呈蓝绿色，偶见角化的胞质染红色或橘黄色（HE染色胞质呈淡红色）。各种染色见图2-25。

**（二）腺癌**

腺癌（adenocarcinoma）是由腺上皮和柱状上皮恶变而来，根据细胞的分化程度分为高分化腺癌和低分化腺癌。

**1. 高分化腺癌**

（1）瑞-吉染色：细胞多成群成团分布，可呈腺腔样排列，胞体差异性较大，有的细胞体积巨大，胞质量丰富，染深蓝或灰蓝色，可见黏液空泡；核为圆形、卵圆形或不规则形，染色质致密、粗糙，常见较大的核仁。

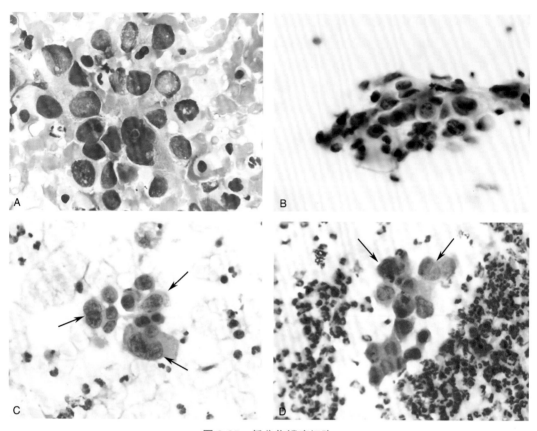

图 2-25　低分化鳞癌细胞

　　A：气管刷片，瑞 - 吉染色，×1 000；B：TCT，巴氏染色，×400；C：TCT，HE 染色，×400；D：痰液，HE 染色，×400。

　　（2）巴氏 /HE 染色：巴氏染色胞质呈蓝色（HE 染色呈淡红色），胞核深染，若含黏液空泡，着色不均。各种染色见图 2-26。

　　**2. 低分化腺癌**

　　（1）瑞 - 吉染色：分化差的腺癌细胞多成团分布，其胞体大小不均，胞质量少，染淡蓝色，偶见空泡；核为圆形或卵圆形，偏位分布，核染色质细致疏松，可见核仁。

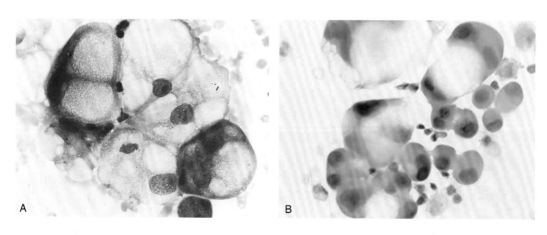

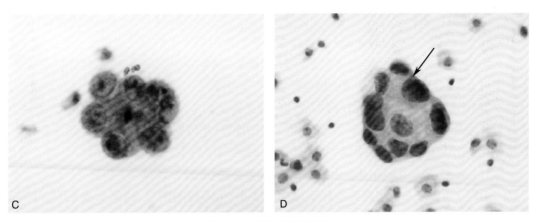

图 2-26 高分化腺癌细胞

A：胸腔积液，瑞 - 吉染色，×400；B：胸腔积液，巴氏染色，×400；C：腺腔样排列（痰，HE 染色，×400）；D：成团排列（胸腔积液，HE 染色，×400）。

（2）巴氏 /HE 染色：细胞多成团分布，细胞大小不一；核增大，核仁明显；胞质内偶见细小空泡，胞质巴氏染色呈蓝绿色（HE 染色呈红色）。各种染色见图 2-27。

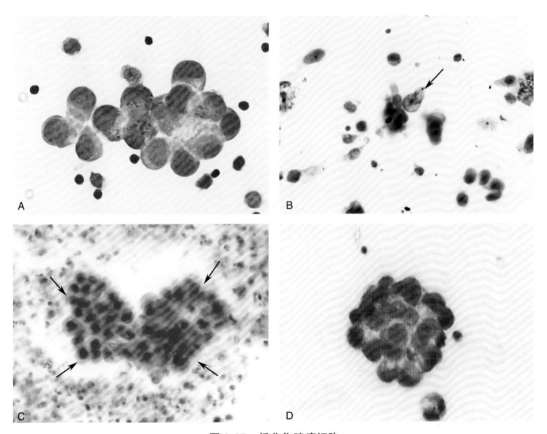

图 2-27 低分化腺癌细胞

A：胸腔积液，瑞 - 吉染色，×1 000；B：TCT，巴氏染色，×400；C：痰片，HE 染色，×400；D：胸腔积液，桑葚样排列，HE 染色，×400。

### （三）未分化癌

未分化癌（undifferentiated carcinoma）是各种上皮组织发生的分化极差的恶性肿瘤。组织学上无鳞癌或腺癌分化倾向，从细胞形态上常难以确定其组织来源，但恶性程度却较高。根据细胞大小，分为大细胞型和小细胞型。

1. **大细胞癌**　组织学上无任何特异性的分化特征。免疫组化及电镜观察，大细胞未分化癌分化表型无特征性，可表现为腺分化，也可为鳞分化，还有的表现为神经内分泌分化。故从分化表型上看，其是一种混杂类型，或是一种暂时的类型。细胞学涂片较难诊断，常与各种低分化癌混淆。

（1）瑞 - 吉染色：癌细胞约为外底层细胞大小，呈不规则圆形、卵圆形或长形，胞体偏大，形态不规则，多呈小群分布或是单个存在，细胞间边界不清，多呈镶嵌样排列；胞质量较多，为嗜碱性，染深蓝色或蓝色，有的胞质透亮；胞核较大，呈圆形、不规则圆形，畸形明显，染色质增多，呈粗网状或粗颗粒状，核仁不清或明显，见图 2-28。

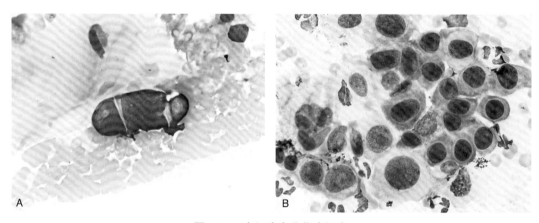

图 2-28　大细胞未分化癌细胞
A：胸腔积液，瑞 - 吉染色，×1 000；B：胸腔积液，瑞 - 吉染色，×1 000。

（2）巴氏 /HE 染色：形态同瑞 - 吉染色，胞质巴氏染色呈蓝色或蓝绿色（HE 染色呈深红色），一般无黏液空泡，胞核着色偏深。

2. **小细胞癌**　是一种高度恶性的肿瘤，核分裂非常多，坏死很常见。癌细胞通常表达低分子量细胞角蛋白、上皮膜抗原和神经元特异性烯醇化酶，但嗜铬颗粒阳性染色很少见，肿瘤有不同程度神经内分泌性分化。

（1）瑞 - 吉染色：小细胞癌细胞体积偏小，多成片或成堆排列，细胞排列紧密，呈带状癌细胞索或镶嵌状排列，也可单个散在分布；胞质量少，嗜碱性，淡蓝色，常呈裸核样；核形态不规则，呈圆形、卵圆形、长形、三角形、多角形、瓜子仁形等。

（2）巴氏 /HE 染色：细胞单个散在或呈小群拥挤镶嵌状排列；胞质稀少，近似裸核；细胞核不规则，染色质呈细颗粒"胡椒盐"样外观，一般无核仁；可见肿瘤性坏死。各种染色见图 2-29。

鳞癌细胞、腺癌细胞及小细胞癌细胞形态的鉴别要点见表 2-6。

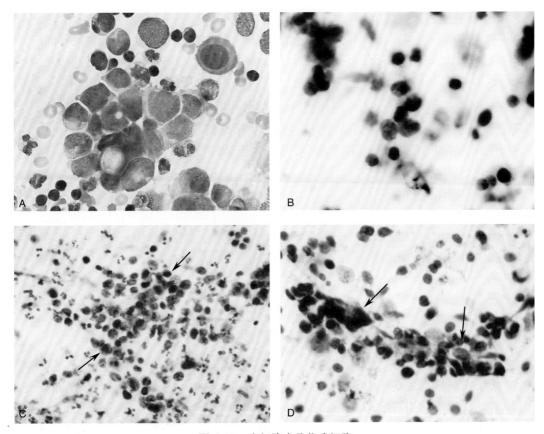

图 2-29 小细胞未分化癌细胞

A：胸腔积液，瑞-吉染色，×1 000；B：TCT，巴氏染色，×400；C：痰液，HE 染色，×400；D：痰液，巴氏染色，×400。

表 2-6 三种癌细胞类型的鉴别

| 特点 | 鳞癌细胞 | 腺癌细胞 | 小细胞癌细胞 |
|------|----------|----------|--------------|
| 细胞形态 | 有细胞间桥<br>细胞呈多形性、形态不一 | 腺腔样排列，分泌黏液<br>圆形或卵圆形 | 裸核<br>多角形、小圆或瓜子形 |
| 细胞大小 | 明显不一 | 不太明显 | 不太明显 |
| 细胞核 | 居中<br>畸形明显<br>核膜增厚不明显 | 偏位<br>畸形多数不明显<br>核膜明显增厚 | 居中<br>畸形明显<br>核膜略厚 |
| 染色质 | 不规则，粗块状，可呈墨水滴样 | 呈粗颗粒状，不均匀 | 呈粗颗粒状，可呈墨水滴样 |
| 核仁 | 可见，比腺癌少 | 易见 | 罕见 |
| 核质比 | 相对较小 | 中等 | 最大 |
| 胞质 | 非角化型嗜碱、染蓝色，角化型嗜酸、染红或橘黄色（巴氏染色） | 蓝、绿色，有黏液空泡 | 不见或极少 |
| 细胞排列 | 少见特殊排列，高分化可有癌珠，成团时很少重叠，细胞边界较清楚，分化差时易成团 | 易见特殊排列<br>排列紧密、堆叠，有腺腔样、菊花样、桑葚样、小血管样等排列 | 易见特殊排列<br>排列紧密，呈带状、镶嵌样、葡萄串样等，重叠少 |

## （四）尿路上皮细胞癌

尿路上皮细胞癌也称移行上皮细胞癌（图 2-30），发生于膀胱、输尿管或肾盂等部位，分为低级别和高级别尿路上皮细胞癌或移行细胞癌 I 级、II 级、III 级。级别越高，越易复发和向深部浸润，级别较低者，亦有复发倾向。

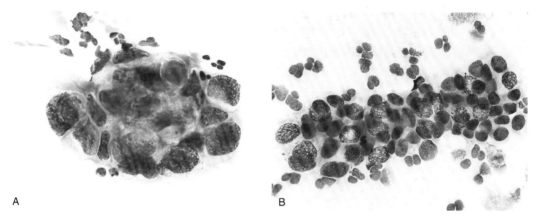

图 2-30 尿路上皮癌细胞（尿液，瑞 - 吉染色，×1 000）

## （五）腺鳞癌

一种少见病理类型，由鳞癌和腺癌组成的混合性癌，每一种成分占癌细胞总量不少于10%。镜下可见具有腺癌和鳞癌特点的癌细胞，细胞异型性明显，有时仅从细胞形态特征无法鉴别，须结合免疫细胞（组织）化学法（immunocytochemistry/immunohistochemistry，ICC/IHC）结果进行明确。

（龚道元）

# 第五节　放射治疗后细胞形态改变

放射治疗是利用各种射线来杀死癌细胞，从而达到治疗癌症的目的。医用射线具有很强的穿透能力，受照射部位的癌细胞和其周围正常细胞均会受射线影响而发生形态改变，这些改变对了解病变治疗效果及明确是否复发非常重要。

## 一、放射敏感性与放疗反应

1. **放射敏感性**（radiosensitivity） 是指细胞对放射线损伤的敏感程度。不同组织细胞放射后损伤的程度不同，损伤大者为敏感性高；一般细胞分化愈差，癌细胞的放射敏感性愈高。高度敏感者有精原细胞癌、甲状腺癌、恶性淋巴瘤及基底细胞癌等；中度敏感者有鳞癌；低度敏感者有各种腺癌；敏感性最低的为纤维肉瘤、骨肉瘤及恶性黑色素瘤等。

2. **放疗反应**（radiation response，RR） 即计数有放射后改变的细胞的百分率，若为75% 以上，属于放疗反应良好，反映患者对放疗敏感，预后亦较好；若有改变的细胞在 65%以下，则属于放疗反应差，预后较差。

## 二、正常上皮细胞的放射反应

放射治疗后的细胞损伤表现可分为分裂间期杀伤、丝状分裂期延迟或抑制、染色体畸变、基因改变四方面。细胞表现为核增大、空泡变性、核碎裂或核溶解,细胞质内细胞器出现空泡变性,溶酶体破裂释放出蛋白水解酶,使细胞自溶。

### (一)急性放射反应

放疗可使正常的上皮细胞形态发生变化,这种变化持续时间存在着明显的个体差异,一般是由放疗的第 2 天开始,15 天左右最明显,其形态改变有以下几个方面。

**1. 细胞体积增大与变形** 可增大一倍以上,核与胞质几乎同比例增长,故核质比基本不变。增大原因被认为是细胞内蛋白质变性,胶体渗透压改变,使细胞内水分增多。细胞体积增大,胞质膨胀而向薄弱处外突,致其变形,呈梭形或蝌蚪形等。

**2. 核膜增厚、变形** 早期核染色质均质化,空泡形成,染色质被推向核边,使核膜增厚,胞核不规则,最后导致核碎裂、溶解。

**3. 多核与多叶核** 放射作用影响细胞有丝分裂过程,细胞核分裂而细胞质未分裂,形成多核或多叶核。鳞状细胞可见 2~3 个核,柱状细胞可有更多的核,同时伴核增大。

**4. 胞质空泡形成** 由于各种细胞器退化,在胞质内形成许多大小不一、边界清楚的空泡,有时把变性的胞核推挤到细胞边缘,形成印戒样细胞。

### (二)远期放射反应

细胞的放射反应可持续很久,有时可长达几个月。上皮细胞的远期放射反应表现为以下几个方面。

**1. 胞体** 胞体增大,细胞形态发生改变,呈纤维形、蝌蚪形或不规则形。

**2. 胞质** 呈多色性,胞质内无空泡形成。

**3. 胞核** 增大,染色质呈粗颗粒状,核深染,有时可见核内空泡。

这类非典型细胞须与鳞癌细胞鉴别,放疗后上皮细胞可发生形态改变,但核质比仍在正常范围或略大,胞体及胞核均不如癌细胞大。放疗引起组织修复时,涂片中可发现各种形态的修复细胞,见图 2-31。

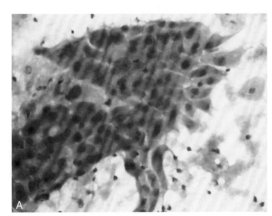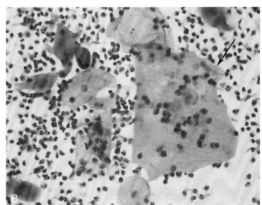

图 2-31 正常上皮细胞放射性改变

A:急性放射反应(HE 染色,×400);B:远期放射反应(HE 染色,×400)。

### 三、癌细胞的放射反应

癌细胞在放疗后主要为持续性改变,其形态改变与正常上皮细胞类似,癌细胞的细胞核与细胞质也同时增大,胞质和胞核内空泡形成,核仁增大或核仁空泡变性,继之出现胞核均质化,最终核碎裂、溶解,见图 2-32。

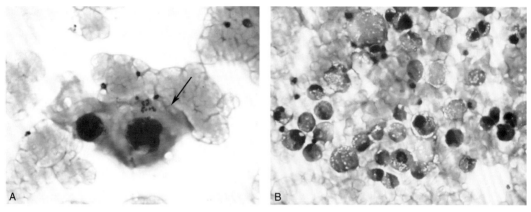

图 2-32 癌细胞的放射反应(HE 染色,×400)

（刘 湘 张式鸿）

## 思考题

1. 复层鳞状上皮细胞的形态学特点有哪些?
2. 三种柱状上皮细胞的形态学特点分别是什么?
3. 什么是鳞状上皮化生? 有哪些形态特点?
4. 什么是良性角化珠? 什么是癌珠? 二者形态学特征各是什么?
5. 上皮细胞非典型增生的分级及形态学特点是什么?
6. 简述恶性肿瘤的细胞形态特点。
7. 常见上皮组织恶性肿瘤形态特征是什么?

# 第三章

# 浆膜腔积液脱落细胞检验形态学

人体胸腔、腹腔与心包腔统称为浆膜腔（serous cavity）。正常情况下，浆膜腔内含少量液体，起润滑作用，有利于脏器活动。病理情况下，浆膜腔内有大量液体潴留，形成浆膜腔积液（serous effusion）。

浆膜腔积液细胞形态学检验主要目的是鉴别积液的良、恶性；准确识别各类肿瘤细胞，有助于恶性肿瘤分期和分级，还可探讨肿瘤的原发灶；并对良性疾病的辅助诊断及治疗方法的选择等有着重要的临床意义。

## 第一节 概　　述

### 一、浆膜腔解剖学与组织学基础

#### （一）解剖学基础

浆膜腔由双层浆膜构成，覆盖于各脏器表面的浆膜称脏层浆膜，内衬于各浆膜腔外壁的浆膜称壁层浆膜，两层之间仅有狭窄的间隙，即为浆膜腔（图 3-1），正常情况下为密闭腔隙，与外界不相通。

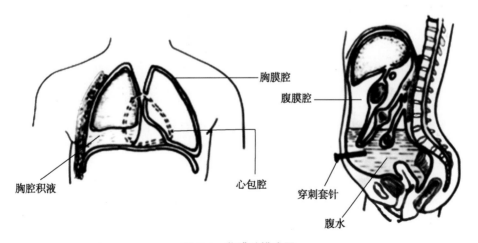

图 3-1　浆膜腔模式图

#### （二）组织学基础

浆膜由表面的间皮细胞和其下的薄层纤维结缔组织组成。

73

1. **间皮细胞**　间皮细胞(mesothelial cell)为单层扁平上皮细胞,被覆于浆膜表面。正面观细胞为多边形,紧密连接,细胞基部直接与基底膜接触,胞核位于细胞中央,呈圆形或卵圆形;侧面观细胞为扁平状(图 3-2)。若组织固定较好,在细胞的腔面可见刷状缘。

炎症等病理情况下,间皮细胞可增生,表现为多层或乳头状,细胞核增大,可出现一定程度的异型性。

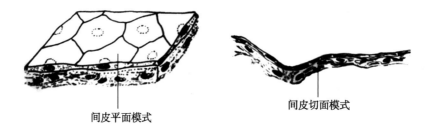

间皮平面模式　　　　　　间皮切面模式

图 3-2　间皮的组织学模式图

2. **纤维结缔组织**　位于间皮细胞下,为疏松结缔组织,含有血管、丰富淋巴管及少量神经纤维。

## 二、浆膜腔积液形成的机制和原因

根据积液部位不同,浆膜腔积液可分为胸腔积液、腹水及心包积液;根据积液产生的机制和原因不同,浆膜腔积液可分为漏出液(transudate)和渗出液(exudate),见表 3-1。

表 3-1　漏出液与渗出液产生机制及原因

| 积液 | 发生机制 | 常见原因 |
|---|---|---|
| 漏出液 | 毛细血管流体静压增高 | 静脉回流受阻、充血性心力衰竭和晚期肝硬化 |
| | 血浆胶体渗透压减低 | 血浆清蛋白浓度明显减低的各种疾病 |
| | 淋巴回流受阻 | 丝虫病、肿瘤压迫等所致的淋巴回流障碍 |
| | 水钠潴留 | 充血性心力衰竭、肝硬化和肾病综合征 |
| 渗出液 | 肿瘤细胞浸润、微生物毒素、缺氧以及炎性介质;血管活性物质增加、外伤及化学物质刺激等 | 肿瘤、炎症、感染(结核、细菌等)、外伤及结缔组织疾病等 |

很多疾病都可以引起浆膜腔积液,了解这些疾病,有利于良、恶性积液的判断,见表 3-2。

表 3-2　引起良、恶性浆膜腔积液的常见疾病

| 部位 | 良性积液 | 恶性积液 |
|---|---|---|
| 胸腔积液 | 结核、细菌性感染、肺栓塞等 | 肺癌、乳腺癌最常见,其次为食管癌、胃癌、恶性淋巴瘤及恶性间皮瘤等 |
| 腹水 | 心力衰竭、肝硬化、血浆蛋白降低、结核、腹膜炎、丝虫病、肾病等 | 胃癌、大肠癌、卵巢癌最常见,其次是胰腺癌、宫颈癌、子宫癌、肝癌、恶性淋巴瘤及恶性间皮瘤等 |
| 心包积液 | 多见于风湿性心脏病等 | 中央型肺癌转移常见 |

## 三、标本采集、涂片制备及染色

### （一）标本采集与运送

1. **标本采集**　浆膜腔积液由临床医生经穿刺抽取，或收集引流液、体腔冲洗液，也可在手术中直接收集。

2. **标本运送**　浆膜腔积液标本采集后应尽快送至临床实验室。

### （二）涂片制备与染色

1. **涂片制备**　主要有离心后手工推片法、细胞离心涂片机制片和薄层液基细胞制片等方法。

2. **涂片染色**　主要有瑞-吉染色、巴氏染色及 HE 染色。

## 四、显微镜检查与结果报告

### （一）显微镜检查

湿片直接镜检与涂片染色镜检法相结合，可提高细胞及其他有形成分检出率。多种染色技术相结合，有利于细胞的鉴别，如瑞-吉染色时发现可疑含铁血黄素细胞，可加做铁染色予以证实。显微镜检查具体方法详见第一章第六节。

### （二）结果报告

浆膜腔积液细胞学检查因制片和染色方法不同，阅片方式略有区别，结果报告格式未完全统一，目前国内形态学检验和细胞病理学专家达成共识，报告格式如下。

1. **体液细胞学检验诊断报告**　检验科常用的报告方式，详见第一章第六节。

2. **改良巴氏五级分类报告**　病理科常用的报告方式，每一级诊断报告都应说明诊断的依据，详见第一章第六节。

## 五、质量保证

### （一）标本采集

1. **采集容器**　使用一次性有盖、带刻度的专用容器（通常不需要抗凝和预固定处理，但血性浆膜腔积液建议用 3U/ml 肝素或者 EDTA-$K_2$ 抗凝，并在申请单上注明），并附有标本类型、采集时间及患者信息等内容条形码。

2. **采集要求**　浆膜腔积液由临床医生采集，留取量为 8~10ml（根据检验科要求）。病理科建议标本留取量至少 100ml，如果临床收集的样本少于 100ml，应全部送检。重复送检在一定程度上可以提高检测的阳性率，但同一类样本短期（1 个月）内一般送检 ≤ 3 次。

3. **外观检查**　观察积液性状有助于某些疾病的辅助诊断。因此，制片前应仔细观察，并详细记录，以供观察涂片时参考。

（1）漏出液：蛋白质含量低，细胞数量少，肉眼观常为淡黄色、清水样液体。

（2）渗出液：蛋白质含量高，细胞数量较多，呈微浊或混浊状；若积液中含较多红细胞，则呈淡红色或暗红色；含大量白细胞时，积液常呈黄白色；若积液凝固则说明有较多的纤维蛋白成分；含大量癌细胞团时可见细小颗粒，有沙粒感。

### （二）标本运送与接收

1. **标本运送**　标本采集后应 30min 内送检，不得超过 2h；注意生物安全防护，避免溢出。

2. **标本接收**　标本接收时必须核对标本信息，观察标本量是否符合要求，以及其他特殊要求是否满足；对于不合格标本，执行标本拒收程序或让步检验。

**（三）标本处理**

**1. 标本保存**　标本接收后要及时处理，避免细胞及其他有形成分破坏。不能及时处理的标本应放置于 2~8℃冰箱中冷藏，但不应超过 24h。胸腔积液、腹水、盆腔冲洗液应立即送检，不建议冷藏。

**2. 离心管选择与标本加入**　若标本量大于 100ml，待标本静置 15~30min，取底层液体倒入 50ml 一次性尖底离心管；若使用专用含抗凝剂离心管可直接离心。

**3. 离心速度与时间**　以 400g 相对离心力，离心时间 5~10min 为宜，避免造成细胞破坏或聚集成团。对于离心效果不理想的标本，可以先用吸管吸出大部分上清液后再次离心，以达到高度浓缩目的。病理学专家共识建议 1 500~3 000r/min，离心 5min。

**4. 血性标本处理**　将标本高速离心（3 000r/min），离心后吸取"白膜"层，混匀后再制片；如沉淀的血液含量大于沉淀物的 1/2，建议加入 10% 冰乙酸 15~20ml 处理 5~10min 后离心，再用磷酸盐缓冲液（phosphate buffered saline，PBS）离心洗涤 2 次。

## 六、临床应用

**1. 良恶性积液的鉴别**　是浆膜腔积液细胞学最重要的检查内容。恶性积液可发现各种类型及形态多变的肿瘤细胞，可根据染色后细胞形态特征鉴别细胞种类。

**2. 炎性疾病的辅助诊断**　可发现细菌或真菌，结合微生物培养可用于浆膜炎症的辅助诊断。

**3. 消化道穿孔的辅助诊断**　可见大量细菌、真菌、上皮细胞、结晶或其他异物，若根据积液细胞形态学特征，考虑消化道穿孔，须及时报告临床医生。

**4. 其他疾病的辅助诊断**　检查细胞数量及种类，有助于结核、寄生虫感染及免疫系统疾病的辅助诊断。

（谢春艳　杨再林）

# 第二节　非肿瘤性病变浆膜腔积液脱落细胞检验形态学

## 一、浆膜腔积液中的良性细胞

非肿瘤性疾病积液细胞种类及数量各不相同，常见细胞有各种类型的间皮细胞、血细胞及巨噬细胞等。

**（一）间皮细胞（mesothelial cell）**

**1. 正常间皮细胞**

（1）形态特点

1）瑞 - 吉染色：细胞单个、成双排列或聚集成堆，呈圆形或卵圆形，边缘规则或有伪足样突起，胞质量丰富，着色较均匀，呈灰蓝色，细胞核为圆形，居中或稍偏位，核膜光滑，核染色质呈细颗粒状，可见 1~2 个小核仁。

2）巴氏染色：细胞形态与瑞 - 吉染色相同，胞质为淡蓝色或蓝绿色，胞核比瑞 - 吉染色小，深染，呈紫蓝色。

3）HE 染色：胞质为浅红色，胞核着色偏深，呈蓝紫色。不同染色效果见图 3-3。

（2）临床意义：各种刺激因素破坏了细胞间的桥粒连接，可使间皮细胞脱落；发生结核性浆膜炎、外伤、肿瘤、变态反应等疾病时，可见间皮细胞大量脱落。

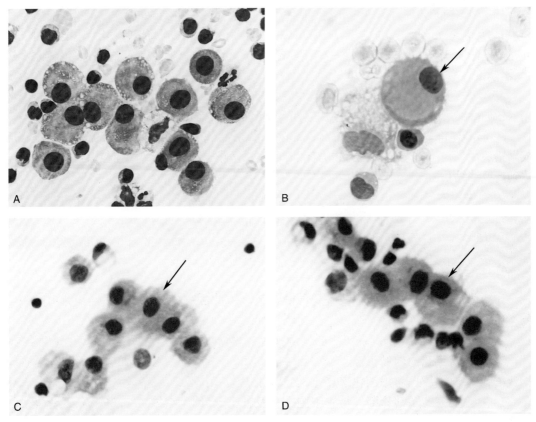

图 3-3　间皮细胞

A：胞质为灰蓝色，胞核为圆形，居中或偏位，染色质呈颗粒状，核仁较小（胸腔积液，瑞-吉染色，×1 000）；B：胞质呈蓝色，胞核呈深蓝色（胸腔积液，巴氏染色，×1 000）；C：胞质呈粉红色，胞核深染，呈深紫红色（胸腔积液，HE 染色，×1 000）；D：胞质丰富，胞核为圆形（胸腔积液，HE 染色，×1 000）。

**2. 退变间皮细胞**

（1）形态特点

1）瑞-吉染色：胞体增大，边缘不规则，胞质增多，可见颗粒或空泡，有时细胞退变，呈戒指样（图 3-4）；核质比减低，核固缩、核溶解或呈疏松网状。

2）巴氏染色：胞体增大，胞质丰富，呈浅蓝色，可见大小不等空泡，核呈紫蓝色。

（2）临床意义：间皮细胞脱落后因长时间浸泡在积液中，或受炎性因子、消化液等有害因素损伤，可发生退化变性。若积液抽出后未及时制片或固定，可出现较为一致的退化变性。印戒样间皮细胞须与印戒样肿瘤细胞进行区别，后者核异型性明显，胞核大，核仁明显。

**3. 反应性间皮细胞**　又称增生性间皮细胞。

（1）形态特点

1）瑞-吉染色：细胞成团或成片分布，排列紧密，可出现腺腔样、乳头状、菊团样或梅花状等多种排列形式；细胞体积出现不同程度增大，核增大的同时胞质量也增多，细胞体积可比正常间皮细胞大 1~2 倍；胞质量多少不一，嗜碱性增强，着色偏深，为深蓝色；胞核增大、深染，数目为一个或多个，一般不超过 10 个，染色质致密；核仁增大。涂片可见从轻到重度增大的过渡阶段细胞。

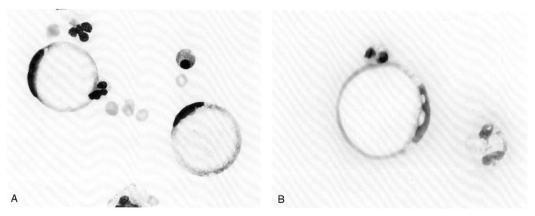

**图 3-4 退变间皮细胞**

A：胞质呈空泡样，着色较浅，胞核被推挤到一侧（胸腔积液，瑞 - 吉染色，×1 000）；B：细胞呈印戒样（胸腔积液，巴氏染色，×1 000）。

2）巴氏染色：胞质呈蓝绿色，胞核着色偏深。各种染色见图 3-5。

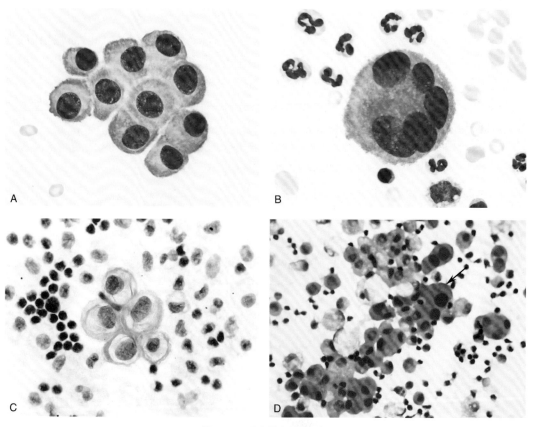

**图 3-5 反应性间皮细胞**

A：细胞成片分布，胞质量少，嗜碱性增强，胞核为圆形，核仁明显（胸腔积液，瑞 - 吉染色，×1 000）；B：细胞体积偏大，多个核，核仁明显（胸腔积液，瑞 - 吉染色，×1 000）；C：细胞体积偏大，核质比偏高（胸腔积液，巴氏染色，×1 000）；D：细胞成片分布，体积偏大，胞质及胞核着色偏深（胸腔积液，HE 染色，×200）。

（2）临床意义：由于慢性炎症、肿瘤或放射线等刺激，间皮细胞可发生不同程度的增生及形态变化；成团的反应性间皮细胞异型性明显，须与肿瘤细胞区别，必要时结合 ICC/IHC 结果进行诊断。

### （二）非上皮细胞

**1. 红细胞**　红细胞在积液中表现为三种形态：新鲜红细胞、陈旧红细胞及破碎红细胞。大量新鲜红细胞的出现常见于内脏器官或浆膜急性出血，也可见于穿刺损伤；陈旧红细胞提示出血时间较长；红细胞碎片可被巨噬细胞或中性粒细胞吞噬。

**2. 中性粒细胞**　中性粒细胞具有趋向能力和较强的吞噬作用，主要能吞噬细菌、真菌、坏死组织、细胞碎片、结晶及抗原抗体复合物等，是机体重要的防御细胞；中性粒细胞数量增多，见于浆膜急性炎症、肿瘤或某些致炎因子渗出；化脓性积液中可见中性粒细胞数量极度增多，成团分布，细胞易破碎或凋亡。

**3. 嗜酸性粒细胞**　增多见于气胸、血胸、过敏反应，也可见于肿瘤、结核及寄生虫感染等疾病。

**4. 嗜碱性粒细胞**　细胞内的嗜碱性颗粒含有组胺、肝素等活性物质，当颗粒逸出细胞时，可释放出这些活性物质，从而引起变态反应。

**5. 淋巴细胞**

（1）成熟淋巴细胞：分为小淋巴细胞和大淋巴细胞，形态与外周血淋巴细胞相似（图3-6A）。成熟淋巴细胞增多见于：①结核分枝杆菌感染时，结核菌素刺激浆膜周围淋巴组织，出现迟发性变态反应，可使大量淋巴细胞增殖并进入浆膜腔；②部分肿瘤细胞转移至浆膜腔，可刺激浆膜周围淋巴组织的增生，导致积液内淋巴细胞增多；③系统性红斑狼疮等免疫性疾病时，患者因全身性的免疫紊乱，常出现淋巴细胞不同程度增多。

（2）反应性淋巴细胞：细胞胞体偏大，胞质丰富，无颗粒，嗜碱性强，瑞-吉染色呈深蓝色，胞核为圆形或不规则，染色质致密，呈粗颗粒状，部分细胞隐约可见小核仁（图3-6B）。当受到病毒或结核菌素等外来抗原的强烈刺激时，部分淋巴细胞被激活，呈现反应性淋巴细胞改变，注意与间皮细胞或浆细胞进行鉴别。

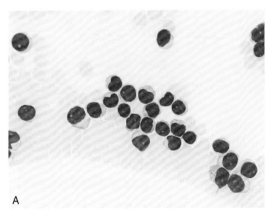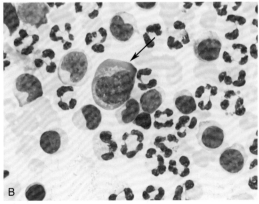

**图3-6　成熟淋巴细胞与反应性淋巴细胞**

A：成熟淋巴细胞（胸腔积液，瑞-吉染色，×1 000）；B：反应性淋巴细胞（胸腔积液，瑞-吉染色，×1 000）。

**6. 肥大细胞**　细胞呈圆形或不规则形,胞质内充满粗大的蓝紫色颗粒,胞核不清晰(图 3-7)。肥大细胞颗粒含有肝素、组胺及 5- 羟色胺等物质,当细胞崩解时这些颗粒以及颗粒中的物质释放到细胞外,可引起速发型超敏反应。

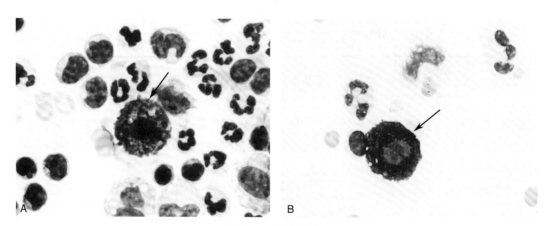

图 3-7　肥大细胞

A:胞体偏大,胞质内可见大量蓝紫色颗粒(胸腔积液,瑞 - 吉染色,×1 000);B:胞体偏大,胞核结构不清(胸腔积液,瑞 - 吉染色,×1 000)。

**7. 浆细胞**　浆膜腔积液中偶见浆细胞,增多见于各种炎症,如结核性胸膜炎、肾病综合征、肝硬化及多发性骨髓瘤等疾病,见图 3-8。

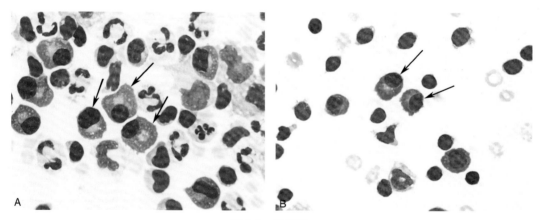

图 3-8　浆细胞

A:胞质为灰蓝色,胞核为圆形,明显偏位(胸腔积液,瑞 - 吉染色,×1 000);B:胞质为灰蓝色,可见核周淡染区(胸腔积液,瑞 - 吉染色,×1 000)。

**8. 朗汉斯巨细胞**　胞体巨大,直径 35~200μm,胞质量多少不等,着色灰蓝,胞核为圆形或椭圆形,大小基本一致,数目可多达数十个或上百个,常分布在胞质边缘,呈花环状、马蹄形或密集于胞体的一端,染色质呈细颗粒状,可见小核仁,见图 3-9。结核性积液可见朗汉斯巨细胞。

**9. 巨噬细胞**　胞体不规则,边缘不整,可见伪足样突起,胞质丰富,瑞 - 吉染色呈灰蓝色,胞质中可见脂质空泡或吞噬的各类细胞、结晶、异物颗粒及细菌等物质,核形不规则,染色质呈粗网状,着色偏淡,见图 3-10。

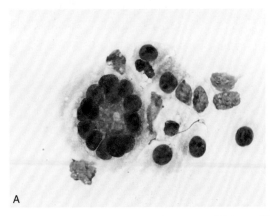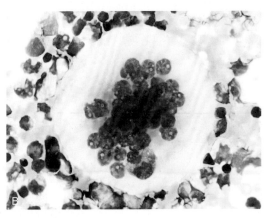

图 3-9 朗汉斯巨细胞

A:细胞体积巨大,多个核,胞核分布在细胞边缘(胸腔积液,瑞-吉染色,×1 000);B:细胞体积巨大,多个核,胞核大小基本一致(胸腔积液,瑞-吉染色,×1 000)。

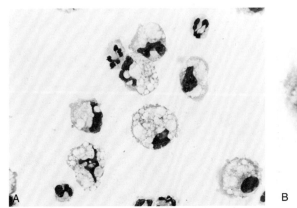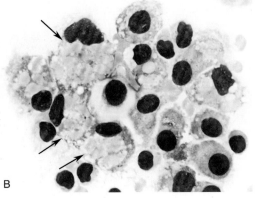

图 3-10 巨噬细胞

A:胞质呈泡沫样,胞核不规则(胸腔积液,瑞-吉染色,×1 000);B:吞噬大量红细胞(腹水,瑞-吉染色,×1 000)。

巨噬细胞来源于血液中的单核细胞或组织内的组织细胞,具有较强的吞噬能力,细胞内含有较多的活性酶,可以吞噬和消化细菌、病原体或组织碎片等。巨噬细胞增多见于慢性非特异性炎症、急性炎症恢复期、肿瘤、病毒及寄生虫感染等疾病。

**10. 含铁血黄素细胞** 含铁血黄素细胞的形成是由于巨噬细胞吞噬大量的含铁血黄素颗粒,或巨噬细胞吞噬的红细胞溶解破坏形成含铁血黄素颗粒,未染色时颗粒呈金黄色或黄褐色(图 3-11A),瑞-吉染色呈深蓝色或蓝黑色,铁染色呈深蓝色(图 3-11B)。含铁血黄素细胞多见于陈旧出血性积液。

**11. 狼疮细胞** 是中性粒细胞吞噬变性的细胞核与抗核抗体相互作用形成的均质状物质,该类物质瑞-吉染色和巴氏染色呈粉红色或紫红色(图 3-12)。浆膜腔积液发现狼疮细胞多见于系统性红斑狼疮或自身免疫性疾病。

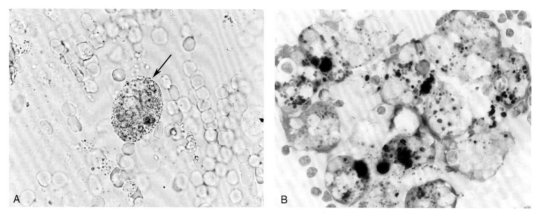

图 3-11 含铁血黄素细胞

A：含铁血黄素细胞（胸腔积液，未染色，×1 000）；B：含铁血黄素颗粒呈深蓝色（胸腔积液，铁染色，×1 000）。

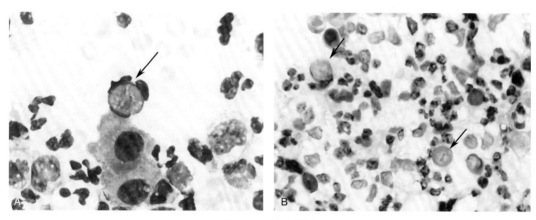

图 3-12 狼疮细胞

A：中性粒细胞吞噬嗜酸性均匀体（胸腔积液，瑞 - 吉染色，×1 000）；B：均匀体呈紫红色（胸腔积液，巴氏染色，×1 000）。

## 二、其他有形成分

浆膜腔积液中，除了细胞成分外，在一些病例中还可观察到脂肪滴、结晶、细菌、真菌及寄生虫等非细胞成分，这些物质对疾病诊断有重要的参考价值。

（一）结晶

常见有胆固醇结晶、血红素结晶（橙色血质）、药物结晶、盐类结晶及夏科 - 莱登结晶等。

1. **胆固醇结晶** 无色透明，缺角长方形或方形，可多层重叠（图 3-13A、图 3-13B）。胆固醇结晶可见于包裹性浆膜腔积液、胸导管阻塞或破裂时的乳糜性积液。

2. **血红素结晶（橙色血质）** 结晶呈金黄色，斜方体状、针束样或细丝样，可聚集成束（图 3-13C、图 3-13D）。该类结晶可见于包裹性胸腔积液或化脓性积液。

3. **夏科 - 莱登结晶** 无色，双锥形晶体，可被细胞所吞噬（图 3-13E、图 3-13F）。夏科 - 莱登结晶常见于寄生虫病及过敏性疾病。

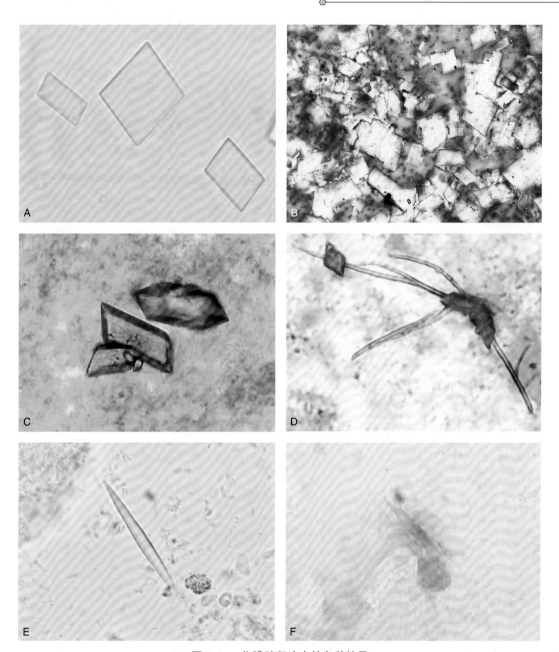

图 3-13　浆膜腔积液中的各种结晶

A：胆固醇结晶（胸腔积液，未染色，×1 000）；B：胆固醇结晶（胸腔积液，瑞 - 吉染色，×1 000）；C：血红素结晶（胸腔积液，亚甲蓝染色，×1 000）；D：血红素结晶（胸腔积液，亚甲蓝染色，×1 000）；E：夏科 - 莱登结晶（胸腔积液，未染色，×1 000）；F：夏科 - 莱登结晶（胸腔积液，巴氏染色，×1 000）。

（二）病原生物

1. **细菌**　在浆膜炎症、消化道瘘、肠道穿孔、化脓性或混合性感染等疾病时可发现各种形态的细菌。瑞 - 吉染色只能发现细菌，但不能鉴别细菌种类，需要通过微生物培养鉴定致病菌。化脓性炎症可见大量细菌伴中性粒细胞明显增多，中性粒细胞易破坏（图 3-14A）。

通过引流方式收集的标本需要排除污染。结核性浆膜腔积液可见结核分枝杆菌,抗酸染色阳性,菌体呈粉红色(图 3-14B)。

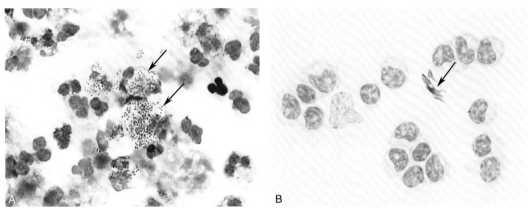

图 3-14　细菌

A:球菌(胸腔积液,瑞 - 吉染色,×1 000);B:结核分枝杆菌(胸腔积液,抗酸染色,×1 000)。

2. **真菌**　浆膜腔积液中最常见的真菌是假丝酵母菌,菌体呈圆形或椭圆形,可形成芽生孢子和假菌丝,瑞 - 吉染色呈深蓝色(图 3-15A),巴氏染色真菌孢子和假菌丝呈蓝紫色或紫红色(图 3-15B)。其他种类真菌少见,可通过真菌培养鉴定。浆膜腔积液发现真菌,在排除污染的情况下,提示浆膜腔真菌感染。

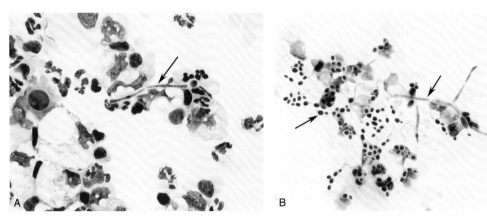

图 3-15　真菌

A:假菌丝呈蓝色(胸腔积液,瑞 - 吉染色,×1 000);B:真菌孢子和假菌丝呈蓝紫色或紫红色(胸腔积液,巴氏染色,×1 000)。

3. **寄生虫**　在一些寄生虫感染伴消化道穿孔的病例中,积液中可见寄生虫,见图 3-16。

(三)脂肪滴

脂肪滴体积大小不等,呈球形,无色或淡黄色,折光性较强,见图 3-17A;经苏丹Ⅲ染色呈橘红色,见图 3-17B。脂肪滴是由乳糜微粒从胸导管或淋巴管漏至浆膜腔所致,常见于外伤、肿瘤、感染或丝虫病等。

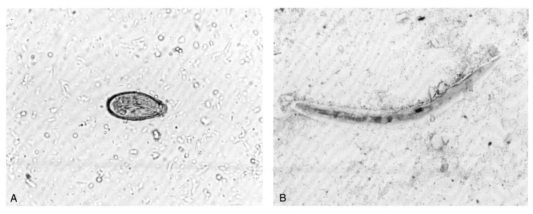

图 3-16 寄生虫

A：肝吸虫卵（腹水，未染色，×400）；B：粪类圆线虫（腹水，巴氏染色，×400）。

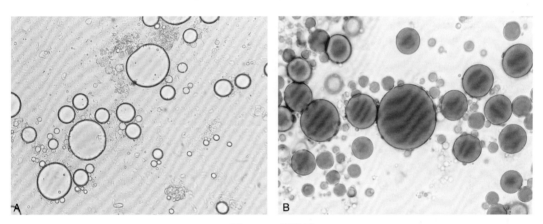

图 3-17 脂肪滴

A：脂肪滴大小不等，折光性强（腹水，未染色，×1 000）；B：脂肪滴呈橘红色（胸腔积液，苏丹Ⅲ染色，×1 000）。

### （四）其他

在一些消化道穿孔的浆膜腔积液中可见鳞状上皮细胞、淀粉颗粒或食物残渣等异物。此外，在标本采集、制片及染色过程中，标本也可能被环境中的异物污染。

（段爱军 谢春艳）

# 第三节 肿瘤性病变浆膜腔积液脱落细胞检验形态学

浆膜腔积液中 98% 以上的肿瘤细胞是转移性的，原发性恶性间皮瘤较少见。在转移性肿瘤中又以腺癌最为多见，鳞癌及未分化癌少见。

## 一、原发性肿瘤

浆膜表面的原发性肿瘤包括间皮肿瘤及原发性渗出性淋巴瘤，这两种肿瘤不常见，其发生率远低于转移性肿瘤。

（一）间皮肿瘤

1. **良性间皮肿瘤**　原发于浆膜，即间皮组织良性肿瘤。最常见部位为胸膜，其次为腹膜，偶尔发生于疝囊和睾丸鞘膜。良性间皮瘤生长局限，包膜完整，很少引起积液，若出现浆膜腔积液，积液中可见分化较好的间皮细胞。

2. **间皮瘤**　间皮瘤多来源于间皮细胞及其支持的纤维结缔组织恶变，多呈弥漫性生长，可广泛侵犯胸腔、腹腔而引起积液，占恶性积液的 1%~2%。积液通常为血性，因含有大量透明质酸而比较黏稠。间皮瘤组织学分为上皮型、肉瘤型及混合型，上皮型间皮瘤最常见。临床表现有胸膜增厚、胸痛明显、出血不止或积液增多等。

（1）形态特点：间皮瘤细胞常成簇或成团排列，也可散在分布，胞体大小不一，细胞边界不清，胞质丰富，嗜碱性强，部分细胞可见间皮孔，核为圆形或椭圆形，胞核为一个、数个到数十个不等，染色质呈颗粒状，核仁明显。

（2）临床意义：间皮瘤细胞与反应性间皮细胞、腺癌细胞及其他肿瘤细胞不易鉴别，必要时须结合病史、影像学及 ICC/IHC 结果进行确诊。间皮瘤细胞常用染色及免疫细胞化学染色形态见图 3-18。

（二）原发性渗出性淋巴瘤

原发性渗出性淋巴瘤是源于体腔的恶性淋巴瘤，是弥漫性大 B 细胞淋巴瘤的一种罕见亚型，表现为胸腔、腹腔和心包腔的淋巴瘤积液，而无肿瘤包块存在。

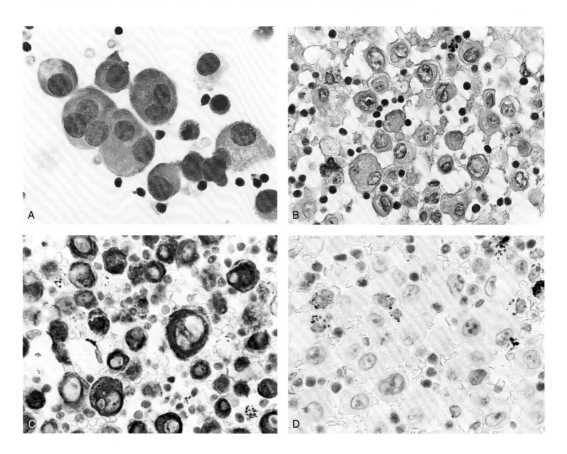

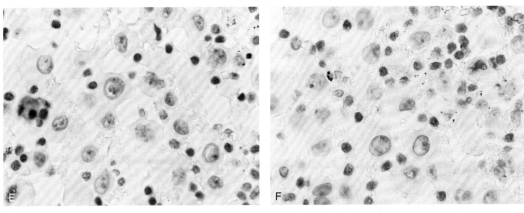

图 3-18　间皮瘤细胞常用染色及免疫细胞化学染色

A：瑞 - 吉染色，×1 000；B：HE 染色，×400；C：CR（+），×400；D：NapsinA（-），×400；E：P40（-），×400；F：P63（-），×400。

1. **形态特点**　细胞体积大小不等，散在分布，胞质量少，呈强嗜碱性，瑞 - 吉染色呈深蓝色，胞质内可见大小不等的脂质空泡，胞核不规则或呈花瓣状，有切迹、裂沟，核质比高，染色质细致，核仁明显（图 3-19）。

2. **临床意义**　瑞 - 吉染色是鉴别淋巴瘤细胞的主要方法，淋巴瘤细胞与白血病细胞、肉瘤细胞、肉瘤样癌细胞等多种肿瘤细胞不易鉴别，可结合 ICC/IHC、流式细胞术及其他检查进行明确。

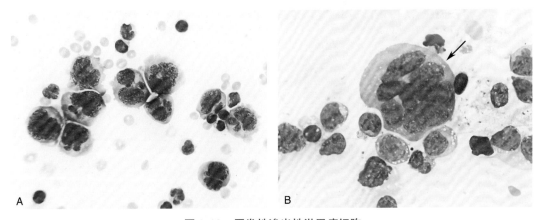

图 3-19　原发性渗出性淋巴瘤细胞

A：细胞体积偏大，胞质量少，胞核不规则（胸腔积液，瑞 - 吉染色，×1 000）；B：细胞体积巨大，胞质蓝色，多个核，胞核大小基本一致（胸腔积液，瑞 - 吉染色，×1 000）。

## 二、转移性肿瘤

转移性肿瘤侵犯浆膜是积液最常见的形成原因。侵犯浆膜的肿瘤以上皮性肿瘤最为常见，引发成人恶性积液的肿瘤多数是腺癌，鳞状细胞癌及神经内分泌癌少见；在非上皮性肿瘤中最常见的是淋巴瘤及白血病细胞浸润，其次是恶性黑色素瘤及生殖细胞肉瘤。

（一）上皮组织恶性肿瘤

**1. 非小细胞癌**

（1）腺癌：占浆膜腔转移癌的 80% 以上，根据细胞分化程度分为高分化腺癌和低分化腺癌。有时仅从细胞形态无法判断肿瘤细胞类型，须结合病史、影像学、基因检测及 ICC/IHC 等进行明确。

1）高分化腺癌细胞：①瑞 - 吉染色可见癌细胞体积差异较大，可单个散在分布，也可呈乳头状、团状、腺腔样或梅花样排列；胞质丰富，有的细胞内含黏液空泡，可将胞核挤到细胞边缘，形成印戒样癌细胞；胞核为圆形、卵圆形或不规则，单个核、双核或多个核，有的细胞核可达数十个；核染色质致密或细致，核分裂象易见，核仁明显（图 3-20A、图 3-20B）。②巴氏染色可见癌细胞异型性明显，胞质呈淡蓝色或蓝绿色，黏液空泡可使胞质着色不均，胞核深染，比瑞 - 吉染色小，其他特征同瑞 - 吉染色（图 3-20C、图 3-20D）；③ HE 染色可见胞质呈淡红色或红色，黏液空泡淡染或无色，胞核着色偏深，呈紫蓝色，癌细胞形态特征同巴氏染色（图 3-20E、图 3-20F）。

2）低分化腺癌细胞：①瑞 - 吉染色可见细胞体积小，大小不等，散在、成团或成堆分布，胞质量少或极少，为强嗜碱性，呈深蓝色，胞质内偶可见黏液空泡；胞核大小不等，核形不规则，核膜不光滑；核染色质致密，核仁明显（图 3-21A），可见核分裂象。②低分化腺癌胞质量少，胞质巴氏染色呈淡蓝色或蓝绿色，HE 染色呈深红色。胞核深染，呈紫蓝色，其他特征同瑞 - 吉染色（图 3-21B）。

低分化腺癌与低分化鳞癌、神经内分泌肿瘤及其他多种肿瘤不易鉴别，须结合 ICC/IHC 等检查结果综合分析。

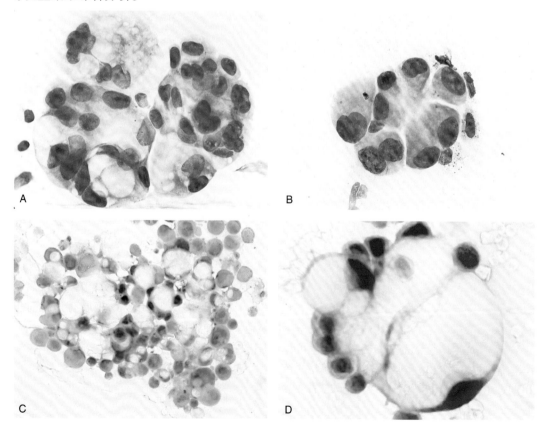

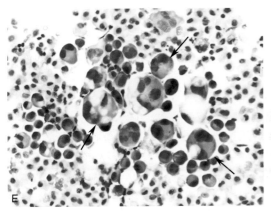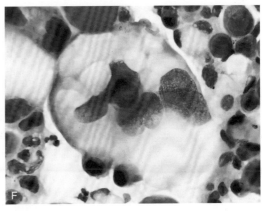

图 3-20 高分化腺癌细胞

A：细胞成团分布，排列紊乱（腹水，瑞 - 吉染色，×1 000）；B：细胞呈腺腔样排列（胸腔积液，瑞 - 吉染色，×1 000）；C：细胞成堆分布，体积大小不等（胸腔积液，巴氏染色，×400）；D：细胞体积明显大小不等，边界不清（胸腔积液，巴氏染色，×1 000）；E：细胞成团分布，胞质丰富，其内可见黏液空泡（胸腔积液，HE染色，×400）；F：细胞体积巨大，胞质丰富，多个核（胸腔积液，HE 染色，×1 000）。

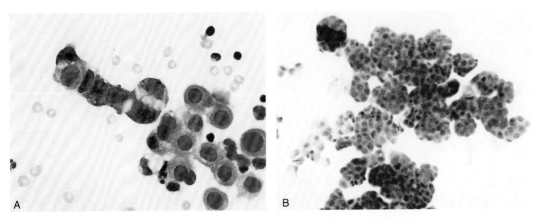

图 3-21 低分化腺癌细胞

A：细胞边界不清，胞质量少，核质比高（胸腔积液，瑞 - 吉染色，×1 000）；B：细胞成团分布（胸腔积液，HE 染色，×200）。

（2）鳞状细胞癌：简称鳞癌，转移至浆膜腔积液中的鳞癌细胞少见，约占浆膜腔转移性肿瘤的 2%，多由食管、肺、鼻咽部、喉部、宫颈等部位鳞癌转移所致，按癌细胞分化程度分为高分化鳞癌和低分化鳞癌。

1）高分化鳞癌细胞：①瑞 - 吉染色可见胞体巨大，呈站队样排列或呈癌珠状聚集，细胞呈多形性；胞质丰富，无颗粒，染色质均细，胞核大、畸形明显，一般核居中多见，核仁大而明显，细胞间界限清，易见病理性核分裂象。②巴氏 /HE 染色可见胞质丰富，胞质有角化时呈淡红色，胞核大、深染、畸形明显，特点同瑞 - 吉染色。各种染色见图 3-22。

2）低分化鳞癌细胞：①瑞 - 吉染色可见细胞散在或成堆分布，细胞边界清晰，胞体大小不等，胞质量偏少，呈强嗜碱性，着色偏深，胞核大，核质比偏高，染色质致密，核仁大而明显。②巴氏 /HE 染色可见细胞散在或成堆分布，细胞体积小，胞质量少，胞质一般无角化，有角化时可以呈淡红色；核大，核质比高，呈紫蓝色，核仁可见。各种染色见图 3-23。

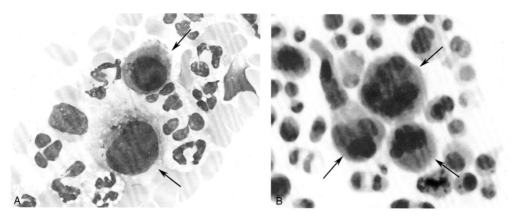

图 3-22　高分化鳞癌细胞

A：细胞体积大，胞核大，核仁明显（胸腔积液，瑞 - 吉染色，×1 000）；B：细胞体积巨大，形态不规则，多核（胸腔积液，HE 染色，×400）。

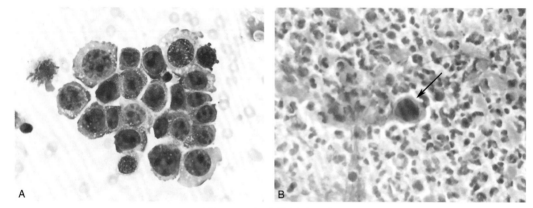

图 3-23　低分化鳞癌细胞

A：细胞体积大小不等，胞质量少，核质比高，核仁大而明显（胸腔积液，瑞 - 吉染色，×1 000）；B：细胞体积巨大，胞核大，核质比高（胸腔积液，HE 染色，×400）。

（3）腺鳞癌：在涂片中同时见到鳞癌和腺癌两种癌细胞，其中每种成分至少占癌细胞的10%。腺鳞癌恶性程度比较高，治疗的效果比较差，患者平均生存时间比较短。腺鳞癌细胞异型性非常明显，可通过 ICC/ICH 进行明确。

2. **小细胞癌**　小细胞癌是一种神经内分泌肿瘤，具有侵袭力强、恶性程度高、易发生早期转移等特点。

（1）瑞 - 吉染色：细胞体积较小，散在或成片分布，可呈站队样排列或呈裸核样改变，胞质量极少，核质比高，胞核不规则，核染色质细腻，一般无核仁（图 3-24）。

（2）巴氏 /HE 染色：细胞核比瑞 - 吉染色更小，核质比极高，胞质呈浅红色，胞核呈蓝紫色，核仁淡染。

小细胞癌细胞与淋巴细胞、淋巴瘤细胞及其他肿瘤细胞不易鉴别，须结合 ICC/IHC 进行确诊。

（二）非上皮组织恶性肿瘤

1. **恶性淋巴瘤**　恶性淋巴瘤细胞浆膜腔浸润少见，瑞 - 吉染色后的淋巴瘤细胞较 HE 染色清晰，易于辨认，多数患者可明确诊断。恶性淋巴瘤分 4 种类型：大细胞淋巴瘤、小细胞淋巴瘤、霍奇金淋巴瘤及其他类型淋巴瘤。

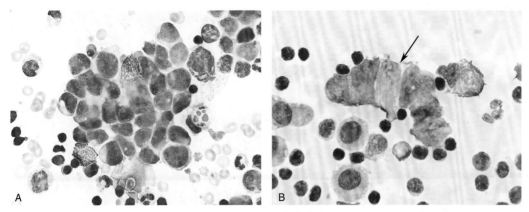

图 3-24　小细胞癌细胞

A:细胞成片分布,胞质量极少,染色质细腻,无核仁(胸腔积液,瑞 - 吉染色,×1 000);B:细胞排列紧密,胞质量极少,染色质细腻,无核仁(胸腔积液,瑞 - 吉染色,×1 000)。

（1）大细胞淋巴瘤:由 B 细胞和 T 细胞淋巴瘤组成,包括无裂细胞、核裂细胞、免疫母细胞和淋巴母细胞型。细胞数量较多,散在分布,体积偏大,胞体不规则,胞质量少或极少,呈强嗜碱性,瑞 - 吉染色呈深蓝色,胞核不规则,有切迹或裂沟,核染色质致密、质地厚重,核仁明显或隐约可见(图 3-25)。

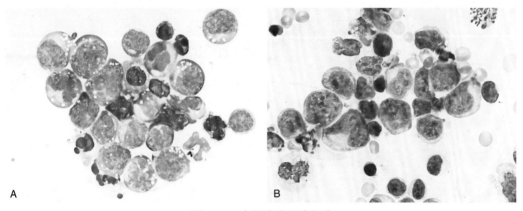

图 3-25　大细胞淋巴瘤细胞

A:胞体大,胞质量少,深蓝色,胞核大(胸腔积液,瑞 - 吉染色,×1 000);B:胞体大,胞核大,核质比高,染色质致密,核仁明显(胸腔积液,瑞 - 吉染色,×1 000)。

（2）小细胞淋巴瘤:亦由 B 细胞和 T 细胞淋巴瘤组成。涂片表现为细胞小、大小较一致的特征。淋巴瘤细胞散在分布,细胞体积偏小,直径为 6~12μm,细胞呈圆形、卵圆形或不规则形,胞质量少,胞核大、不规则,核质比高,核染色质致密、分布不均匀(图 3-26)。

小细胞淋巴瘤细胞学诊断仅提示为非霍奇金恶性淋巴瘤。当瘤细胞由分化成熟的小淋巴细胞组成,且细胞核大小基本一致,又无异型性时,与反应性淋巴细胞不易区别,须结合免疫表型、DNA 倍体分析及临床表现综合分析。

（3）霍奇金淋巴瘤:在积液中可见 Reed-Sternberg（R-S）细胞,该类细胞为直径 20~50μm 或更大的双核、多核的瘤巨细胞,胞质丰富或偏少,瑞 - 吉染色呈蓝色,胞质内常见脂质空泡,胞核形态如"鹰眼"或呈"镜影"核,染色质致密,核仁明显;涂片常见大量凋亡细胞(图 3-27)。

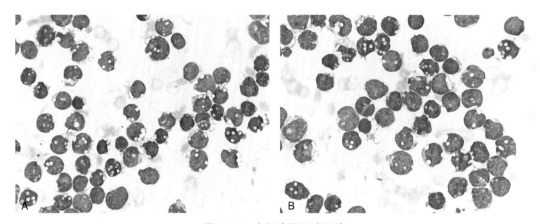

图 3-26　小细胞淋巴瘤细胞

A：胞体小，胞质量少，其内可见脂质空泡（胸腔积液，瑞 - 吉染色，×1 000）；B：胞体小，胞质量少，染色质细致（胸腔积液，瑞 - 吉染色，×1 000）。

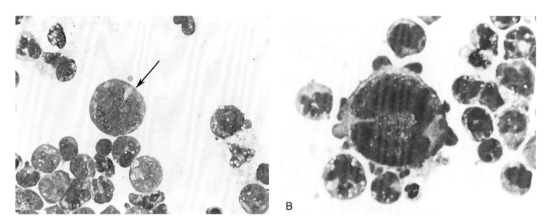

图 3-27　霍奇金淋巴瘤细胞

A：胞体大小不等，胞质量少，深蓝色，箭头所指细胞呈"镜影"核（胸腔积液，瑞 - 吉染色，×1 000）；B：细胞体积巨大，胞质量少，强嗜碱性，胞核大，核仁明显（胸腔积液，瑞 - 吉染色，×1 000）。

（4）其他类型淋巴瘤：淋巴瘤细胞种类丰富，除上述几种常见淋巴瘤外，其他类型的淋巴瘤仅从细胞形态特征很难分型，须结合免疫表型分析及 ICC/IHC 等检查结果进行明确。

**2. 恶性黑色素瘤**

（1）形态特点：瘤细胞体积大小不一，部分细胞胞体巨大，多散在分布，胞质丰富，其内可见大量黑色素颗粒，核异型性明显，核形不规则，可见单核、双核或多核，核仁明显（图 3-28A）；核分裂象易见。部分恶性黑色素瘤细胞为无颗粒型（图 3-28B），须结合组织病理学或免疫组化进行确诊。

（2）临床意义：见于恶性黑色素瘤浆膜腔转移。

**3. 白血病细胞**　急性和慢性白血病细胞均可侵犯浆膜，其中以急性髓系白血病细胞侵及浆膜最为常见。积液中的原幼细胞散在分布，胞体不规则，胞质呈嗜碱性，颜色偏深，胞质内常见嗜天青颗粒或脂质空泡，胞核不规则，染色质致密，核仁明显，部分髓系白血病细胞可见 Auer 小体（图 3-29）。

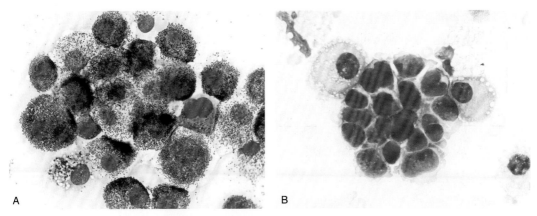

图 3-28　恶性黑色素瘤细胞

A：细胞体积大小不等，胞质内可见大量色素颗粒（胸腔积液，瑞 - 吉染色，×1 000）；B：细胞成团分布，胞质量少，无颗粒（胸腔积液，瑞 - 吉染色，×1 000）。

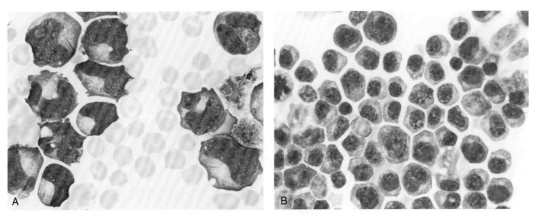

图 3-29　白血病细胞

A：胞体不规则，胞质内可见 Auer 小体，胞核不规则，染色质呈颗粒状，核仁明显（胸腔积液，瑞 - 吉染色，×1 000）；B：胞体大小不一，胞质量少，核质比偏高（胸腔积液，瑞 - 吉染色，×1 000）。

　　白血病细胞与分化低的腺癌细胞、肉瘤细胞、淋巴瘤细胞及生殖细胞瘤细胞不易鉴别。浆膜腔积液发现原始或幼稚细胞，患者常有白血病病史；此外，免疫组化染色及流式细胞术有助于白血病细胞的鉴别。

（段爱军　李启欣）

# 第四节　案　例　分　析

## 一、浆膜腔积液腺癌细胞

　　1. **患者资料**　患者，女，77 岁，于半年前出现上腹部胀痛，口服胃药效果欠佳，症状反复，前来医院就诊。肿瘤标志物：CEA 17.72ng/ml ↑，CA125 219.1U/ml ↑，CA199 1 049.23U/ml ↑。CT 结果：大量腹水、盆腔积液；右侧膈下、髂窝及盆腔网膜饼样改变，考虑腹膜转移瘤。

2. **形态学检查** 腹水黄色、浑浊；细胞离心涂片机制片，瑞 - 吉染色加 HE 染色。显微镜检查：有核细胞明显增多，可见大量异型细胞，胞体巨大，胞质丰富，其内可见黏液空泡，胞核大小不等、畸形，核仁大而明显（图 3-30）。

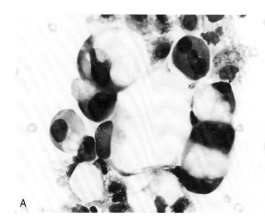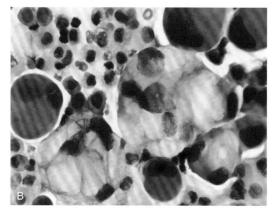

图 3-30 肿瘤细胞

A：胞体大小不等，胞质内可见黏液空泡（腹水，瑞 - 吉染色，×1 000）；B：胞体大小不等，胞质丰富，可见黏液空泡（腹水，HE 染色，×1 000）。

3. **形态学报告** 可见恶性细胞，形态符合腺癌。
4. **临床诊断** 胃癌伴腹膜转移。
5. **讨论分析** 该患者上腹部胀痛有半年多，而且口服胃药效果欠佳，肿瘤标志物明显增高，胃镜提示食管外压性隆起，不除外消化道肿瘤；并且 CT 提示大量腹水、盆腔积液；右侧膈下、右侧髂窝及盆腔网膜饼样改变，考虑腹膜转移瘤。为了进一步明确诊断，医生行腹腔穿刺手术，查腹水细胞学：涂片可见大量肿瘤细胞，细胞异型性明显，依据细胞形态分析，符合腺癌细胞。病理检查结果：黏液腺癌浸润或转移。

浆膜腔积液细胞学检查简便、快速、准确率高，而且标本容易获得，尤其是在鉴别积液的良恶性方面，可以为临床提供很多有价值的信息。

（张 霞 段爱军）

## 二、肺癌细胞浆膜腔转移

1. **患者资料** 患者，女性，56 岁，因"腹痛伴食欲缺乏 3 天"入院。自诉近 3 天口服颈复康颗粒后感腹胀、腹痛，以剑突下为著，食量较前减少，精神不佳，乏力，伴有头晕不适，大小便正常，近期体重无明显增减。

血清肿瘤标志物：CEA 54.5ng/ml ↑，CA125 65.8U/ml ↑，CA15-3 40.7U/ml ↑。心包积液肿瘤标志物：CEA>1 000ng/ml ↑，CA125 1 499U/ml ↑，CA15-3>300U/ml ↑。心脏彩超：大量心包积液和胸腔积液。胸部 CT：左上叶尖段周围型肺癌并左肺门及纵隔淋巴结转移。

2. **形态学检查** 心包积液和胸腔积液红色、浑浊；推片法加瑞 - 吉染色。显微镜检查：有核细胞增多，可见大量异型细胞，该类细胞体积大，成团分布，细胞边界不清，排列紊乱，胞质丰富，部分细胞内含黏液空泡，胞核不规则，染色质致密，核仁大而明显（图 3-31），背景可见少量巨噬细胞、中性粒细胞及淋巴细胞。

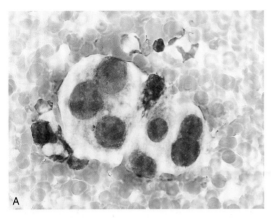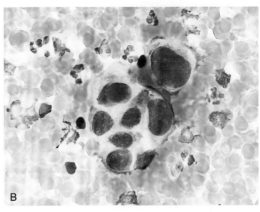

图 3-31　肿瘤细胞

A：细胞成团分布，多个核，核仁明显（心包积液，瑞-吉染色，×1 000）；B：细胞成团或散在分布，胞体大小不等，胞核大，核仁明显（胸腔积液，瑞-吉染色，×1 000）。

3. **形态学报告**　可见恶性细胞，形态符合腺癌细胞，提示肿瘤细胞浆膜腔转移，建议结合免疫组化及组织病理学检查进一步明确。

4. **临床诊断**　肺癌（周围型腺癌）。

5. **讨论分析**　该患者为老年女性，剑突下压痛，血清肿瘤标志物升高，心包积液肿瘤标志物明显升高；胸部 CT 提示左上叶尖段周围型肺癌并左肺门及纵隔淋巴结转移，双侧胸腔积液，心包大量积液。查心包积液和胸腔积液细胞形态学，镜下均见到大量异型细胞，从细胞大小、排列及形态分析，符合腺癌细胞特征，提示肿瘤细胞浆膜腔转移。

浆膜腔积液脱落细胞检验作为无创、快速进行细胞分类及发现肿瘤细胞的一种手段，在呼吸系统的感染判断及肿瘤性疾病的诊断中发挥重要的作用。在浆膜腔积液中发现肿瘤细胞，根据细胞形态特征可初步判断肿瘤性质，提示浆膜腔原发性恶性肿瘤、肿瘤细胞浆膜腔转移或造血淋巴组织系统的异常细胞，但不能明确肿瘤细胞来源，定位须结合影像学等检查，肿瘤细胞分型须结合免疫组织化学染色结果。

（张　霞　闫立志）

## 思考题

1. 漏出液与渗出液的产生机制和常见原因有哪些？
2. 如何分辨正常间皮细胞与反应性间皮细胞？
3. 腺癌细胞的形态学特点有哪些？
4. 鳞癌细胞的形态学特点有哪些？
5. 恶性淋巴瘤的分类及其形态学特点有哪些？

# 第四章

# 脑脊液脱落细胞检验形态学

脑脊液（cerebrospinal fluid，CSF）是存在于脑室、蛛网膜下腔和脊髓中央管内的无色透明液体。正常成年人的脑脊液仅有少量淋巴细胞和单核细胞；病理情况下，脑脊液中细胞数量及种类均会发生改变。因此，脑脊液细胞学检查，对多种中枢神经系统疾病的诊断与鉴别诊断、疗效观察、预后判断以及疗效评价等方面有着重要的临床意义。

## 第一节 概　　述

### 一、脑脊液形成与功能

脑室包括侧脑室、第三脑室和第四脑室。侧脑室脉络丛位于中央部和下角内，两侧的脉络丛经室间孔与第三脑室脉络丛相连。脑脊液约 70% 来自侧脑室脉络丛，由血脑屏障对血液的选择性滤出和主动分泌产生，约 30% 由室管膜上皮和毛细血管产生。侧脑室脉络丛产生的脑脊液经室间孔流至第三脑室，经中脑水管到第四脑室，第四脑室分布于蛛网膜下腔，最终经硬脑膜窦回流入血。

脑脊液的生理功能：①缓冲、减轻外力对脑组织和脊髓的损伤；②供给中枢神经系统的营养，运走部分代谢产物；③调节神经系统碱储量，维持酸碱平衡；④维持神经系统渗透压，调节颅内压；⑤转运生物胺类物质，参与神经内分泌调节。

### 二、标本采集与涂片染色

#### （一）标本采集与运送

1. **标本采集**　脑脊液由临床医生通过腰椎穿刺术采集，穿刺成功后将脑脊液收集于无菌容器内，尽量送检中、后段的脑脊液。脑室引流液也可以用于细胞学检查，但须注明标本来源。脑脊液标本采集宜使用无菌试管，若能采集足量标本，应将其分装至 3~4 支试管，每管宜取 3~5ml，用于不同的检验项目，一般无须使用抗凝剂。

2. **标本运送**　脑脊液标本采集后应于室温下尽快送检。

#### （二）涂片制备与染色

1. **涂片制备**

（1）推片法：取脑脊液至少 2ml 或全部脑脊液→800~1 000r/min 离心 5min →弃上清液→混匀沉淀物→取约 10μl 滴加在载玻片一端，同血膜制备法推片 2~4 张。

（2）细胞离心涂片机制片：先将载玻片编号→吸水纸、载玻片完全重叠紧贴放入配套细胞收集器→取静置后底层脑脊液 500μl → 800~1 000r/min 离心 10min →取出涂片,自然干燥。

（3）液基膜过滤薄层制片：至少 2ml 脑脊液→ 800~1 000r/min 离心 5~10min →倾去上清液→将沉淀物混匀,移入液基专用样本瓶→静置约 15min →按液基膜式薄层制片机操作流程制片。

**2. 涂片染色** 常用染色法有瑞 - 吉染色、巴氏染色及 HE 染色。

### 三、显微镜检查与结果报告

**1. 显微镜检查** 显微镜检查方法见第一章第六节相关内容。

**2. 结果报告** 结果报告方式见第一章第六节相关内容。

### 四、质量保证

（一）标本采集

**1. 采集容器** 推荐使用带盖塑料试管作为采集容器,避免使用真空采血试管或痰杯等容器送检。

**2. 标本采集** 为避免或减少血液混入对细胞计数及分类的影响,一般第 3 或第 4 管脑脊液用于细胞计数及形态学检查,标本量不少于 2ml。

（二）标本运送与接收

脑脊液标本送检宜平稳不宜摇晃,以常温为宜,避免高温、冷冻和振荡等;冷冻后的标本不能用于细胞学检查;标本接收时应检查采集容器是否符合要求,标本量是否足够,不合格标本可以拒收或执行让步检验。

（三）标本处理

**1. 标本保存** 脑脊液接收后要尽快检验,细胞计数和分类宜在 1h 内完成,避免标本久置导致细胞及其他有形成分破坏,影响细胞计数及分类。用于细胞学检验的未及时处理的标本应放于 2~8℃冰箱冷藏,不超过 4h。

**2. 涂片制片** 推荐采用细胞离心涂片机制片,制片时须将标本混匀,注意加样量和离心速度,注意玻片与滤纸边缘要压紧,保证密封良好,避免液体渗漏,影响细胞收集效果;细胞较少时,可先将标本离心,弃上清留沉淀再用细胞离心涂片机制片。细胞及其他有形成分较多的标本可选用推片法制片。

良好的脑脊液细胞学涂片应满足以下要求：①细胞收集率高;②镜下细胞分布均匀、结构清晰和完整。

（四）标本处理及保存

严格按照实验室制定的规范流程进行操作。标本检测后应及时放至 4~8℃冰箱保存,对诊断或鉴别诊断有重要参考意义的涂片应妥善保管 3~5 年。

### 五、临床应用

脑脊液细胞学检查对中枢神经系统感染性疾病、肿瘤、免疫性疾病、脑膜白血病 / 淋巴瘤浸润、脑血管病等的诊断、鉴别诊断和疗效观察具有重要意义。

（黎安玲　李晓非）

# 第二节 非肿瘤性病变脑脊液脱落细胞检验形态学

脑脊液中正常无红细胞,仅有少数淋巴细胞。穿刺可能带入一些非肿瘤性细胞成分,如鳞状上皮细胞、脂肪细胞、纤维组织、横纹肌细胞、软骨细胞和造血系统的细胞等。在疾病状态下,脑脊液细胞种类及数量均可能发生变化。

## 一、脑脊液中的非肿瘤细胞

### (一)非上皮细胞

**1. 激活淋巴细胞** 由淋巴细胞受抗原刺激后转化而成,胞体稍大,胞质嗜碱性加深,核染色质稍不均匀(图4-1)。该类细胞与淋巴瘤细胞不易鉴别,可通过免疫细胞化学染色或流式细胞技术鉴别。激活淋巴细胞增多见于细菌性脑膜炎(恢复期)、病毒性脑膜炎、结核性脑膜炎、脑脓肿、多发性硬化、脑梗死和蛛网膜下腔出血等疾病。

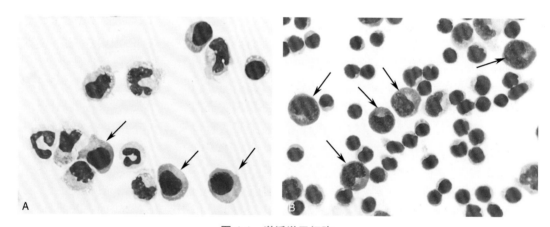

图4-1 激活淋巴细胞

A:细胞体积偏大,胞核深蓝色,染色质致密(瑞-吉染色,×1 000);B:胞体偏大,胞质嗜碱性增强,胞核不规则,染色质厚重(瑞-吉染色,×1 000)。

**2. 浆细胞** 正常脑脊液中无浆细胞,浆细胞增多见于结核性脑膜炎、脑囊虫病、病毒性感染或多发性骨髓瘤。有学者认为,浆细胞的比例明显增多是多发性硬化的一种相对特征性的脑脊液细胞学改变。

**3. 单核细胞与激活单核细胞** 正常脑脊液中的单核细胞和淋巴细胞的比例约为3:7。单核细胞(图4-2A)增多见于多种原因引起的脑膜非特异性反应和脑组织的破坏性病变,如脑挫伤、缺血、出血、炎症和变性疾病等。激活单核细胞胞体不规则,可有胞质突起,胞质内可见大小不等的空泡,胞核增大,是单核细胞被抗原激活的表现(图4-2B)。

**4. 巨噬细胞/吞噬细胞** 巨噬细胞是由被激活的单核细胞吞噬异物后转变而来的一类细胞。该类细胞大小不等,部分细胞胞体巨大,胞质内可见吞噬的红细胞、细菌、真菌、含铁血黄素颗粒、脂类及结晶等(图4-3)。正常脑脊液中无巨噬细胞,若出现常见于中枢神经系统炎症、出血或外伤等疾病。

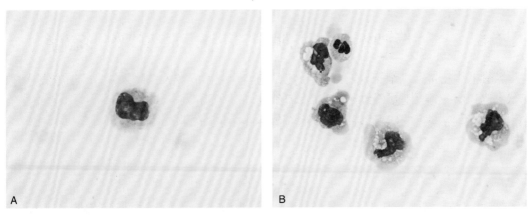

**图 4-2 单核细胞与激活单核细胞**
A：单核细胞（瑞 - 吉染色，×1 000）；B：激活单核细胞（瑞 - 吉染色，×1 000）。

5. **其他血细胞** 其他血细胞增多及临床意义见表 4-1。

（二）脱落细胞

1. **脉络丛 - 室管膜细胞** 室管膜细胞是神经胶质细胞覆在脑室和脊髓中央管腔面上的一层立方或柱状上皮细胞，参与构成脉络组织。脉络丛上皮细胞是脑室壁形成脉络丛处特化的细胞。在脑脊液涂片中室管膜细胞与脉络丛上皮细胞形态相似，所以合称脉络丛 - 室管膜细胞，该类细胞单个散在或乳头状成簇排列，胞体大小不等，胞质丰富，细胞核为圆形或椭圆形，核染色质呈颗粒状（图 4-4）。

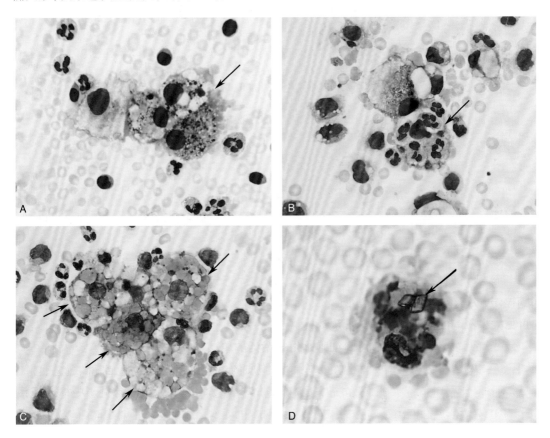

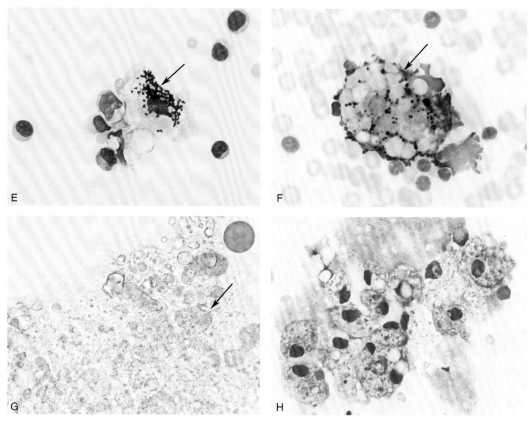

**图4-3　巨噬细胞/吞噬细胞**

A:巨噬细胞(瑞-吉染色,×1 000);B:吞噬白细胞(瑞-吉染色,×1 000);C:吞噬红细胞(瑞-吉染色,×1 000);D:吞噬橙色血质(瑞-吉染色,×1 000);E:吞噬含铁血黄素(瑞-吉染色,×1 000);F:吞噬含铁血黄素(铁染色,×1 000);G:吞噬脂肪(苏丹Ⅲ染色,×1 000);H:吞噬脂肪(瑞-吉染色,×1 000)。

表4-1　脑脊液中常见的血细胞及临床意义

| 细胞种类 | 临床意义 |
| --- | --- |
| 红细胞 | 增多见于脑出血、蛛网膜下腔出血、脑血栓、硬膜下血肿、脑肿瘤、穿刺损伤等 |
| 淋巴细胞 | 增多见于结核性脑膜炎、霉菌性脑膜炎、病毒性脑膜炎、乙型脑炎后期、脊髓灰质炎、脑肿瘤、脑出血、多发性神经炎等 |
| 中性粒细胞 | 增多见于化脓性脑膜炎、流行性脑脊髓膜炎、流行性脑炎、脑出血、脑脓肿、结核性脑膜炎恶化期、脑肿瘤等 |
| 嗜酸性粒细胞 | 增多见于寄生虫性脑病等 |

脑脊液中偶见脉络丛-室管膜细胞,一般无临床意义;增多见于婴幼儿脑积水、脑室穿刺造影或鞘内给药等。

**2. 蛛网膜细胞**　蛛网膜下腔位于蛛网膜和软脊膜之间,蛛网膜由脑膜上皮细胞组成。正常人脑脊液中偶见蛛网膜细胞,该类细胞体积偏大,常散在或成群分布,胞质丰富,细胞核大小基本一致,呈椭圆或圆形,染色质呈颗粒状,可见小核仁(图4-5)。

脑脊液中偶见蛛网膜细胞无诊断意义;蛛网膜机械性损伤或炎症时该类细胞脱落增多。

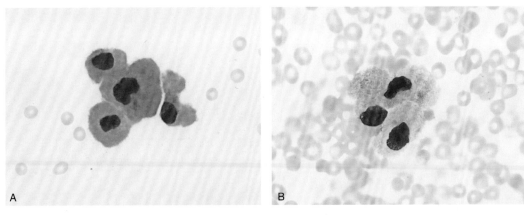

图 4-4　室管膜细胞（脑脊液，瑞 - 吉染色，×1 000）

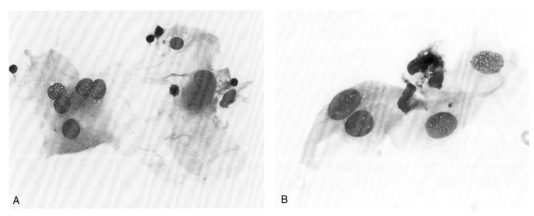

图 4-5　蛛网膜细胞（脑脊液，瑞 - 吉染色，×1 000）

## 二、非肿瘤性疾病脑脊液细胞学特点

### （一）感染性疾病

根据感染的病原体类型不同，中枢神经系统感染的类型常见为细菌、真菌、病毒及原虫感染等。中枢神经系统的感染，通常会引起脑脊液细胞成分的变化，可以为临床对感染性疾病的诊断及疗效观察提供一定的证据支持，明确致病菌需要结合细菌培养、抗原抗体检查、PCR 及基因组测序等检测技术。

1. **细菌性感染**　细菌性脑膜炎是指由细菌引起的以脑膜和脊髓膜炎症为主的中枢神经系统感染性疾病，分为化脓性脑膜炎和非化脓性脑膜炎。引起化脓性脑膜炎常见的病原菌有脑膜炎球菌、链球菌、B 型流感嗜血杆菌等；非化脓性脑膜炎的主要致病菌有结核分枝杆菌和布鲁氏菌等。

（1）流行性脑脊髓膜炎：是由脑膜炎球菌引起的化脓性脑膜炎，致病菌由鼻咽部侵入血循环，形成败血症，最后局限于脑膜及脊髓膜，形成化脓性脑脊髓膜病变。好发于儿童和青少年，多为散发性，在冬季可引起流行，称为流行性脑脊髓膜炎（简称流脑）。

脑脊液白细胞数量明显升高，以中性粒细胞为主，由于致病因素的持续作用，多呈化脓性积液；瑞 - 吉染色可以发现细菌，染色后菌体呈蓝色（图 4-6A），结合革兰氏染色（图 4-6B）、抗酸染色、微生物培养等检查可鉴定致病菌。

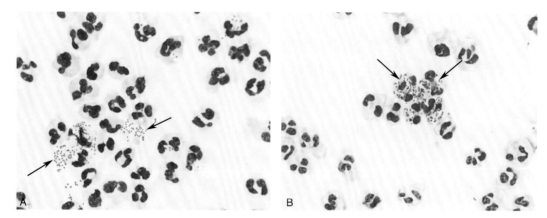

图 4-6　脑脊液发现细菌

A: 细菌（脑脊液，瑞-吉染色，×1 000）；B: 箭头所示为胞内菌（脑脊液，革兰氏染色，×1 000）。

（2）结核性脑膜炎：结核性脑膜炎（tuberculous meningitis，TBM）是由结核分枝杆菌引起的脑膜和脊髓膜的非化脓性炎症疾病。以小儿多见，成人较少。

脑脊液细胞数目增多，有激活的淋巴细胞、浆细胞、巨噬细胞和中性粒细胞。早期脑脊液以中性粒细胞为主，但治疗后中性粒细胞明显减少，而激活淋巴细胞、单核细胞和巨噬细胞增多，有时可见多核巨噬细胞。

**2. 病毒性感染**　由各种病毒感染引起的软脑膜（软膜和蛛网膜）弥漫性炎症，临床以发热、头痛和脑膜刺激征为主要表现。主要包括脊髓灰质炎病毒、柯萨奇病毒 A 和 B、埃可病毒感染等，其次为流行性腮腺炎病毒、疱疹病毒和腺病毒感染等。病程有自限性，多在 2 周以内，一般不超过 3 周，多无并发症，预后较好。病毒若在侵犯脑膜的同时侵犯脑实质，则形成脑膜脑炎。

脑脊液细胞学检查结合病原学检测有利于病毒性脑膜炎的诊断。脑脊液涂片以淋巴细胞增多为主，占白细胞总数的 80% 以上。发病初期，脑脊液出现少量中性粒细胞，但 1~2 天后，淋巴细胞的比例升高，还可见激活淋巴细胞；病情恢复期，激活淋巴细胞逐渐减少，淋巴细胞及单核细胞增多；疾病康复时，淋巴细胞及单核细胞比例逐渐恢复正常。

**3. 真菌性感染**　中枢神经系统真菌感染主要沿脑脊液途径播散，常见于免疫抑制或免疫缺陷患者；此外，一些长期使用抗生素的患者，也可出现中枢神经系统真菌感染。在脑脊液涂片中，可以发现真菌孢子（图 4-7）。

（1）曲霉菌感染：曲霉菌脑膜炎极少见，多数患者为头面邻近器官曲霉菌病的延续，如耳、鼻、鼻旁窦等部位的曲霉菌感染后直接蔓延，亦可见于肺部曲霉菌感染后，经血行播散侵犯颅内。

霉菌菌丝具有较强的黏附性，可以更紧密地固定在组织结构上，如血管、含胶原纤维组织以及脑或脊髓组织，因此脑脊液中并不易发现霉菌菌丝（图 4-8）。此外，霉菌孢子需要在含氧气的环境中形成，而中枢神经系统并非开放性的，因此脑脊液中较难找到霉菌孢子。

（2）新型隐球菌感染：新型隐球菌脑膜炎是中枢神经系统最常见的真菌感染，由新型隐球菌感染引起，临床主要表现为发热、头痛、呕吐等亚急性或慢性脑膜炎、脑膜脑炎的症状，少数患者可表现为颅内占位性病变。

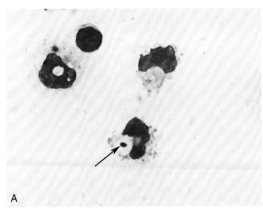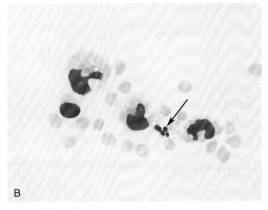

图 4-7　真菌感染

　　A:真菌孢子被细胞吞噬,呈蓝色(脑脊液,瑞-吉染色, ×1 000);B:真菌孢子分布在细胞外(脑脊液,瑞-吉染色, ×1 000)。

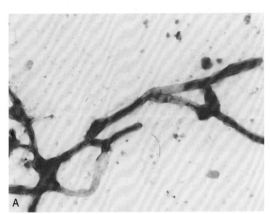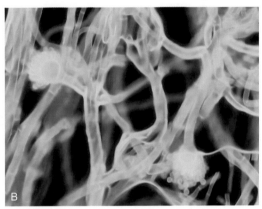

图 4-8　曲霉菌感染

　　A:菌丝呈 45°分枝状(脑脊液,革兰氏染色, ×1 000);B:培养后的曲霉菌(脑脊液,荧光染色, ×1 000)。

　　墨汁染色、瑞-吉染色、荧光染色及其他染色法在脑脊液中可以发现新型隐球菌(图 4-9)。菌体呈圆形或椭圆形,直径 5~15μm,双层厚壁孢子,外有一层肥厚荚膜;瑞-吉染色荚膜结构不清晰,菌体呈绒球状。

**4. 脑寄生虫感染**

　　(1)弓形虫感染:脑弓形虫病是弓形虫感染侵犯颅内引起的,多发生在免疫抑制或 T 细胞缺陷的人,如长期应用免疫抑制剂治疗或艾滋病患者。脑弓形虫病分为先天性脑弓形虫病和后天获得性脑弓形虫病,后天感染的人多为隐性感染,不表现明显症状,但是当人免疫功能受损或低下时,可出现症状。

　　在中枢神经系统脑组织标本中可发现假囊性弓形虫小体,为弓形虫的休眠形式(图 4-10A),在疾病再激活时释放速殖子(图 4-10B)。

　　(2)其他原虫感染:在腰椎穿刺获得的脑脊液样本中发现寄生虫较为罕见,偶尔在寄生虫感染的患者伴血性脑脊液时,可能通过脑脊液细胞学发现阿米巴原虫、锥虫或疟原虫等(图 4-11)。

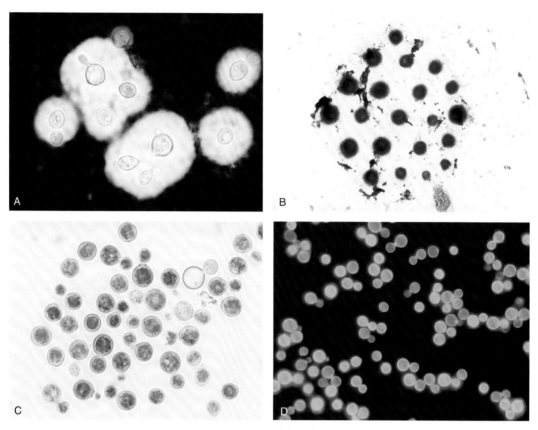

图 4-9　新型隐球菌

　　A：可见肥厚的荚膜（脑脊液,墨汁染色,×1 000）；B：菌体呈绒球状,荚膜结构不清（脑脊液,瑞 - 吉染色,×1 000）；C：菌体大小不等,外周着色偏红,中心区域呈蓝色（脑脊液,亚甲蓝 + 中性红染色,×1 000）；D：菌体呈蓝色荧光（脑脊液,荧光染色,×400）。

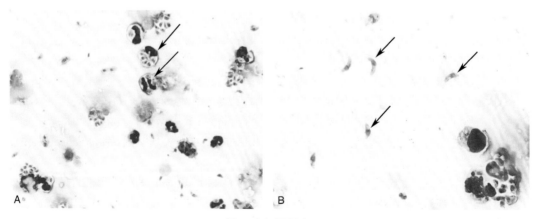

图 4-10　弓形虫

　　A：假囊性弓形虫小体（瑞 - 吉染色,×1 000）；B：弓形虫（瑞 - 吉染色,×1 000）。

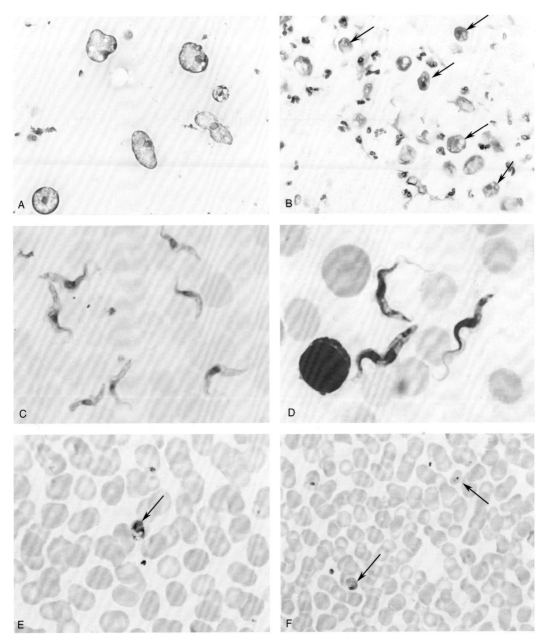

图 4-11　原虫感染

A:阿米巴原虫(脑脊液,瑞 - 吉染色,×1 000);B:阿米巴原虫(组织切片,HE 染色,×200);C:锥虫(煌焦油蓝染色,×1 000);D:锥虫(煌焦油蓝染色,×1 000);E:疟原虫(脑脊液,瑞 - 吉染色,×1 000);F:疟原虫(脑脊液,瑞 - 吉染色,×1 000)。

（二）蛛网膜下腔出血

蛛网膜下腔出血最常见于创伤、动脉瘤破裂、自发性脑出血(高血压或凝血障碍)、出血性脑梗死、动静脉畸形、肿瘤或其他罕见疾病引起的颅内出血。

在蛛网膜下腔出血 2~3h 之后,单核细胞被激活,可发生吞噬红细胞现象;大约 4 天后,吞噬细胞内出现含铁血黄素颗粒,瑞-吉染色呈深褐色或深蓝色,铁染色呈深蓝色;出血8天后,可见血红素结晶(橙色血质)。此外吞噬细胞的寿命相对较长,在首次出血后可在蛛网膜下腔存活长达120天,因此发生蛛网膜下腔出血后,脑脊液细胞学的观察窗口期较长。

(王迪 黎安玲)

# 第三节 肿瘤性病变脑脊液脱落细胞检验形态学

WHO肿瘤分类(第五版)将中枢神经系统肿瘤分为12大类:胶质瘤、胶质神经元肿瘤和神经元肿瘤,脉络丛肿瘤,胚胎性肿瘤,松果体肿瘤,脑神经和椎旁神经肿瘤,脑膜瘤,间叶性非脑膜上皮来源的肿瘤,黑色素细胞肿瘤,血液和淋巴系统肿瘤,生殖细胞肿瘤,鞍区肿瘤,中枢神经系统转移性肿瘤。根据肿瘤细胞来源,可分为中枢神经系统原发性肿瘤和中枢神经系统转移性肿瘤。

## 一、中枢神经系统原发性肿瘤

中枢神经系统原发性肿瘤在组织学特征的基础上增加分子参数,又分为很多亚型。脑脊液细胞学检查可以发现肿瘤细胞,明确诊断须结合临床症状、影像学、ICC/IHC及其他检查;脑脊液细胞学检查对于脑膜肿瘤的诊断特异度较高,但灵敏度不够,为提高阳性检出率,可多次穿刺送检。此处主要介绍几种常见中枢神经系统原发性肿瘤。

### (一)局限性星形细胞胶质瘤

2021年WHO中枢神经系统肿瘤分类将"局限性"一词用于具有局限性生长特性的星形细胞胶质瘤的分类,此类胶质瘤的生长方式较局限,影像学可见肿瘤界限较清晰,预后相对较好,但局限性并不代表低级别。局限性星形细胞胶质瘤包括毛细胞型星形细胞瘤、有毛细胞样特征的高级别星形细胞瘤、多形性黄色瘤型星形细胞瘤、室管膜下巨细胞型星形细胞瘤、脊索样胶质瘤和星形母细胞瘤 *MN1* 变异型。

脑脊液中星形细胞瘤细胞形态多样,具有恶性细胞的一般特征,胞体偏大,胞质量丰富,有空泡,胞核不规则,核偏位,染色质致密,核仁明显(图4-12)。常用的免疫标记有GFAP,可证实肿瘤组织具有胶质组织来源,MAP-2(表达于正常的神经元细胞)可作为胶质组织来源肿瘤的标志物。

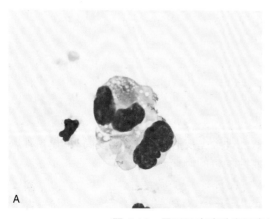
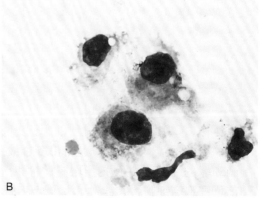

图4-12 星形细胞胶质瘤细胞(脑脊液,瑞-吉染色,×1 000)

（二）胶质母细胞瘤

胶质母细胞瘤是恶性程度和发病率最高的脑肿瘤,可以发生在任何年龄,主要见于成年人,男性多于女性。胶质母细胞瘤分为原发性和继发性两种类型,瘤细胞生长迅速,可压迫周围脑组织和神经,引起头疼及呕吐等症状。具有星形胶质细胞特征,但细胞异型性明显、增生活跃、核分裂多见,可有核深染的多核瘤巨细胞,并可见肾小球样微血管增生、血管墙和 / 或假栅栏样坏死（图 4-13）。常用的免疫标记同星形细胞胶质瘤。

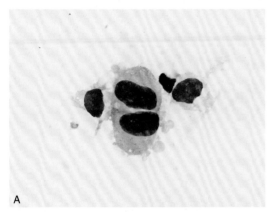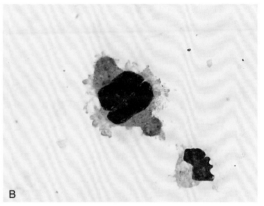

图 4-13　胶质母细胞瘤（脑脊液,瑞 - 吉染色,×1 000）

（三）室管膜瘤

室管膜瘤是发生于室管膜细胞的一种胶质瘤,是胶质瘤中预后较好的一种肿瘤;患者多有头疼、恶心、呕吐等症状。好发于儿童和中青年人,生长较缓慢。多位于脑室系统和脊髓中央管,偶见于幕上脑实质内。主要组织学特征为血管心菊形团、室管膜菊形团及豹斑样区。主要组织学亚型包括乳头状型、透明细胞型、伸长细胞型。

室管膜瘤细胞常形成粘连的细胞团,与星形细胞不同,细胞间的形态较为均一,异型性不明显,其细胞核大多有拉长的现象,有时可见明显的微核。分化的室管膜瘤细胞有时会表现出巨噬细胞样外观。常用的免疫标记是 GFAP,室管膜瘤细胞强表达,但不能鉴别正常的室管膜细胞和室管膜肿瘤细胞。

（四）生殖细胞瘤

生殖细胞瘤是原发于中枢神经系统的生殖细胞肿瘤,是松果体区最常见的肿瘤之一,高度恶性,浸润性生长,并可沿脑脊液循环播散种植,多发生于儿童和青少年。临床表现与肿瘤大小、肿瘤所在位置密切相关,主要为颅内高压症状、局部压迫症状以及内分泌异常症状。

生殖细胞瘤细胞形态特征:细胞大小不一,胞体多不规则,胞质量少或稍多,胞质内常见分布于细胞边缘的大小不等的空泡,胞核不规则,染色质致密,核仁明显（图 4-14）。常用的免疫标记有胎盘碱性磷酸酶及转录因子家族 Oct-4。

（五）髓母细胞瘤

髓母细胞瘤是一种主要见于儿童的恶性胚胎性神经上皮肿瘤,恶性程度高,生长极其迅速,手术不易全部切除,肿瘤细胞有沿脑脊液播散性种植的倾向。肿瘤易阻塞第四脑室和破坏小脑蚓部,主要表现为颅内压增高症状和小脑症状。

髓母细胞瘤细胞形态特征:细胞数量极为丰富,排列紧密,胞质量少,核质比高,部分细胞胞质量极少,形似裸核;胞核多不规则,核染色质呈细颗粒状,核分裂象易见（图 4-15）。

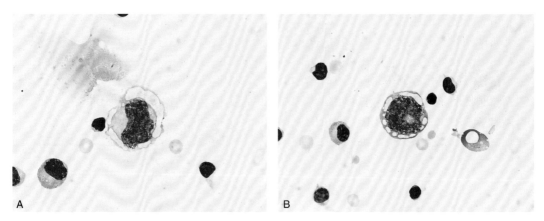

图 4-14　生殖细胞瘤细胞（脑脊液，瑞 - 吉染色，×1 000）
A：胞体偏大，胞质量多少不等，可见空泡；B：胞核不规则，核染色质致密。

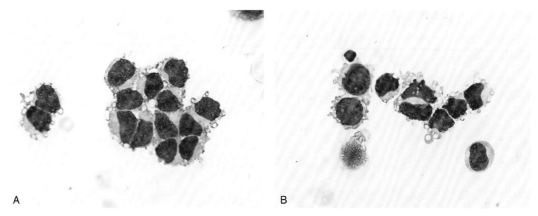

图 4-15　髓母细胞瘤细胞（瑞 - 吉染色，×1 000）
A：细胞排列紧密；B：胞质量少，核质比高。

**（六）原发性中枢神经系统淋巴瘤**

中枢神经系统淋巴瘤根据瘤细胞来源分为原发性和继发性。病变常发生于脑、软脑膜、脊髓等中枢神经系统组织内，可引起相应器官出现功能障碍。约 90% 的原发性中枢神经系统淋巴瘤属于弥漫性大 B 细胞淋巴瘤，其中仅有约 15% 的患者在患病的初始阶段，脑脊液标本检测可见淋巴瘤细胞。有进行性临床症状的患者应立即接受立体定向脑活检，以便快速明确诊断。

弥漫大 B 细胞淋巴瘤累及脑膜者，其细胞形态特征：胞体中等或偏大，胞质量少，呈强嗜碱性，核质比偏高，胞核为圆形、花样或不规则形，染色质致密，核仁明显（图 4-16）。淋巴瘤细胞与其他白血病细胞不易鉴别，而且化疗后的淋巴瘤细胞形态会发生较大的变化，可根据免疫细胞化学染色及流式细胞检测进行明确。常用的免疫标记有 CD20、CD19、CD3、CD10、PAX5、kappa、lambda 等。

**（七）黑色素细胞肿瘤**

黑色素细胞肿瘤根据细胞来源分为原发性和继发性。原发性脑膜黑色素细胞肿瘤少见，起源于软脑膜黑色素细胞，为中枢神经系统的高度恶性肿瘤。表现为硬脑膜的孤立性肿块，可见于中枢神经系统任何部位，好发于脊髓和颅后窝，肿瘤呈快速侵袭性生长，预后差，

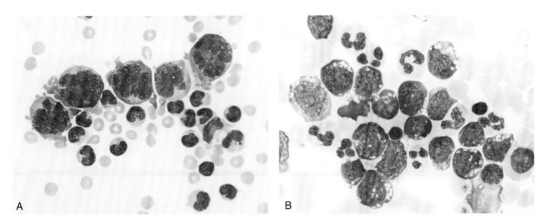

图 4-16　淋巴瘤细胞

A：胞体偏大，胞质量少，强嗜碱性，胞核不规则（脑脊液，瑞 - 吉染色，×1 000）；B：胞体偏大，胞质量少，可见小空泡（脑脊液，瑞 - 吉染色，×1 000）。

但好于转移性黑色素细胞肿瘤。原发性脑膜黑色素瘤患者一般以青壮年以下为主，而继发性脑膜黑色素瘤可发生于任何年龄。

细胞学特征：胞体大小不一，部分细胞胞体巨大，胞质丰富，其内可见大量黑色素颗粒，核为圆形、椭圆形或不规则形，核仁明显（图 4-17A）。无色素型瘤细胞胞质内无黑色素颗粒（图 4-17B），须结合病史及细胞免疫化学染色进行综合判断。常用的免疫标记：HMB45 可作为恶性黑色素瘤较为特异的免疫标记，S-100 虽然并不非常特异，对恶性黑色素瘤的诊断也较有帮助，广谱细胞角蛋白 CK 阴性表达可排除上皮源性的肿瘤。

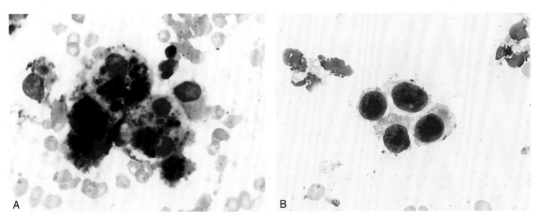

图 4-17　恶性黑色素瘤细胞

A：胞体巨大，细胞内可见大量色素颗粒（脑脊液，瑞 - 吉染色，×1 000）；B：胞质内无色素颗粒（脑脊液，瑞 - 吉染色，×1 000）。

## 二、中枢神经系统转移性肿瘤

全身恶性肿瘤容易向颅内转移，中枢神经系统转移性肿瘤比原发性肿瘤更常见，尤其以肺癌、乳腺癌及消化道恶性肿瘤为主。统计资料显示，高达 5% 的乳腺癌患者可发生脑转移。特别是晚期伴发肺转移的Ⅳ期乳腺癌患者，更易发生脑转移。

### （一）腺癌细胞脑转移

各种类型的肿瘤细胞均可发生脑转移,以腺癌细胞最为常见。脑脊液细胞学检查可以发现肿瘤细胞,根据细胞形态可大致区分细胞种类,明确来源须结合病史、ICC/IHC 及其他检查。

转移性腺癌细胞形态特征:细胞异型性明显,体积大小不等,单个散在、成堆或成团分布,胞质量丰富,瑞 - 吉染色呈灰蓝色或蓝色,其内可见黏液空泡,胞核大且不规则,染色质致密,核仁大而明显(图 4-18)。

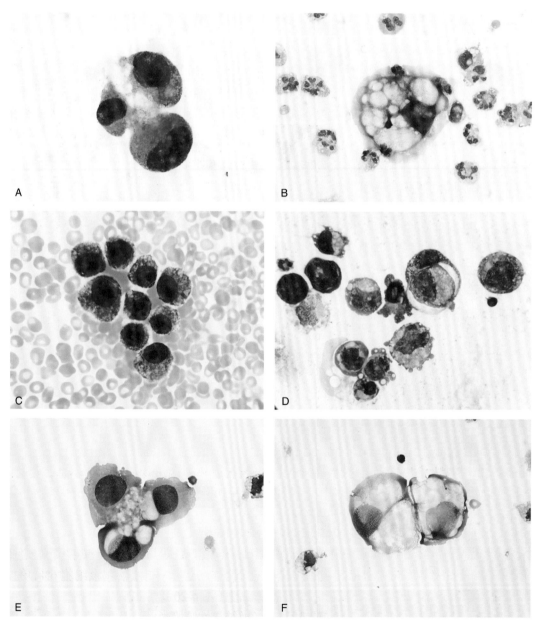

**图 4-18　腺癌细胞脑转移**

A:乳腺癌细胞(脑脊液,瑞 - 吉染色,×1 000);B:肺腺癌细胞(脑脊液,瑞 - 吉染色,×1 000);C:胃腺癌细胞(脑脊液,瑞 - 吉染色,×1 000);D:胰腺癌细胞(脑脊液,瑞 - 吉染色,×1 000);E:卵巢癌细胞(脑脊液,瑞 - 吉染色,×1 000);F:卵巢癌细胞(脑脊液,瑞 - 吉染色,×1 000)。

### （二）白血病细胞脑膜浸润

白血病细胞浸润至蛛网膜或蛛网膜邻近神经组织，产生临床症状和体征，是白血病的一种常见并发症，对预后有重要影响。急性淋巴细胞白血病容易发生脑膜浸润；此外，急性髓系白血病，如急性粒-单核细胞白血病、急性单核细胞白血病都易发生脑膜浸润。

脑脊液中细胞与骨髓中的白血病细胞形态类似，细胞散在分布，胞体大小不等，胞质量少，核质比高，胞核为圆形或不规则，染色质细致，核仁明显或隐约可见（图4-19）。白血病细胞可根据形态特征大致区分，具体分型须结合病史及流式细胞术等其他检查进行明确。

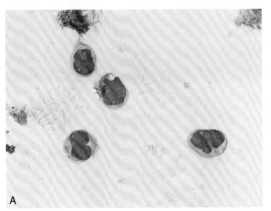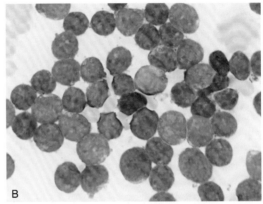

**图4-19 白血病细胞脑膜浸润**

A：胞质量少，胞核不规则，染色质细腻，核仁明显（脑脊液，瑞-吉染色，×1 000）；B：胞体偏大，胞质量极少，染色质细致，核仁明显（脑脊液，瑞-吉染色，×1 000）。

（王 迪 段爱军）

# 第四节 案 例 分 析

## 一、结核性脑膜炎

1. **患者资料** 患者，女，23岁，一个月前患者无明显诱因出现浑身乏力不适，近一周反应迟钝，记忆力下降，目光呆滞，嗜睡。MRI结果：①脑梗死，不除外脑炎合并脑梗死；②蛛网膜下腔出血。脑脊液生化总蛋白：1 631.1mg/L↑。乳酸：10.75mmol/L↑。葡萄糖：0.9mmol/L↓。氯：103.7mmol/L↓。

2. **形态学检查** 脑脊液无色、微浊；细胞离心涂片机制片，瑞-吉染色+抗酸荧光染色。显微镜检查：有核细胞明显增多，淋巴细胞46%，中性粒细胞43%，激活单核细胞6%，单核细胞5%；偶见嗜酸性粒细胞和浆细胞，未见异型细胞（图4-20）。

3. **形态学报告** 细胞呈混合细胞型反应，考虑结核性脑膜炎。

4. **临床诊断** 中枢神经系统感染，结核性脑膜炎。

5. **讨论分析** 结核性脑膜炎是由于全身其他器官感染结核分枝杆菌，结核分枝杆菌经血行或淋巴播散至中枢系统，引起的非化脓性脑膜炎。患者临床症状多种多样，脑脊液细胞学表现呈混合细胞反应是结核性脑膜炎的典型鉴别特征，一般持续 4 周或更长。追加荧光抗酸染色，查到抗酸杆菌；结核感染 T 细胞斑点试验阳性。

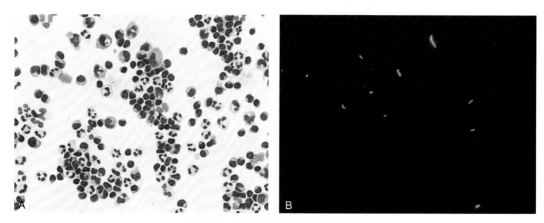

图 4-20　结核性脑膜炎细胞学检查

A：淋巴细胞为主，中性粒细胞少量（瑞 - 吉染色，×200）；B：抗酸杆菌呈绿色荧光（荧光抗酸染色，×400）。

## 二、脑出血

1. **患者资料**　患者，女，63 岁，2 天前突发头痛、头晕，伴视物模糊，呕吐，左下肢胀痛，胸闷、心悸，腹部不适来院就诊。有"高血压"史 20 余年。头颅 CT 结果：左侧丘脑区脑出血并破入脑室系统。

2. **形态学检查**　脑脊液呈血色、浑浊；细胞离心涂片机制片，瑞 - 吉染色 + 铁染色。显微镜检查：有核细胞和红细胞大量增多，可见吞噬细胞吞噬大量红细胞、含铁血黄素（图 4-21），嗜酸性粒细胞偶见。

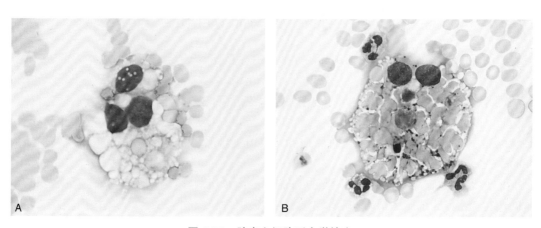

图 4-21　脑出血细胞形态学检查

A：红细胞吞噬细胞（瑞 - 吉染色，×1 000）；B：红细胞吞噬细胞（瑞 - 吉染色，×1 000）。

3. **形态学报告**　大量红细胞，提示脑出血。
4. **临床诊断**　高血压，脑出血。

5. **讨论分析**　脑实质出血的脑脊液外观无色透明,如破入脑室,脑脊液呈血性。出血急性期(1~3 天)细胞学检查可见大量红细胞伴中性粒细胞和红细胞被吞噬现象;出血 3~5 天可见含铁血黄素细胞;若同时出现红细胞、含铁血黄素被吞噬现象,提示脑出血未停止或可能再出血;出血 5~7 天可见吞噬细胞吞噬橙色血质。该患者有"高血压"史 20 余年,结合病史及影像学检查,脑脊液细胞形态变化符合上述表现。细胞学检查对脑出血疾病的诊断、治疗和判断预后有重要价值,对预测恢复期再出血有一定的临床意义。

(段爱军　莫云钧)

## 思考题

1. 脑脊液细胞学涂片制备的方法主要有哪几种?
2. 脑脊液中常见的血细胞及临床意义包括哪些?
3. 脑脊液细胞形态学检查的临床意义有哪些?
4. 非肿瘤病变的脑脊液细胞形态学有何特点?
5. 常见中枢神经系统原发性肿瘤的脑脊液细胞形态学有何特点?
6. 常见中枢神经系统转移性肿瘤的脑脊液细胞形态学有何特点?

# 第五章

# 尿液脱落细胞检验形态学

肾脏生成的尿液无细胞成分,当尿液流经肾小管、肾盂、输尿管、膀胱及尿道时,可混入各部位脱落的细胞。尿液脱落细胞检查对泌尿系统良、恶性疾病诊断及疗效观察具有重要价值。

## 第一节 概 述

### 一、泌尿系统解剖与组织学基础

1. **解剖学基础** 泌尿系统由肾、输尿管、膀胱和尿道组成。其中肾脏是尿液生成器官,膀胱是尿液贮存器官,当尿液在膀胱内达到一定容量时由尿道排出。

2. **组织学基础** 肾脏的结构与功能单位是肾单位,肾单位由肾小体和肾小管组成。肾小管是由单层上皮细胞围成的小管;尿路包括肾盏、肾盂、输尿管、膀胱及尿道,组织结构由黏膜、肌层和外膜组成,黏膜由尿路上皮(也称移行上皮或变移上皮)和固有结缔组织构成。膀胱空虚时,尿路上皮细胞有8~10层,充盈时为3~4层细胞,细胞形态也随着膀胱的充盈状态变化而发生变化。

### 二、标本采集与涂片染色

1. **尿液标本采集** 脱落细胞形态学检验的尿液标本采集方法及评价见表5-1。

表 5-1 尿液标本采集方法及评价

| 方法 | 评价 |
| --- | --- |
| 自然排尿法 | 留取清洁中段尿至少50ml,及时送检;标本容易收集,细胞数量较少,常有退化变性 |
| 导尿管导尿法 | 细胞数量多,形态完整,且能提示肿瘤发生的部位,适用于肾盂、输尿管、膀胱等部位肿瘤的细胞学检查;但有机械性创伤,细胞常形成细胞团或细胞簇,且有不同程度反应性变化,同时增加潜在感染风险 |
| 膀胱冲洗法 | 在导尿或膀胱镜检查时,用50~100ml生理盐水经由尿道做膀胱冲洗,注入和抽吸数次后收集到冲洗液。膀胱冲洗液细胞数量丰富且细胞形态完整,污染较少,背景干净;对膀胱肿瘤诊断效果较好 |
| 肾盂尿 | 怀疑输尿管或肾脏疾病时,可在膀胱镜检查时分别收集左右输尿管的尿液,尿液量不少于10ml |
| 细胞刷片法 | 在内镜直视下,可对膀胱、输尿管及肾盂等可疑部位刷取细胞成分,直接涂片;用于输尿管或肾盂占位性病变的检查,准确率高 |

器械操作或冲洗等均为刺激因素,由此获得的细胞可能呈现出对刺激的反应性改变,易造成假阳性诊断,应引起重视。

**2. 尿液涂片制备**

(1)推片法:标本静置 15~30min,留取下层 50ml →相对离心力 400g 或水平离心机半径为 10cm 时 1 900r/min,离心 5min →弃去上清液→混匀沉淀物,取沉淀物直接推片。

(2)细胞离心涂片机制片法:标本静置 15~30min,留取下层 50ml →相对离心力 400g 或水平离心机半径为 10cm 时 1 900r/min,离心 5min →弃去上清液,混匀沉淀物→取 3~5 滴置于细胞离心涂片机内→自动离心制片→立即固定于 95% 乙醇溶液中。

(3)薄层液基细胞制片法:标本静置 15~30min,留取下层 50ml →相对离心力 400g 或水平离心机半径为 10cm 时 1 900r/min,离心 5min →弃去上清液→将沉淀移入液基专用样本瓶→装上过滤膜及载玻片等→自动制片→立即固定于 95% 乙醇溶液中。

**3. 涂片染色**　常用的染色方法有瑞 - 吉染色、巴氏染色;根据需要可采用 SM、S 活体染色、苏丹Ⅲ染色和普鲁士蓝染色等。其中 SM、S 活体染色适用于鉴别管型及尿路上皮细胞,也可鉴别肾小管上皮细胞及诱饵细胞(多瘤病毒感染细胞);苏丹Ⅲ染色用于脂肪滴、脂肪颗粒细胞、脂肪管型及含有脂肪成分物质的鉴别;普鲁士蓝染色用于尿液中含铁血黄素颗粒或含铁血黄素细胞的鉴别。

## 三、显微镜检查与结果报告

**(一)显微镜检查**

操作方法见第一章第六节相关内容。

**(二)结果报告**

尿液脱落细胞形态学检查结果报告内容和方式有下面几种,各医院可根据科室的实际情况及人员配置使用合理的报告方式。

**1. 体液细胞学检验诊断报告法**　见第一章第六节相关内容。

**2. 巴氏五级分类报告**　见第一章第六节相关内容。

**3. 巴黎尿液细胞学报告系统**　2013 年国际细胞病理年会在巴黎举办,美国细胞病理学协会开始构思用于尿液细胞学的类似宫颈和甲状腺统一标准的报告系统,于 2015 年初发表尿液细胞学巴黎诊断系统,简称巴黎系统(the Paris system,TPS),与宫颈 TBS 报告系统有许多类似之处。标本涂片巴氏染色后,根据涂片中标本及细胞情况,分以下几个级别报告。

(1)标本不能诊断或不满意标本:与其他细胞学检查相同,如果尿液中细胞数量很少、制片效果不满意、炎症细胞或红细胞遮盖而无法评估、尿量少于 30ml 等,称为不满意标本。临床可根据具体情况重新收集尿液,如有非典型细胞或者肿瘤细胞,即使整个尿液的细胞数量很少,也不能称为不满意标本,而应称为满意标本。

(2)高级别尿路上皮癌阴性(negative for high-grade urothelial carcinoma,NHGUC):无恶性细胞,仅发现正常尿路上皮细胞、退变尿路上皮细胞、反应性尿路上皮细胞、病毒感染的尿路上皮细胞、受治疗影响的尿路上皮细胞,可诊断为阴性。细胞簇或细胞团在尿液中很常见,如果没有真正的血管纤维轴心,见到这些细胞群也可诊断为阴性。

(3)非典型尿路上皮细胞(atypical urothelial cells,AUC):非表浅的尿路上皮细胞或者退行性变的尿路上皮细胞。如果检查结果满足以下任何一条,即可诊断为非典型尿路上皮细胞或意义不明确的非典型鳞状细胞:①核质比 >0.5;②核染色质深染(与尿路上皮细胞或中层鳞状上皮细胞的细胞核相比），颗粒粗糙；③核膜轻度不规则。

（4）可疑高级别尿路上皮癌（suspicious for high-grade urothelial carcinoma, SHGUC）：非表浅的尿路上皮细胞或退变尿路上皮细胞，如果核质比超过 0.7，细胞核深染（与尿路上皮细胞或中层鳞状上皮细胞的细胞核相比），且具有不规则粗颗粒或块状的染色质、不规则的核膜中的任意一条，可诊断为"非典型的尿路上皮细胞，不除外高级别尿路上皮癌"，或者细胞核质比超过 0.7，细胞核深染，有不规则的块状染色质和不规则的核膜，但是这样的细胞数少于 10 个，也可诊断。

（5）低级别尿路上皮肿瘤（low-grade urothelial neoplasm, LGUN）：细胞学特点是细胞数量增多，细胞大小、形态一致，乳头状细胞团见纤维血管轴心和单个细胞，核有轻度异型，染色质呈颗粒状，有时可见小核仁。尿液细胞学诊断目的是诊断高级别尿路上皮癌，但诊断 LGUN 的灵敏度和特异度均很低，唯一能作出明确诊断的是查见纤维血管轴心的乳头状结构。

（6）高级别尿路上皮癌（high-grade urothelial carcinoma, HGUC）：符合可疑高级别尿路上皮癌标准，瘤巨细胞及病理性核分裂象有时可见；可见松散的细胞团和单个细胞；细胞大小、形态差异明显；细胞数量增多，细胞核质比增大；细胞核深染（与伞细胞或中层鳞状上皮细胞的细胞核相比）；核染色质呈不规则的粗颗粒状或块状；核膜不规则。如果涂片见到超过 10 个符合上述形态的细胞，即可以诊断为 HGUC。HGUC 有浸润肌肉的危险，从而导致远处转移，危及生命。

（7）其他原发性或转移性恶性肿瘤：其他原发的膀胱肿瘤包括鳞状上皮细胞癌、腺癌、小细胞癌；膀胱内常见的转移性肿瘤包括转移性结肠癌和转移性前列腺癌。临床原发癌的病史对实验室诊断有很大的帮助，有时这些转移癌和高级别尿路上皮癌的鉴别诊断比较困难，需要做细胞块和免疫组化染色检查。

## 四、质量保证

**1. 标本采集**

（1）采集时间：正常情况下，排出的尿液为弱酸性，含高浓度的尿酸盐和其他有机成分，不一定等渗。因此，晨尿虽然细胞数量丰富，但含盐类结晶较多，且细胞容易退化变性，应尽量避免采集晨尿标本。

（2）采集方法：建议留取清洁中段尿。女性患者标本避免阴道分泌物混入；如待检者有严重尿道或者阴道炎，可采用导尿管取尿；必要时可收集膀胱冲洗液。

（3）自然尿标本留取：自然留取泌尿道上皮细胞较少，应至少连续检查 3 天，每次留取 50~300ml 标本，静置沉淀后，弃掉上清尿，取沉淀 50ml 离心，以提高阳性率。

**2. 标本保存**　尿液标本应在 12h 内送检；超过 12h，需要放入冰箱冷藏保存；如保存时间超过 24h，需要加入等量的固定液（50%~70% 乙醇溶液）。

**3. 涂片制备**　①相对离心力或者离心速度应适宜，若速度过高，细胞容易破坏或聚集成堆；速度过低，离心效果不理想。②如离心后直接涂片，尽可能去除上清液，以免过多水分导致细胞脱片。③建议用多聚赖氨酸的玻片或者硅化玻片，制片厚薄适宜。④有条件推荐采用薄层液基细胞技术制片或使用细胞离心涂片机制片。

**4. 固定与染色**　涂片后立即用 95% 乙醇溶液湿固定；选巴氏或 HE 染色，染色质量保证见第一章第五节。

**5. 显微镜检查**　①由于细胞学涂片范围大，以低倍镜阅片为主，不遗漏视野、有序地观察，所以应熟练掌握低倍镜下的细胞形态特征。②低倍镜下发现的异型细胞，须使用高倍镜或油镜仔细观察并分析其特点,特别是核染色质结构及核质比。③尿液检查对高级别尿路上皮细胞肿瘤的灵敏度较高,对低级别的恶性细胞却较难鉴别,对于疑难细胞,要对比分析、综合判断,避免过度诊断。④尿道结石患者,尿路上皮细胞可出现异型性,需要慎重。⑤女性尿液易混入阴道分泌物;男性尿液可能混有前列腺液或精液的脱落细胞;当肾实质损伤时,尿液中可出现肾小管上皮细胞。因此,在镜检时要密切结合临床,考虑病变细胞的来源。

**6. 结果报告** 各医院可根据实际情况采用不同的报告方式,推荐使用 TPS,掌握细胞学阳性和阴性的诊断标准。

## 五、临床应用

尿液脱落细胞检查是一种经济有效、简便、无创伤的检查方法,主要用于:①尿路上皮细胞肿瘤的诊断,可检测出早期微小病灶或常规手段不易达到的病变部位的脱落细胞,对高级别尿路上皮细胞癌的诊断有较高的特异度和灵敏度;②肿瘤的病情追踪和疗效观察;③对无症状的高危人群,包括吸烟、有工业化学物质或重金属接触史的人群进行筛查。

尿液脱落细胞检查有以下不足:①对低级别尿路上皮细胞肿瘤的诊断准确性不高,因此,尽量不要作出诊断;②虽然肾脏或者前列腺肿瘤细胞脱落后也可在尿液中检出,但不能作为两个部位肿瘤的常规筛查或监测手段;③不能用于定位诊断;④标本质量、制片、染色及阅片者的经验等均影响检查结果的可靠性。

(莫云钧 杨 杨)

# 第二节 非肿瘤性病变尿液脱落细胞检验形态学

正常离心尿液标本中有形成分参考区间为红细胞 0~3/HP、白细胞 0~5/HP、透明管型 0~1/LP,可见少量尿路上皮细胞或鳞状上皮细胞。非肿瘤性病变的尿液中往往含有多种类型的有形成分,包括各种细胞、管型、结晶及病原生物等。常见的细胞有白细胞、尿路上皮细胞、鳞状上皮细胞等,在一些特殊患者尿液中还可能见到诱饵细胞或脂肪颗粒细胞等。

## 一、尿液中的非肿瘤细胞及其他有形成分

### (一)上皮细胞

**1. 尿路上皮细胞** 也称移行上皮细胞或变移上皮细胞,被覆于肾盏、肾盂、输尿管、膀胱和尿道近膀胱处的表面。尿路上皮细胞间存在一种特殊的连接结构,使得尿液不能穿透上皮层,且尿路上皮细胞形态可随膀胱充盈程度而变化。尿路上皮分为表层、中层及底层三层细胞,由表层到底层,细胞体积逐渐减小,核质比逐渐增加。

(1)表层尿路上皮细胞

1)形态特点:①未染色时可见表层尿路上皮细胞体积差异性较大,膀胱收缩时,细胞体积偏小,多呈圆形;膀胱充盈时,细胞体积变大,呈多边形。细胞散在或成片分布,胞质有颗粒感,胞核相对鳞状上皮细胞偏大,可为一个或多个,染色质呈颗粒状。②瑞-吉染色可见胞质丰富,呈灰蓝色,胞核规整,为圆形或卵圆形,呈紫红色,染色质细致均匀。③巴氏染色可见细胞大小不一,胞质相对鳞状上皮细胞偏厚重,呈蓝色,胞核呈深蓝色;HE 染色形态同巴氏染色。④SM 活体染色可见活的细胞胞质呈颗粒状,呈淡蓝色,胞核着色偏深;死的细胞胞质呈粉红色,胞核呈深紫红色。各种方法染色的形态见图 5-1。

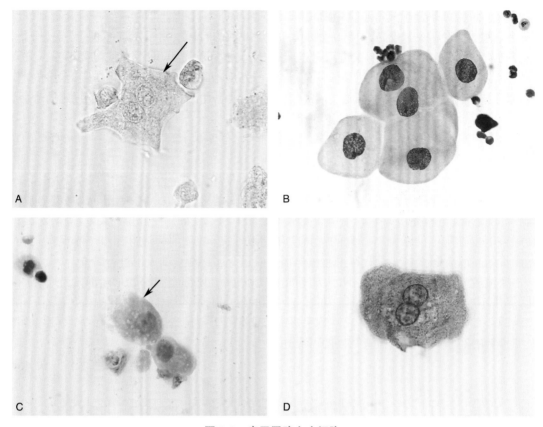

**图 5-1　表层尿路上皮细胞**

　　A：胞体不规则，胞质丰富，有颗粒感，双核，可见小核仁（未染色，×1 000）；B：胞质丰富，呈灰蓝色，染色质呈颗粒状，核仁较小（瑞 - 吉染色，×1 000）；C：胞质丰富，呈蓝色，胞核深染（巴氏染色，×400）；D：胞质呈细颗粒状，呈紫红色，双核，胞核为圆形（SM 染色，×1 000）。

　　2）临床意义：健康人可见少量表层尿路上皮细胞，该类细胞增多或伴白细胞增多见于膀胱炎等尿路炎症。

　　（2）中层尿路上皮细胞：又称尾形上皮细胞，多来自肾盂，亦可来自输尿管或膀胱颈部。

　　1）形态特点：①未染色时可见该类细胞形态多变，呈圆形、梨形、梭形或尾形，散在或成片分布，胞质有颗粒感，胞核偏大，核质比相对表层尿路上皮偏高，染色质细致均匀。②瑞 - 吉染色、巴氏 /HE 染色及 SM 活体染色的染色效果与表层细胞相同，见图 5-2。

　　2）临床意义：健康人尿液中无中层尿路上皮细胞，该类细胞增多见于肾盂肾炎、膀胱炎等。

　　（3）底层尿路上皮细胞

　　1）形态特点：①未染色时可见底层尿路上皮细胞呈圆形，体积偏小，成片或散在分布，胞核大，为圆形或椭圆形，核质比高，染色质呈颗粒状，核仁较小。②瑞 - 吉染色、巴氏 /HE 染色及 SM 活体染色的染色效果与表层细胞相同，见图 5-3。

　　2）临床意义：正常情况下见不到底层尿路上皮细胞，当肾盂、输尿管、膀胱及尿道发生糜烂或溃疡时可明显增多。

　　生理情况下自然排出的尿液中无中层或底层尿路上皮细胞，但受到某些机械刺激或在

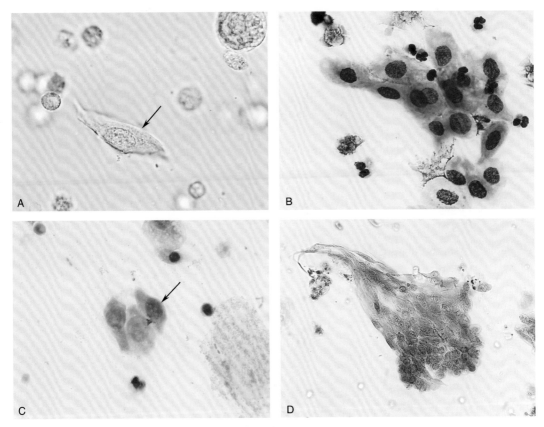

**图 5-2　中层尿路上皮细胞**

　　A：胞体呈梭形（箭头所指），胞质呈颗粒状，胞核为椭圆形，可见小核仁（未染色，×1 000）；B：细胞成片分布，胞质呈灰蓝色，胞核为圆形或椭圆形，染色质呈颗粒状（瑞-吉染色，×1 000）；C：胞体呈梭形（箭头所指），胞质呈蓝色，胞核深染（巴氏染色，×400）；D：细胞成片分布，胞质为紫红色，胞核深染（SM 染色，×400）。

病理情况下可见非表层尿路上皮细胞，前者包括膀胱镜检查、刷检或膀胱冲洗，后者包括炎症、结石等。此外，刷取或冲洗标本中可见各层尿路上皮细胞，中底层细胞可成团或成群排列，核质比高，应避免误判为恶性肿瘤细胞。

　　2. **鳞状上皮细胞**　主要来自膀胱三角区、尿道和女性外阴等，为非角化型鳞状上皮细胞。

　　（1）形态特点：尿液鳞状上皮细胞形态同宫颈鳞状上皮细胞形态，其瑞-吉染色、巴氏/HE 染色特点基本相同。SM 活体染色，活的细胞胞质无颗粒或仅有少量颗粒，呈淡蓝色，胞核着色偏深；死的细胞胞质呈粉红色，胞核呈紫红色。各种方法染色其形态见图 5-4。

　　（2）临床意义：健康人尿液中可见少量鳞状上皮细胞，尤其是育龄期妇女。大量出现伴白细胞增多，多见于尿道炎；如同时伴有尿路上皮细胞增多，多见于慢性膀胱炎。

　　3. **非典型尿路上皮细胞**

　　（1）形态特点

　　1）瑞-吉染色：该类细胞成团或成片分布，细胞边界不清，胞质量稍多，核质比至少为 0.5，胞核增大且满足以下条件中的至少一项：①核深染；②染色质粗糙，呈团块状；③核膜不规则。

　　2）巴氏/HE 染色：细胞多成团分布，边界规则光滑，核质比轻微增加，核染色质淡染，呈均匀颗粒状，核膜规则，背景干净。各种方法染色其形态见图 5-5。

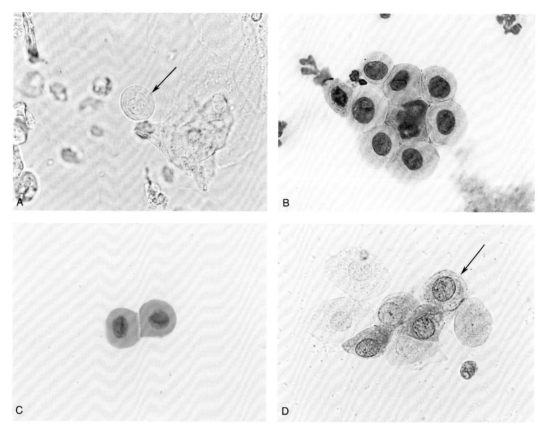

图 5-3　底层尿路上皮细胞

　　A：胞体为圆形（箭头所指），胞核偏大，核质比偏高（未染色，×1 000）；B：细胞成片分布，胞质呈灰蓝色，胞核呈紫红色，染色质呈粗颗粒状（瑞-吉染色，×1 000）；C：胞质呈蓝色，胞核深染（巴氏染色，×400）；D：细胞成片分布，胞核偏大，核质比高（SM 染色，×1 000）。

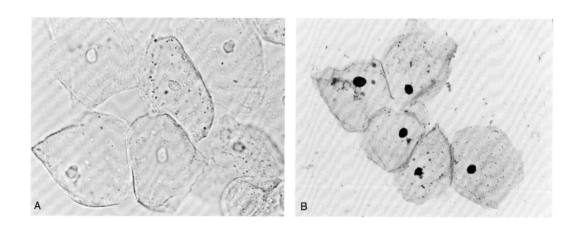

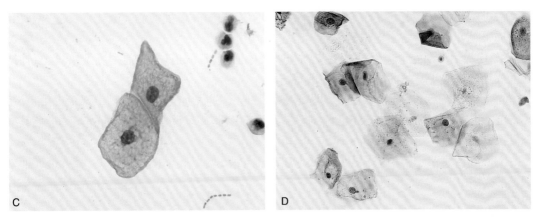

**图 5-4　鳞状上皮细胞**

A：细胞成片分布,胞质丰富且较薄,胞核较小(未染色,×1 000);B：胞质着色较浅,胞核较小且固缩,染色质呈深紫红色(瑞-吉染色,×1 000);C：胞质呈蓝色,胞核深染(巴氏染色,×1 000);D：细胞数量较多,胞质呈淡红色,胞核较小、深染(SM 染色,×400)。

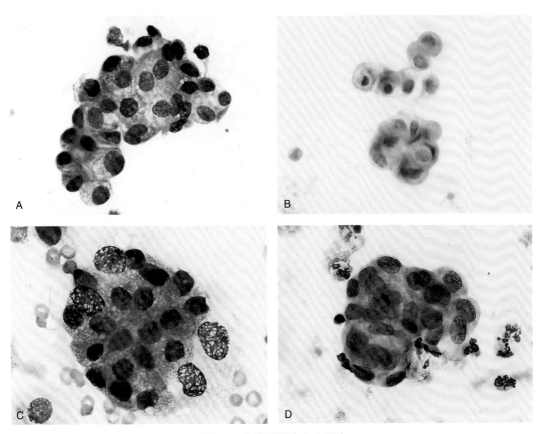

**图 5-5　非典型尿路上皮细胞**

A：细胞成团分布,胞质呈灰蓝色,胞核为圆形,染色质呈颗粒状,核仁较小(瑞-吉染色,×1 000);B：细胞成团分布,胞质呈蓝色,胞核深染(巴氏染色,×400);C：胞质呈蓝色,胞核深染(瑞-吉染色,×1 000);D：细胞数量较多,胞质呈淡红色,胞核较小、深染(瑞-吉染色,×1 000)。

（2）临床意义：见于结石、膀胱炎、前列腺增生、肿瘤等多种疾病。放化疗反应、留置导尿管亦可见非典型尿路上皮细胞。

**4. 柱状上皮细胞**　男性柱状上皮细胞来自尿道中段、尿道球腺、前列腺及精囊；女性柱状上皮细胞来自子宫颈内膜和子宫内膜等。

（1）形态特点：尿液柱状上皮细胞形态同呼吸道柱状上皮细胞形态，其瑞 - 吉染色、巴氏 /HE 染色特点基本相同。SM 染色：胞质呈紫红色，胞核呈深紫红色。各种方法染色其形态见图 5-6。

（2）临床意义：健康人尿液中柱状上皮细胞罕见，增多提示慢性尿道炎、膀胱炎或前列腺炎。

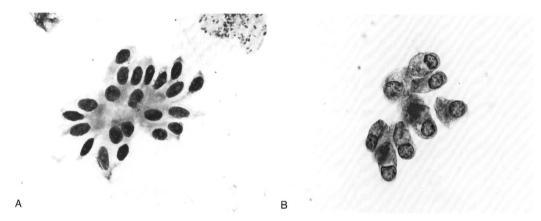

图 5-6　柱状上皮细胞

A：细胞成片分布，胞体呈柱状，胞核为椭圆形，偏基底侧（瑞 - 吉染色，×1 000）；B：细胞呈柱状，胞核为圆形或椭圆形，染色质呈颗粒状，可见小核仁（SM 染色，×1 000）。

**5. 腺上皮细胞**

（1）形态特点：腺上皮细胞来自尿道旁腺。细胞异型性较小，成团分布，细胞边界不清，胞核大小一致，为圆形或椭圆形，染色质呈颗粒状，核仁较小。瑞 - 吉染色、巴氏 /HE 染色特点与第二章第一节所述基本相同。各种方法染色其形态见图 5-7。

（2）临床意义：长期慢性刺激、膀胱外翻、腺性膀胱炎可见腺上皮细胞。肾外伤、肾梗死、急性肾小管坏死及肾移植排斥反应时可见肾源性腺上皮细胞。

**6. 多核巨细胞**

（1）形态特点：该类细胞胞体巨大，胞质丰富，胞核有多个。①瑞 - 吉染色可见胞质呈灰蓝色或蓝紫色，胞核呈紫红色，染色质呈颗粒状，可见小核仁。②巴氏染色可见胞质呈淡蓝色，胞核呈深蓝色；HE 染色形态同巴氏染色。③SM 活体染色胞质颗粒感明显，呈紫红色，胞核呈深紫红色，可见小核仁。因受尿液 pH 的影响，染色后的细胞颜色略有差别。各种方法染色其形态见图 5-8。

（2）临床意义：多核巨细胞来源于尿路上皮细胞，增多见于病毒感染，如疱疹病毒感染，也可见于放射治疗、导管插入治疗后。

**7. 肾小管上皮细胞**　肾小管上皮细胞来自近曲小管、髓袢、远曲小管、集合管、肾乳头的单层肾小管上皮。

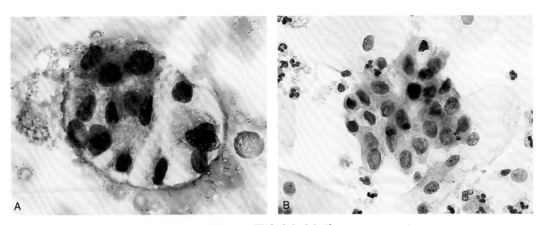

**图 5-7　尿液腺上皮细胞**

A：细胞成团分布，边界不清，胞质丰富，染色质呈颗粒状（瑞 - 吉染色，×1 000）；B：细胞成片分布，胞质呈蓝色，胞核大小基本一致，深染（巴氏染色，×400）。

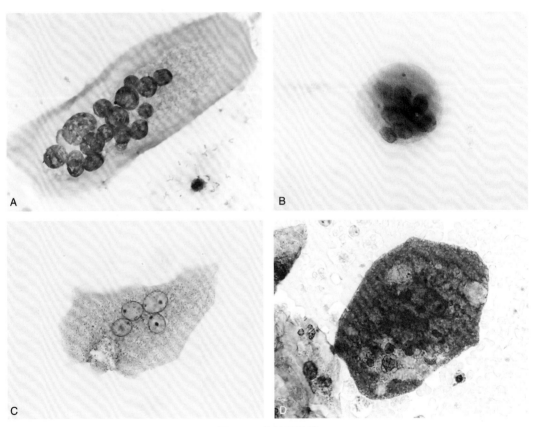

**图 5-8　多核巨细胞**

A：胞体巨大，胞质丰富，多个核，核大小不等，染色质呈粗颗粒状（瑞 - 吉染色，×1 000）；B：胞体巨大，胞质呈蓝色，多个核，胞核为圆形、深染（巴氏染色，×400）；C：胞体巨大，胞质丰富，有颗粒感，多个核，可见小核仁（SM 染色，×1 000）；D：胞体巨大，胞质质地厚重，有粗颗粒感，多个核，可见小核仁（SM 染色，×1 000）。

（1）形态特点：该类细胞散在或成堆分布，胞体偏小，体积是白细胞的 1.5 倍左右，直径不超过 15μm，胞体不规则，胞核偏大，居中或偏位，核质比高。①瑞 - 吉染色可见胞质呈紫红色，胞核呈蓝紫色。②巴氏染色可见胞质呈淡蓝色，胞核呈深蓝色；HE 染色胞质呈红色。③活体染色时该类细胞极易着色，S 染色胞质呈紫红色，胞核呈蓝色；SM 染色胞质呈淡紫红色，胞核呈深紫红色。各种方法染色其形态见图 5-9。

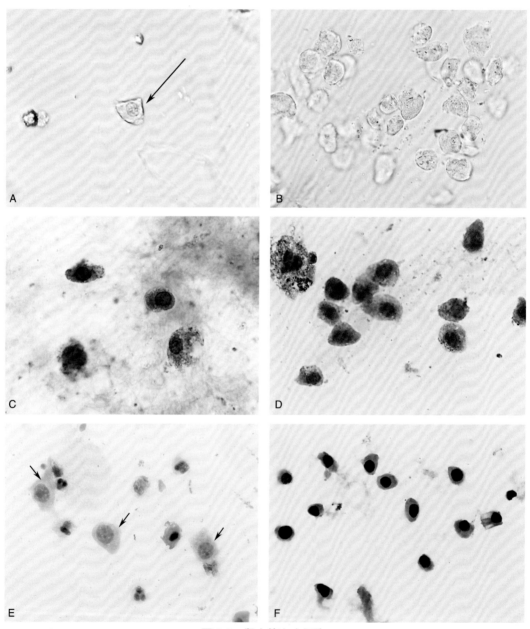

**图 5-9　肾小管上皮细胞**

A：胞体不规则，胞核大，核质比偏高（未染色，×1 000）；B：胞体不规则，比白细胞大 2~4 倍，部分细胞胞核结构不清晰（未染色，×1 000）；C：胞体不规则，胞质呈紫红色，胞核呈深蓝色（S 染色，×1 000）；D：胞体不规则，胞质呈紫红色，胞核深染（SM 染色，×1 000）；E：胞质呈蓝色，胞核深染（巴氏染色，×1 000）；F：胞体不规则，胞质呈紫红色，胞核为圆形且深染（瑞 - 吉染色，×1 000）。

（2）临床意义：健康人偶见，增多提示肾小管损伤或坏死，如急性肾小管坏死、肾病综合征、间质性肾炎等。肾移植术后大约1周，尿内可出现较多的肾小管上皮细胞，随后逐渐减少至恢复正常；当发生排斥反应时尿中可再度出现大量肾小管上皮细胞，并伴有上皮细胞管型。

**8. 脂肪颗粒细胞** 来源于脂肪变性的肾小管上皮细胞（出现颗粒、空泡及脂肪等）或细胞吞噬大量脂肪颗粒。

（1）形态特点：①未染色时可见细胞散在或成堆分布，胞体偏大，为圆形或椭圆形，胞质内可见大量折光性较强的脂肪颗粒，胞核常被脂肪颗粒覆盖。②瑞-吉染色可见胞质内的脂肪颗粒被溶解，形成脂质空泡，呈泡沫样，胞核较小，常偏于一侧。③SM染色胞质内的脂肪颗粒不着色，其他颗粒呈紫红色，胞核呈深蓝紫色。④苏丹Ⅲ染色可见胞体大小不等，胞质内脂肪颗粒染色后呈橘红色，其他种类细胞不被染色。各种方法染色其形态见图5-10。

（2）临床意义：脂肪颗粒细胞数量增多同时伴有明显蛋白尿是肾病综合征的典型特征；也可见于肾小管慢性损伤、肾梗死、晚期糖尿病肾病、多囊肾等。

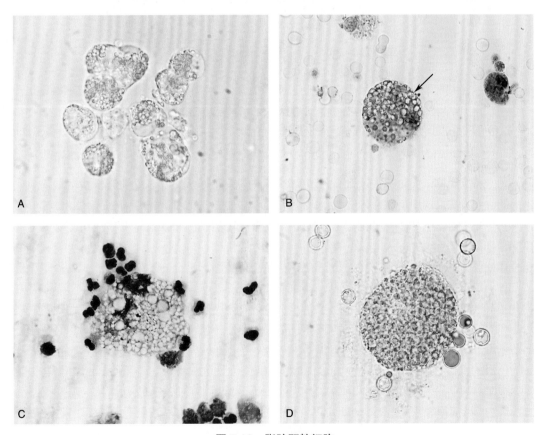

**图5-10 脂肪颗粒细胞**

A：细胞胞体大小不等，胞质内可见大量细小的脂肪颗粒（未染色，×1 000）；B：脂肪颗粒细胞（箭头所指），胞质内可见大量脂肪颗粒，SM染色不着色（SM染色，×1 000）；C：胞质内的脂肪颗粒溶解，胞质呈泡沫样（瑞-吉染色，×1 000）；D：胞质内的脂肪颗粒呈橘黄色，部分脂肪滴溢出细胞外（苏丹Ⅲ染色，×1 000）。

**9. 含铁血黄素颗粒细胞** 该细胞源于大量含铁血黄素颗粒沉积的肾小管上皮细胞或吞噬大量含铁血黄素颗粒的巨噬细胞。

（1）形态特点：①未染色时可见该类细胞散在分布，直径为 10~30μm，胞体呈圆形或类圆形，胞质内可见黄色、大小不一的含铁血黄素颗粒。②普鲁士蓝染色可见胞质内的含铁血黄素颗粒呈蓝色。各种方法染色其形态见图 5-11。

（2）临床意义：尿液含铁血黄素颗粒细胞阳性见于阵发性睡眠性血红蛋白尿症、行军性血红蛋白尿、自身免疫溶血性贫血、严重肌肉疾病等，也可见于大量输血后、心脏瓣膜置换术等患者。

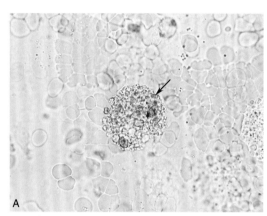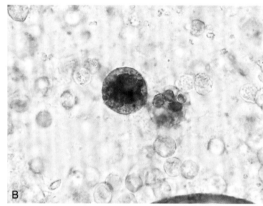

**图 5-11 尿液含铁血黄素颗粒细胞**

A：胞质内的含铁血黄素颗粒呈金黄色（未染色，×1 000）；B：含铁血黄素颗粒呈深蓝色（普鲁士蓝染色，×1 000）。

**10. 诱饵细胞** 是一种多瘤病毒感染肾小管上皮细胞或尿路上皮细胞形成的具有特征结构的一类细胞。其形态特点包括：①胞核增大（"玻璃球"样结构），胞核偏位；②染色质边集；③核包涵体（"鸟眼"细胞）；④胞质空泡化；⑤透射电子显微镜下核内可见数量不一的病毒颗粒，直径约 45nm。此外多瘤病毒感染时尿液中巨噬细胞数增加，还可见含诱饵细胞的管型。采用 SM、S 活体染色或巴氏染色容易鉴别。

（1）形态特点：①未染色时可见该类细胞散在分布，胞体偏大，为类圆形或不规则，胞核增大，偏位，核膜增厚，肿大的胞核呈空泡样，部分细胞仅剩裸核。②瑞-吉染色可见胞体偏大，胞质丰富，胞核肿胀，染色质结构破坏，呈粗颗粒状；胞质呈蓝紫色，胞核呈紫红色。③巴氏染色可见细胞大小不等，肿胀的胞核呈毛玻璃样，可见核内包涵体，胞质呈淡蓝色，胞核呈深蓝色；HE 染色形态同巴氏染色。④ SM 和 S 染色可见胞核增大，呈空泡样或气球样改变，核膜增厚，染色质结构被破坏，可见核内包涵体，部分细胞胞质脱失，仅剩裸核；SM 染色胞质呈粉红色，胞核呈紫红色，核内包涵体呈深紫红色；S 染色胞质呈紫红色，胞核呈蓝色，核内包涵体呈深蓝色。各种方法染色其形态见图 5-12。

（2）临床意义：肾移植及骨髓移植术后长期服用免疫抑制剂或恶性肿瘤后免疫功能下降，易感染 BK 病毒（Bovine Kobu virus, BKV）、JC 病毒（JC virus, JCV）等多瘤病毒，尿液中可发现诱饵细胞。肾移植术患者感染多瘤病毒后可引起移植的肾脏功能损伤，可能导致多瘤病毒相关性肾病；该类病毒也可以潜伏于人体，当机体免疫能力下降时迅速激活和复制而

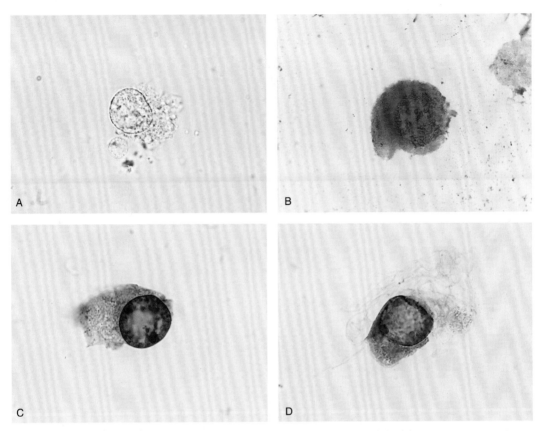

**图 5-12　诱饵细胞**

A：胞体增大，胞核增大，核膜增厚（未染色，×1 000）；B：胞体增大，染色质结构破坏（瑞 - 吉染色，×1 000）；C：胞质呈颗粒状，呈紫红色，胞核深染，呈空泡样，核膜增厚（SM 染色，×1 000）；D：胞质呈颗粒状，呈紫红色，胞核为深蓝色，呈空泡样，可见核内包涵体（S 染色，×1 000）。

导致移植肾脏功能急剧下降甚至丧失。

**11. 巨噬细胞**　巨噬细胞有吞噬功能，来源于单核巨噬细胞系统，组织损伤或感染时，单核细胞离开血流进入受影响的组织或器官，经一系列的分化，转变为巨噬细胞、多吞噬细胞及细胞碎片等相对较大物体。

（1）形态特点：①未染色时可见细胞直径为 20~100μm，胞体为圆形或不规则，胞质丰富，其内可见圆形、卵圆形或马蹄形包涵体，胞核小或消失。②瑞 - 吉染色、巴氏 /HE 染色形态特点与第二章第一节所述基本相同。③活体染色可见细胞体积大或巨大，胞质丰富且质地厚重，可见吞噬的脂类、细胞及包涵体，SM 或 S 染色脂类物质不着色，细胞及细胞碎片均可着色。各种方法染色其形态见图 5-13。

（2）临床意义：巨噬细胞增多常见于泌尿系统感染、增殖性肾小球肾炎、IgA 肾病及肾盂肾炎等。

**（二）其他有形成分**

尿液中可见各种管型、结晶及病原生物等。此外，男性尿液还可能见到精子及来自前列腺的淀粉小体等，如发现以上成分，须如实报告。

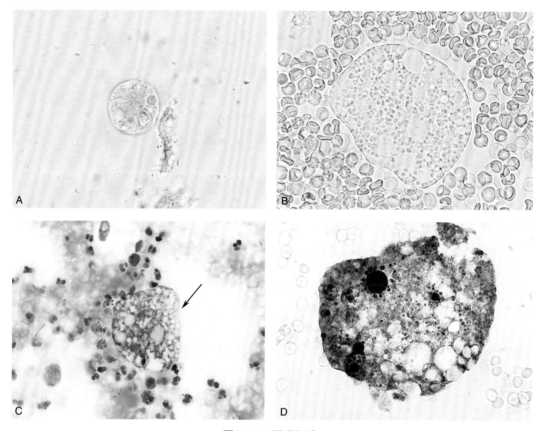

**图 5-13　巨噬细胞**

　　A：胞体偏大，胞质内可见包涵体（未染色，×1 000）；B：胞体巨大，胞质内可见大量脂肪颗粒及粗大的包涵体（未染色，×1 000）；C：巨噬细胞（箭头所指），细胞体积巨大，胞质内可见淡蓝色的包涵体和吞噬的中性粒细胞（瑞-吉染色，×400）；D：胞体巨大，胞质内可见大小不一的包涵体（SM 染色，×1 000）。

## 二、常见非肿瘤性疾病尿液脱落细胞学特点

### （一）感染

　　**1. 细菌感染**　泌尿系统细菌感染可通过尿液培养而鉴定出各种致病菌。急性炎症时，尿液中有核细胞增多，以中性粒细胞为主，可伴尿路上皮细胞增多；感染严重时尿路上皮细胞可成片脱落，需要与肿瘤细胞进行鉴别。慢性炎症时常可见数量不等的巨噬细胞，偶见浆细胞和/或淋巴细胞。

　　**2. 病毒感染**　泌尿系统病毒感染不常见，常发生于使用免疫抑制剂或存在免疫缺陷的患者。由于病毒的不同，细胞可出现特征性改变，核内包涵体是诊断病毒感染的重要形态学线索，再辅以免疫细胞化学染色及 PCR 技术进行确诊。

　　（1）巨细胞病毒感染：感染后细胞体积和胞核增大，可见体积较大的核内包涵体，并伴有明显的空晕，也可见体积较小的胞质内病毒包涵体。

　　（2）疱疹病毒感染：表现为多核巨细胞增多，胞核呈毛玻璃样，偶尔有核内包涵体。

　　（3）人多瘤病毒感染：可见数量不等的诱饵细胞，可出现胞核特征性变化，核内包涵体

常见,常伴巨噬细胞增多。

（4）人乳头状瘤病毒感染:尿液中出现挖空细胞,该类细胞胞体皱缩,胞核深染,核周有空晕,外周胞质浓聚。HPV 感染最常累及外生殖器、会阴和肛周,约 20% 可蔓延至尿道,累及膀胱的病例很罕见。因此,在尿液中见到典型的挖空细胞,需要排除来自生殖道分泌物的污染。

**3. 其他病原生物感染**　包括结核分枝杆菌、真菌及寄生虫感染等,其中膀胱结核可见类上皮样细胞或朗汉斯巨细胞,也可出现不典型尿路上皮细胞。

**（二）尿路结石**

尿路结石主要发生于肾盂或输尿管中,膀胱、尿道少见。结石可损伤尿路上皮,所以尿液中不仅可见大量新鲜红细胞,亦可见散在或成团脱落的尿路上皮细胞,可伴各种类型的结晶出现。注意成团脱落的上皮细胞,体积偏大,细胞边界不清,胞核可出现异型性改变,染色质厚重,易误认为肿瘤细胞,应密切结合病史及其他检查综合分析。

**（三）肾移植**

肾移植排斥反应的尿液细胞学改变有 7 项指征:核退变、管型、红细胞、背景坏死物、上皮细胞与白细胞形成的混合细胞团块、淋巴细胞、肾小管上皮细胞。至少具备以上指征中的 5 项方可诊断为肾移植的排异,其中两项最恒定的指征是淋巴细胞和肾小管上皮细胞,可预示排斥反应来临。当排斥反应得以控制时,尿沉渣中的指征消失。

**（四）临床治疗对膀胱上皮细胞的影响**

**1. 放射治疗的影响**　盆腔区域放疗对膀胱的影响主要表现为膀胱壁水肿,尿路上皮细胞变性、坏死,表现为胞质空泡、胞核空泡、核固缩或核碎裂,有时细胞可出现异型性改变。

**2. 化学治疗的影响**　化疗后患者可出现膀胱上皮明显增生或导致出血性膀胱炎。尿路上皮细胞体积增大,胞质空泡变性,核增大,核仁明显,染色质呈粗颗粒状。

（李林海　龚道元）

# 第三节　肿瘤性病变尿液脱落细胞检验形态学

泌尿道恶性肿瘤是临床常见恶性肿瘤之一,约 98% 为上皮性肿瘤,2% 为非上皮性肿瘤,在泌尿道的恶性肿瘤中 90% 是尿路上皮癌,其余的 10% 包括鳞状上皮癌、腺癌、小细胞癌以及其他肿瘤。尿路上皮瘤多发生于膀胱,50 岁以上的男性多见,最常见的症状是血尿,复发率高。

## 一、尿路上皮肿瘤

**（一）可疑高级别尿路上皮癌**

**1. 形态特点**

（1）瑞 - 吉染色:该类细胞体积增大,散在或成堆分布,部分细胞边界不清,胞核偏大,核质比至少为 1 : 0.5,染色质厚重、深染,核仁小或明显。

（2）巴氏 /HE 染色:细胞多成片排列,细胞大小较一致,核质比增加,核染色质呈颗粒状,偶见核仁,肿瘤性背景不明显;HE 染色形态同巴氏染色。

各种方法染色其形态见图 5-14。

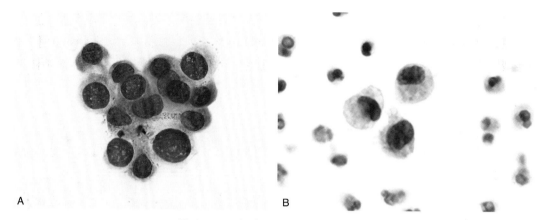

**图 5-14　可疑高级别尿路上皮癌细胞**

A：细胞成片分布，胞核大小不等，染色质致密，可见核仁（瑞 - 吉染色，×1 000）；B：胞体偏大，胞核偏大，核质比偏高（巴氏染色，×400）。

**2. 临床意义**　可疑高级别尿路上皮癌须结合其他检查进一步明确。此诊断常用于高级别尿路上皮癌细胞数量不足或异常细胞形态改变不符合高级别尿路上皮癌时。

**（二）低级别尿路上皮癌**

当细胞成团或呈乳头状排列，细胞团中见纤维血管轴心，但无高级别尿路细胞癌的特征时，可诊断为低级别尿路上皮癌。

**1. 形态特点**

（1）瑞 - 吉染色：细胞大小一致，排列、分布与正常尿路上皮细胞相似，胞核大小一致，染色质相对正常，尿路上皮细胞偏厚，核仁明显。

（2）巴氏 /HE 染色：细胞多散在分布，偶见乳头状细胞团，细胞大小较一致，核质比略增加，染色质呈细颗粒状，有时可见小核仁；HE 染色形态同巴氏染色。

各种方法染色其形态见图 5-15。

**2. 临床意义**　见于尿路上皮乳头状瘤、低度恶性潜能的乳头状尿路上皮肿瘤等。

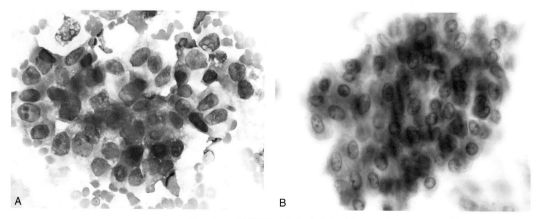

**图 5-15　低级别尿路上皮癌细胞**

A：细胞成片分布，排列紊乱，胞核偏大，核质比略增高，染色质细致，核仁明显（瑞 - 吉染色，×1 000）；B：细胞呈乳头状细胞团，胞核大小基本一致，核质比略增加（巴氏染色，×400）。

细胞形态学检查诊断低级别尿路上皮癌的特异度及灵敏度并不高。原因是低级别尿路上皮癌在细胞形态上很难与良性细胞或反应性改变细胞相区别。因此,有的实验室用"发现异型尿路上皮细胞"或"尿路上皮癌细胞不能排除"等术语报告,旨在提醒临床医师做进一步检查。

### （三）高级别尿路上皮癌

#### 1. 形态特点

（1）瑞-吉染色:细胞常成片或成堆分布,细胞体积增大,胞质量少,呈强嗜碱性,呈深蓝色,部分病例胞质内可见脂质空泡,胞核大,核质比增高,染色质厚重、致密,核仁明显。

（2）巴氏/HE染色:细胞散在或呈小团状,细胞大小不一,核质比增加明显,胞质量少,核染色质呈颗粒状,可见核仁,背景可见肿瘤性坏死;HE染色形态同巴氏染色。

各种方法染色其形态见图5-16。

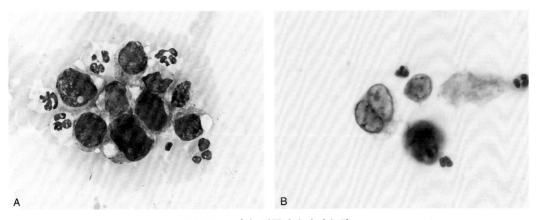

**图5-16　高级别尿路上皮癌细胞**

A:细胞成堆或成片分布,边界不清,胞质量少,呈深蓝色,胞核大,核质比明显增高,染色质致密,核仁明显(瑞-吉染色,×1 000);B:胞质呈蓝色,胞核大且深染,核质比高,核仁明显(巴氏染色,×400)。

#### 2. 临床意义　见于高级别尿路上皮癌。

相对于低级别尿路上皮癌而言,尿液细胞学检查诊断高级别尿路上皮癌较为容易而准确,其诊断的特异度及灵敏度在90%以上。但细胞学检查不能区分原位癌与浸润性癌,因为它们在细胞形态学上的表现十分相似。因此,用"尿路上皮细胞癌"的术语报告。

涂片上细胞数量较少,却查见明显异型的细胞时,要特别注意与反应性改变的尿路上皮细胞或退变的细胞相鉴别,避免过度诊断或不足诊断。

## 二、其他原发性肿瘤

### （一）鳞癌

鳞状细胞癌有两种类型,一种为尿路上皮细胞癌伴有鳞状细胞癌,称为伴有鳞状上皮化生的尿路上皮细胞癌,又称混合癌;另一种为在膀胱鳞状上皮化生基础上发生癌变,组织学表现为单一鳞状细胞形态的恶性肿瘤。一般膀胱鳞癌是指后者。鳞癌发病率低,在膀胱恶性肿瘤中仅占不足 5%,与慢性炎症,如血吸虫病、膀胱结石等所致的膀胱黏膜鳞状上皮化生有关。尿液涂片中鳞癌细胞形态与第二章第四节所述基本相同。各种方法染色其形态见图 5-17。

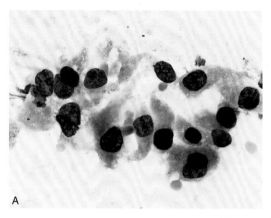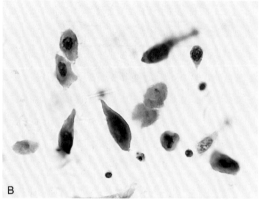

**图 5-17 鳞癌细胞**

A:胞体不规则,胞质丰富,呈灰蓝色,胞核呈深紫红色(瑞 - 吉染色,×1 000);B:胞体不规则,形态多变(巴氏染色,×400)。

**(二)腺癌**

泌尿系统的腺癌一般是指起源于尿路上皮,其组织学表现为单一腺性分化的恶性肿瘤。若存在腺性细胞与尿路上皮细胞的混合性肿瘤,则属于尿路上皮细胞癌伴腺性分化。腺癌的发病率比鳞癌更低,不到膀胱恶性肿瘤的 2%。原发性膀胱腺癌与长期的慢性炎症刺激、膀胱外翻等因素所致的尿路上皮肠上皮化生有关,并且有一部分腺癌可伴有腺性膀胱炎的改变。尿液内腺癌细胞与第二章第四节所述基本相同,各种方法染色其形态见图 5-18。

泌尿道原发性腺癌十分少见,具有一般腺癌的特征;转移性或者浸润性腺癌常见的有前列腺癌、结肠癌及卵巢癌的转移。

**(三)小细胞癌**

一种起源于尿路上皮的恶性神经内分泌肿瘤,其组织学及细胞学形态均类似于肺的小细胞癌。约 50% 的病例含有灶状的尿路上皮癌、鳞癌或腺癌,绝大多数的尿路小细胞癌都发生于膀胱。它是一种高度侵袭性的肿瘤,早期即可浸润血管或肌肉。尿液内小细胞癌细胞与第二章第四节所述基本相同,各种方法染色其形态见图 5-19。该类细胞与高级别尿路上皮癌细胞不易鉴别,需要结合免疫组化进一步明确。

**(四)膀胱转移性肿瘤**

膀胱不是肿瘤转移的好发部位,但是邻近组织的肿瘤,晚期常常可浸润甚至侵透膀胱壁,所以尿液中可出现相应的肿瘤细胞。膀胱转移性肿瘤以腺癌为主,常见转移或浸润的肿瘤有卵巢癌、宫颈癌、子宫内膜癌、肺癌、乳腺癌及肠道肿瘤等,肿瘤细胞与泌尿系统原发性腺癌形态相似,见图 5-20。该类肿瘤细胞需要结合病史、免疫组化及其他相关检查明确肿瘤细胞来源。

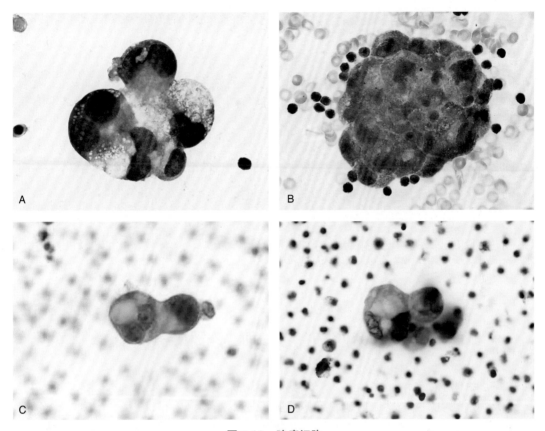

**图 5-18　腺癌细胞**

A：细胞成团分布,胞体大小不一,胞质丰富,胞核大,核仁明显(瑞-吉染色,×1 000);B：细胞成团分布,结构三维立体,排列紊乱,胞核大,核仁大而明显(瑞-吉染色,×1 000);C：胞体巨大,胞质丰富,其内可见黏液空泡,胞核大,核仁明显(巴氏染色,×400);D：细胞成堆分布,胞质丰富,胞核大(巴氏染色,×400)。

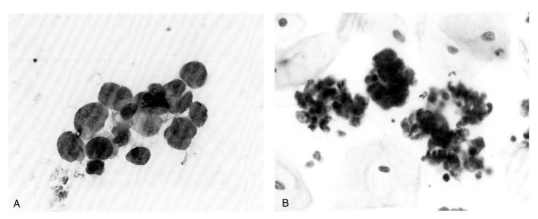

**图 5-19　小细胞癌细胞**

A：细胞成堆或成片分布,胞质量极少,染色质细腻,无核仁(瑞-吉染色,×1 000);B：细胞成堆分布,胞质量少,胞核深染(巴氏染色,×400)。

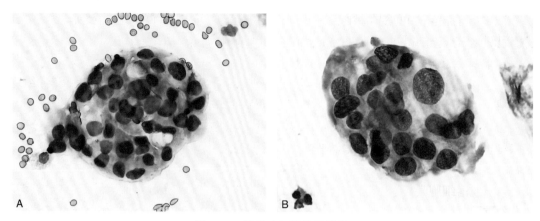

图 5-20　肺腺癌细胞膀胱转移

A：细胞成团分布，排列紊乱，胞核大小不等，染色质匀细，核仁明显（瑞-吉染色，×400）；B：细胞边界不清，胞核大小不等，染色质呈细颗粒状（瑞-吉染色，×1 000）。

（闫立志　王春芳）

# 第四节　案例分析

## 一、尿液肿瘤细胞检查

1. **患者资料**　患者，男，65岁，因"肉眼血尿3天"入院；无高血压、糖尿病病史，体格检查正常；血常规检查正常，肿瘤标志物检查正常，尿干化学：PRO（+）、BLD（4+）、LEU（+）。尿液有形成分计数：RBC 13 340个/μl，WBC 78.9个/μl，上皮细胞230.5个/μl，小圆上皮细胞154.2个/μl。超声提示：膀胱壁粗糙。

2. **形态学检查**　尿液外观为红色浑浊。采用推片法制片，瑞-吉染色。显微镜检查：镜下可见大量红细胞；有核细胞明显增多，以尿路上皮细胞为主；可见大量异型细胞，该类细胞成片或成堆分布，胞体大，胞质呈强嗜碱性，呈深蓝色，胞核大，大小不一，核质比高，染色质厚重、致密，核仁明显，见图5-21。未见结晶、管型及其他有形成分。

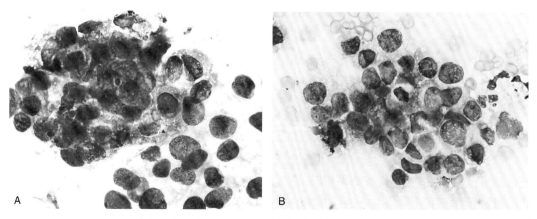

图 5-21　肿瘤细胞（尿液，瑞-吉染色，×1 000）

**3. 形态学报告**　可见异型细胞,依据细胞形态分析,考虑高级别尿路上皮癌,建议结合免疫组织化学检查结果进一步明确。

**4. 临床诊断**　高级别尿路上皮癌。

**5. 讨论与分析**　尿液标本红色浑浊,瑞-吉染色镜下可见大量异型细胞,该类细胞成堆或成片分布,胞核大,染色质相对于正常尿路上皮厚重、致密,核仁明显,依据细胞形态考虑高级别尿路上皮癌。结合病史,该患者为老年男性患者,出现肉眼血尿,超声提示膀胱壁粗糙,高度怀疑泌尿系统肿瘤。膀胱镜检查及细胞免疫组化检查均符合尿路上皮癌。

尿液脱落细胞学检查作为无创、快速筛查肿瘤细胞的一种手段,在泌尿系统肿瘤的诊断中有着重要的临床意义。尿液形态学检查可以发现肿瘤细胞,但不能明确肿瘤细胞来源,定位须结合影像学等检查,肿瘤细胞分型须结合免疫细胞化学染色结果。

## 二、尿液诱饵细胞筛查

**1. 患者资料**　患者,男,55岁,肾移植术后3年。血细胞分析基本正常。尿干化学:PRO(+),其他基本正常。尿液有形成分计数:红细胞42个/μl,小圆上皮细胞26.4个/μl。BKV核酸检测:5.86e+07(正常参考值为<5e+03)。

**2. 形态学检查**　尿液为淡黄色、透明。SM染色。显微镜检查:有核细胞易见,可见大量体积偏大的细胞,该类细胞核增大,呈空泡样,核膜增厚,染色质结构破坏,呈毛玻璃样改变,可见核内包涵体,部分细胞呈裸核样,见图5-22。

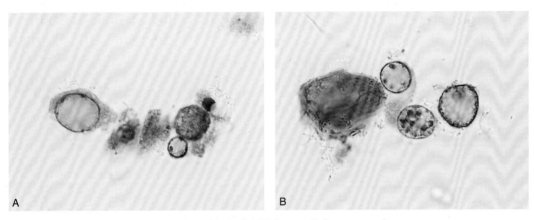

图5-22　诱饵细胞(尿液,SM染色,×1 000)

**3. 形态学报告**　可见大量诱饵细胞。

**4. 临床诊断**　肾移植术后、人多瘤病毒感染。

**5. 讨论分析**　该患者尿液有形成分分析中小圆上皮细胞计数偏高,患者有肾移植病史,尿液细胞学检查可见大量诱饵细胞,提示多瘤病毒感染,且BK病毒核酸检测结果超出正常参考范围,与细胞学检查结果相符。

肾移植术后患者长期使用免疫抑制剂容易感染多瘤病毒,肾小管上皮细胞或尿路上皮细胞出现特征性变化,这类细胞从尿液排出,可通过染色鉴别。活体染色(SM染色或S染色)鉴别尿液诱饵细胞优势明显,操作简便、染色快速,细胞结构完整,且不改变细胞原有的形态,颜色对比明显。SM染色后细胞胞质呈颗粒状,呈蓝紫色,胞核着色较浅,呈空泡样或气球样改变,核膜增厚,染色质结构破坏,可见粗大的核内包涵体。

(闫立志 王春芳)

## 思考题

1. 尿液脱落细胞检验巴黎系统的结果报告方式是怎样的?
2. 尿路上皮细胞分几层,各层尿路上皮细胞有什么形态学特点?
3. 病毒感染时尿路脱落细胞有什么形态学特点?
4. 可疑高级别尿路上皮癌尿液脱落细胞有什么形态学特点?
5. 低级别尿路上皮癌尿液脱落细胞有什么形态学特点?
6. 高级别尿路上皮癌尿液脱落细胞有什么形态学特点?

# 第六章

# 精液与前列腺液脱落细胞检验形态学

精液与前列腺液均来自男性生殖系统,二者关系密切。前列腺液由前列腺分泌,是精液的重要组成部分,在射精顺序中,前列腺液是精液的前导成分之一。精液是精子和精浆的混合物,精子由睾丸生精细胞分化而来,精浆则由睾丸液、附睾液、输精管壶腹液、附性腺分泌液和尿道球腺液等共同组成。精液与前列腺液脱落细胞及其他有形成分检查对男性生殖系统疾病的诊断具有重要意义。

## 第一节　精液脱落细胞检验形态学

### 一、概述

精液中存在以下成分。

（1）睾丸生殖系统:生精细胞(精原细胞、初级精母细胞、次级精母细胞、精子细胞)和精子、支持细胞、支持细胞骨架、微管、微丝。

（2）血细胞:中性粒细胞、单核/巨噬细胞、嗜酸性粒细胞、淋巴细胞、红细胞。

（3）泌尿生殖道上皮系统:前列腺上皮、精囊腺上皮、附睾上皮、尿路上皮。

（4）结晶:橙色血质结晶、磷酸钙结晶等。

（5）微生物:线索细胞、细菌、滴虫、包涵体等。

（6）其他:颗粒残渣、无核胞质体、纤毛细胞、基膜残余物等。

精液中精子及非精子细胞成分的检查,直接或间接反映了睾丸的生理功能、感染及免疫状态,对男性生殖系统疾病的诊断和治疗具有重要价值。

#### （一）解剖与组织学基础

**1. 解剖学基础**　男性内生殖器由睾丸、输精管道(附睾、输精管、射精管、尿道)和附属腺(精囊腺、前列腺、尿道球腺)组成。

睾丸为实质性脏器,表面覆以被膜,被膜由外到内分为鞘膜脏层、白膜和血管膜三层。鞘膜脏层与贴附在阴囊壁的鞘膜壁层之间存在鞘膜腔,内含少量液体,在睾丸活动时起润滑作用。鞘膜脏层深面为一层较厚的致密结缔组织构成的白膜,对睾丸有机械性保护作用。血管膜为睾丸被膜的最内层,与睾丸实质紧密相连,并深入生精小管之间。白膜在睾丸后缘局部增厚,形成睾丸纵隔,睾丸纵隔的结缔组织呈放射状伸入睾丸实质内,将实质分成约250个锥形小叶,每个小叶内有1~4条高度盘曲的生精小管,又称为曲细精管,是产生精子的场所。生精小管在近睾丸纵隔处变为短而直的直精小管,直精小管进入睾丸纵隔相互吻合形成睾丸网,与附睾相通(图6-1)。

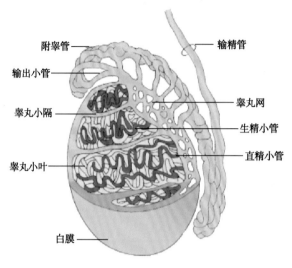

图6-1　睾丸与附睾结构模式图

2. **组织学基础**　成人的生精小管每条长30~70cm,直径为150~250μm,中央为管腔,管壁由生精上皮和界膜构成。生精上皮由支持细胞和5~8层生精细胞组成,支持细胞呈不规则长锥形,从生精上皮基底一直伸达腔面。界膜分为三层,由内向外依次为基膜层、肌样细胞层和成纤维细胞层。生精小管之间的疏松结缔组织构成睾丸间质,含有间质细胞,为雄激素分泌细胞(图6-2)。

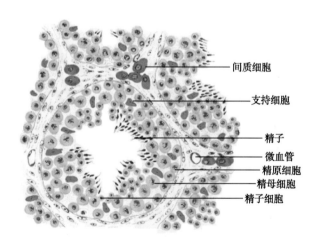

图6-2　生精小管模式图

（二）精子的发生与成熟

1. **精子的发生**　从精原细胞发育成为精子的连续增殖分化过程,称为精子的发生。历经精原细胞的增殖分化、精母细胞的减数分裂以及精子细胞变形三个阶段,其发生过程为精原细胞→初级精母细胞→次级精母细胞→精子细胞→精子(图6-3)。

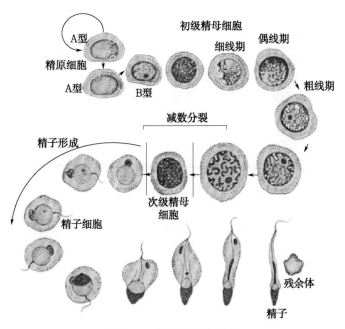

图 6-3　精子发生模式图

**2. 精子的成熟**　睾丸中产生的精子从其形态和染色质的角度看,已基本成熟,但还不具备运动的能力、精卵识别的能力和精卵结合的能力。只有在进入附睾后,在循附睾头、体、尾运行和在附睾中贮存的过程中,精子进一步发生了一系列形态结构、生化代谢和生理功能的变化,最终获得功能上的成熟,从而具备向前运动的能力、精卵识别的能力和精卵结合的能力。

（三）标本采集与涂片染色

**1. 精液标本的采集与运送**

（1）标本采集:待检者禁欲 2~7 天→手淫法采集→留取全部标本于专用取精杯中,记录采集时间。

（2）标本运送:精液标本留取后应按要求及时送往实验室检查。

**2. 精液涂片的制备与染色**

（1）涂片制备:精液标本混匀或者离心后,将沉淀物混匀,直接涂成薄片,干燥。

（2）涂片染色:精子形态常用的染色方法包括巴氏、Diff-Quik、Shorr（肖尔）、瑞 - 吉及HE 染色等。5 种染色方法精子各部位颜色对比见表 6-1。巴氏染色为 WHO 推荐的首选方法,Diff-Quik 染色因简单快速在各实验室广泛应用,瑞 - 吉染色对精液中非精子细胞的染色效果更具有优势。应用上述染色方法,精子和生精细胞染色效果见图 6-4。

表 6-1　5 种染色方法精子各部位颜色对比

| 部位 | 巴氏染色 | Diff-Quik 染色 | Shorr 染色 | 瑞 - 吉染色 | HE 染色 |
|---|---|---|---|---|---|
| 头部顶体区 | 淡蓝色 | 淡紫色 | 淡蓝色 | 淡蓝色 | 淡蓝色 |
| 头部核区 | 深蓝色 | 深紫色 | 深蓝色 | 深蓝色 | 深蓝色 |
| 中段 | 淡红色 | 淡红色 | 淡绿色 | 淡红色 | 淡红色 |
| 尾部 | 淡红色 | 淡红色 | 淡绿色 | 淡红色 | 蓝色或淡红色 |

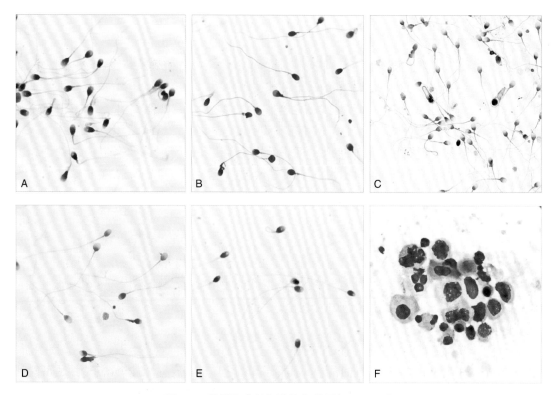

**图 6-4　精子和生精细胞染色效果（×1 000）**
A：巴氏染色；B：Diff-Quik 染色；C：Shorr 染色；D：瑞 - 吉染色；E：HE 染色；F：瑞 - 吉染色（生精细胞）。

**（四）显微镜检查与结果报告**

**1. 显微镜检查**　涂片染色后通过低倍镜观察染色质量，选择合适区域，油镜分类计数至少 200 个精子，并进行非精子细胞成分的观察。

（1）精子：由于畸形精子通常有多种缺陷，建议使用多键计数器，可在按键上标记正常、头部缺陷、中段缺陷、主段（尾部）缺陷和过量残留胞质。如精子头部缺陷就按 1 次对应按键，并作为 1 个细胞计数；如果 1 个精子同时表现出头部、中段和尾部缺陷，记录时应同时按相应的 3 个键，3 种缺陷分别被记录在相应的分类中，而这个精子只作为 1 个细胞被计数。按照上述分类方法，至少计数 200 个精子。

（2）非精子细胞：精液中的白细胞、生精细胞及上皮细胞多呈圆形外观，统称为"圆形细胞"。如圆形细胞数量增多（>5 个 /HP），应计数分类 100 个圆形细胞，并计算圆形细胞或白细胞浓度，可采用精子计数板计数或间接计数方法（根据每 100 个精子视野内的细胞数和精子浓度来评估）。如果精子浓度很低或无精子，无须进行定量分析，根据所检出的细胞总数，计算各类细胞所占的比例即可。

**2. 结果报告**　采用上述精子形态分类方法，可以得到正常形态和异常形态精子的百分率（两者相加应等于 100%），也可以得到每种缺陷（头部、中段、尾部、过量残留胞质）的百分率。计数分类 100 个圆形细胞，并报告精原细胞、初级精母细胞、次级精母细胞、精子细胞、支持细胞、中性粒细胞、单核 / 巨噬细胞、淋巴细胞及上皮细胞的百分率，特殊情况应进行文字描述。

**（五）质量保证**

精液脱落细胞学检查的每一个环节都可能影响检测结果的准确性,包括标本采集、涂片制备与染色、精子形态评估的标准及细胞识别能力等。

1. **标本采集** 受检者应按照要求留取合格的精液标本,院外留取的标本最好在 1h 内保温送检。

2. **涂片制备** 根据精子的浓度调整适当的推片角度和速度,以保证涂片上的精子分散均匀,无过多重叠,且足够计数和分析。低精子浓度或无精子的精液标本,须将精液标本浓缩处理后,取沉淀物制备涂片。

3. **固定与染色** 涂片干燥后,应立即固定并染色。巴氏染色背景干净,对精子头部、中段及尾部染色效果佳,但操作步骤烦琐,耗时较长。Diff-Quik 染色快速,但对精子的细微结构染色效果略差,比较适用于计算机检测或须当天提供报告的实验室检查。瑞 - 吉染色对精子尾部着色欠佳,但对细胞质中的颗粒及核染色质结构显示较为清晰,更适用于非精子细胞的分析。Shorr 染色在国内实验室应用较少,而 HE 染色更多用于睾丸组织的病理检测。

4. **显微镜检查** 精子形态学检查应严格按照《WHO 人类精液检查与处理实验室手册》(第 6 版)所给出的评判标准进行分类和计数。每张涂片至少评估 200 个精子,并尽可能评估两次,以确保两次结果无较大差异。细胞学检查应多结合病史,经常阅片,熟悉各类细胞特点及变化规律,这是保证分析结果准确、可靠的前提。

5. **结果报告** 报告正常形态精子的比例,且对异常形态精子进行分类,得出头部、中段、尾部缺陷或过量残留胞质的百分率。如检出高比例的特异性畸形精子应备注缺陷类型以及所占比例。对浓度正常的精液标本,生精细胞检测意义有限,关注是否存在白细胞精液症即可。无精子症标本,报告生精细胞的有无、类别及形态特征,特殊情况进行文字描述。

**（六）临床应用**

精液脱落细胞学检查的临床应用价值主要体现在以下方面。

1. **评估畸形精子症的病因** 在掌握和统一精子形态学标准化评估的同时,对精子形态的异常改变与病因的关系应给予更多关注。正常形态精子百分率 <4%,称为畸形精子症,有特异性和非特异性畸形之分。特异性畸形主要表现为同一类型畸形比例增高,应高度怀疑遗传因素影响或有害因素的特异性损伤;非特异性畸形则表现为多种不同类型畸形的随机组合,病因众多。特别是圆头精子症、无头精子症、大头精子症及短尾精子症的检出,其发生与遗传因素密切相关,检验人员应充分认识,并能够正确报告这种情况。

2. **区分精液中的白细胞** 精液中的圆形细胞并不等同于白细胞,应染色加以辨别,避免误诊。

3. **评估睾丸的生精功能** 观察生精细胞和精子的发生、发展的各个阶段,如果生精细胞脱落的数量、比例及形态异常,将有可能引起睾丸生精功能障碍,导致不育。精液中没有精子并不代表没有生精细胞,检出生精细胞则说明输精管道是通畅的,可排除梗阻性无精子症。如果精液中一种或两种生精细胞比例增高,而其后阶段生精细胞减少或缺失,则要考虑生精细胞发育停滞,其中初级精母细胞阶段停滞最为常见,精子细胞阶段次之,精原细胞阶段少见。生精细胞形态异常,尤以凋亡最为常见,凋亡在精子发生的生理、病理过程中充当着重要角色,是人体清除剩余或缺陷生精细胞的正常生理机制,也可能是引起不育的病理环节。动态观察精液生精细胞的变化,可作为疗效观察和判断预后的重要指标之一,从而避免盲目性治疗。

**4. 代替睾丸活检**　采用睾丸活检观察生精细胞,不仅给患者造成创伤,带来痛苦,而且易使患者体内产生抗精子抗体。睾丸活检不能反复进行,且活检部位的局限易造成误诊,而精液生精细胞检查可以反映整个睾丸的功能,并可反复检查,免除了睾丸活检带来的创伤、恐惧和不可重复性。

## 二、生精细胞形态

精原细胞形成高度分化和特异的精子是一个极其复杂的细胞分化过程,各阶段生精细胞在睾丸生精小管内有序、规律、持续地产生精子,并使之发育完善。精子发生和形成时,各阶段生精细胞的形态结构、位置和数量等都会跟随发生重大变化,正是这些不同的变化特征,奠定了我们认识和区分这些细胞的基础,提供了鉴定不同生精细胞的依据。

（一）正常生精细胞

根据细胞核的形态和大小、染色质固缩程度以及核质比例,生精细胞可分为四种:精原细胞、初级精母细胞、次级精母细胞和精子细胞。

**1. 精原细胞**　位于生精小管的基底小室内,与生精细胞的基膜直接相连,是生精细胞中最幼稚的细胞。精原细胞可分为 Ad 型（暗型）、Ap 型（亮型）和 B 型三种类型。Ad 型精原细胞是生精细胞的干细胞,能不断地分裂增殖,一部分保留下来继续作为干细胞,另一部分分化为 B 型精原细胞。

（1）形态特点:胞体直径为 5.5~9μm,呈圆形或稍椭圆形;胞质较少,呈浅紫色或淡蓝色,有时可见颗粒;胞核较大,呈圆形,居中或稍偏一侧,占细胞的 2/3 以上。Ad 型精原细胞染色质细腻、颗粒致密,染色深暗;Ap 型精原细胞染色质均匀、颗粒略粗,染色浅淡;B 型精原细胞较 A 型大,染色质呈细颗粒状,大小各异,线粒体分散在胞质中（图 6-5）。

（2）临床意义:精子生成期间,约 3/4 的精原细胞凋亡,这对维持精子的正常数量起到了重要的作用。健康人精液中精原细胞数占生精细胞的 0~5%,精原细胞增多时,亦可见到大量其他阶段的生精细胞。

**2. 初级精母细胞**　位于精原细胞近腔侧,由 B 型精原细胞分裂而来,核型为 46,XY。初级精母细胞经过 DNA 复制后（4n DNA）,进行第一次减数分裂,形成两个次级精母细胞。由于第一次减数分裂的分裂前期历时较长,所以在生精小管的切面中常可见到处于不同增殖阶段的初级精母细胞。

（1）形态特点:胞体直径为 7.0~16.5μm,呈圆形或椭圆形,胞核常偏于一侧,大小不一;胞质染淡紫色,有时有细颗粒沉着和空泡;胞核呈紫色细颗粒或粗颗粒状,分色好的细胞可见核仁。由于初级精母细胞要经过细线前期、细线期、偶线期、粗线期、双线期和终变期 6 个阶段,故形态多样,除细线前期与其他初级精母细胞相比体积小及细胞质较少外,各阶段初级精母细胞的主要区别在于核染色质的颗粒大小及疏松状态变化（图 6-6）。

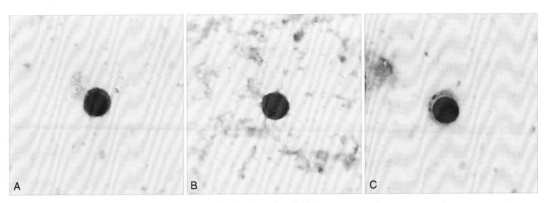

图 6-5 精原细胞（瑞 - 吉染色，×1 000）

A：精原细胞（Ad 型）；B：精原细胞（Ap 型）；C：精原细胞（B 型）。

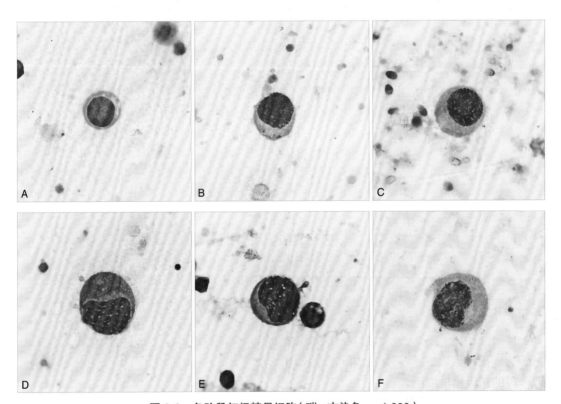

图 6-6 各阶段初级精母细胞（瑞 - 吉染色，×1 000）

A：细线前期（细颗粒状）；B：细线期（中颗粒状，可见核仁）；C：偶线期（粗颗粒状）；D：粗线期（细网状）；E：双线期（粗线团状）；F：终变期（拉伸变形状）。

（2）临床意义：健康人精液中初级精母细胞数占生精细胞的 2%~14%。初级精母细胞对有害因素敏感,其排出量与睾丸生殖功能密切相关。精液中可以检出各个阶段的初级精母细胞,尤以粗线期阶段最为常见。病理性精液中,常见凋亡的初级精母细胞,形态多样。

3. **次级精母细胞** 位于初级精母细胞近腔侧,核型为 23,X 或 23,Y（2n DNA）。次级精母细胞不进行 DNA 复制,迅速进入第二次减数分裂,产生两个精子细胞,核型为 23,X 或 23,Y（1n DNA）。

（1）形态特点：胞体直径为 6.5~13.8μm,呈圆形或椭圆形;胞质染浅蓝色或灰蓝色;胞核为紫红色,颗粒粗细不一,有时聚集成块状,有单核和双核两种类型,双核对称排列,与蜻蜓头眼相似（图 6-7）。

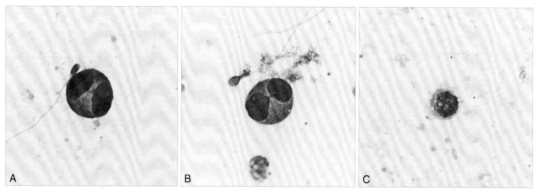

图 6-7　次级精母细胞（瑞 - 吉染色,×1 000）
A:双核;B:双核（细丝相连）;C:单个核。

（2）临床意义：次级精母细胞分化较快,健康人精液中次级精母细胞少见,占生精细胞的 2%~12%。如排出量增多,常与睾丸生殖功能障碍有关。分裂异常时可见多核、凋亡的次级精母细胞。

4. **精子细胞** 位于近腔面,精子细胞为单倍体,不再分裂,而是经过复杂的形态变化,由圆形逐渐转变为蝌蚪状的精子。精子形成的主要变化包括:①核染色质高度浓缩,构成精子的头部;②高尔基复合体形成顶体,位于核的一侧;③中心体迁移到顶体对侧,其中一个中心粒的微管延长,形成轴丝,成为精子尾部（或称鞭毛）的主要结构;④线粒体聚集,缠绕在轴丝近段周围,形成线粒体鞘;⑤多余的胞质汇聚于尾侧,形成残余体,最后脱落。

（1）形态特点：胞体直径为 4.0~8.6μm,多数呈圆形或椭圆形;胞质呈淡蓝色或紫红色,有时可见空泡;胞核较小,常贴于胞质边缘,呈深紫色,可见形成精子头雏形的细胞,核内颗粒浓集,不易分辨（图 6-8）。精液中可以看到不同发育阶段的多形态精子细胞,甚至有伸出鞭毛或精子头伸出胞体的精子细胞。

（2）临床意义：精子细胞是精液中最常见的生精细胞,健康人精液中精子细胞数占生精细胞的 70%~93%。精子细胞对有害因素敏感,其排出量多寡与睾丸生殖功能密切相关。在一些病理性精液中,精子细胞数量可增多,分化不良时可见双核或多核的精子细胞。

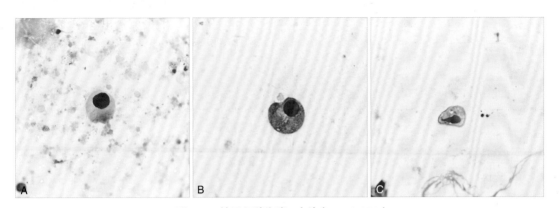

图 6-8　精子细胞（瑞 - 吉染色，×1 000）
A：胞质丰富，胞核较小；B：胞核较小，呈圆形；C：胞内可见精子头雏形。

（二）异常形态生精细胞

精液中除可见到正常形态的生精细胞，还可以见到异常形态的生精细胞，其形态特征主要表现为胞核异常、胞质异常及核分裂异常。

1. **胞核异常**　由于胞核受损，分化不良，常可见到核突出、固缩、溶解、破碎等形态，属于细胞凋亡特征（图 6-9）。

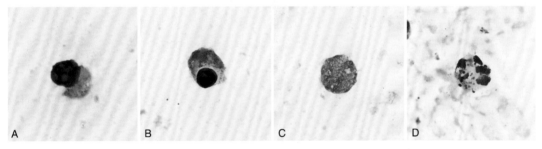

图 6-9　胞核异常（瑞 - 吉染色，×1 000）
A：核突出；B：核固缩、边聚；C：核溶解；D：核破碎。

2. **胞质异常**　胞体变形，肿大或缩小，甚至破碎，形态多样，胞质内空泡大小不一，着色深浅不一，常见深紫色、大小不一的颗粒（图 6-10）。

3. **核分裂异常**　可见核内复制现象，在次级精母细胞、精子细胞阶段，有时可见 3 个、4 个或更多的细胞核；胞核大小有时相差较大，核固缩程度不一，并可见核、胞质发育不平衡的生精细胞（图 6-11）。

（三）凋亡生精细胞

细胞凋亡的发生涉及一系列基因的激活、表达及调控等机制，其本质是为更好地适应生存环境而主动采取的死亡过程。生精细胞凋亡以核变化最为显著，表现为细胞核脱出、固缩、边聚、中空、形成纤维丝、破碎、形成凋亡小体及核膜膨胀等形态特征，有时精液中可见大量凋亡的生精细胞（图 6-12）。

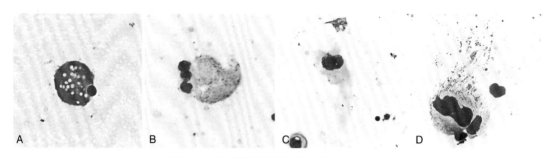

**图 6-10　胞质异常（瑞 - 吉染色，×1 000）**
A：胞质内大量空泡；B：胞质内大量颗粒；C：胞质不规则；D：胞质裂解为碎片状。

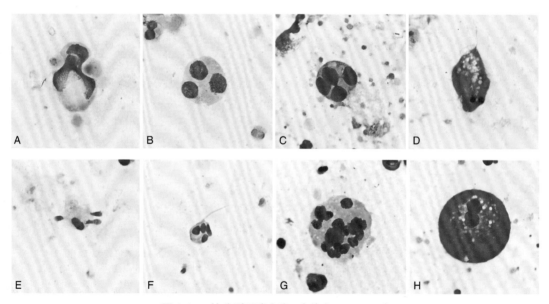

**图 6-11　核分裂异常（瑞 - 吉染色，×1 000）**
A：初级精母细胞（核分裂异常）；B：次级精母细胞（3 核）；C：次级精母细胞（4 核）；D：精子细胞（双核，核胞质发育不平衡）；E：精子细胞（多个精子头伸出胞外）；F：精子细胞（4 核，伸出尾部）；G：精子细胞（多核）；H：巨大精子细胞（双核）。

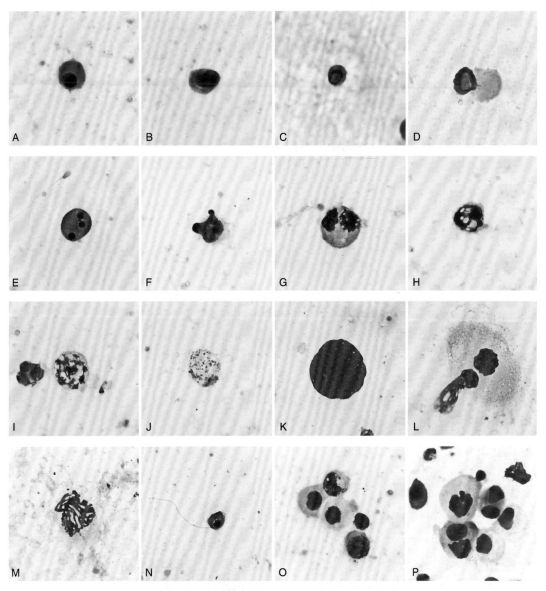

**图 6-12　生精细胞凋亡（瑞-吉染色，×1 000）**

A：初级精母细胞（核固缩、边聚）；B：初级精母细胞（核固缩）；C：精原细胞（核中空）；D：初级精母细胞（核脱出，核中淡染）；E：多核精子细胞（核固缩）；F：初级精母细胞（核突出，凋亡小体）；G：次级精母细胞（核周伪足样突起）；H：初级精母细胞（核纤维丝）；I：初级精母细胞（核纤维丝）；J：初级精母细胞（核破碎）；K：初级精母细胞（核膨胀、溶解）；L：次级精母细胞（胞体膨胀，核变形并突出）；M：初级精母细胞（核纤维丝）；N：精子细胞（核固缩，伸出尾部）；O：生精细胞（簇状、凋亡）；P：生精细胞（大量、凋亡）。

### 三、正常与异常精子形态

人的精子形似蝌蚪,长约 60μm,可分头、尾两个部分。头部正面观呈卵圆形,侧面观呈梨形,长 4~5μm。头部由高度浓缩的细胞核和顶体组成,核内含有遗传物质,为遗传信息的携带者。顶体内含有多种酶,与精子穿越放射冠、透明带和卵细胞膜有关。尾部又称为鞭毛,长约 55μm,分为颈段、中段、主段和末段四部分,含有轴丝、线粒体鞘和纤维鞘等结构,与精子的运动有关( 图 6-13 )。

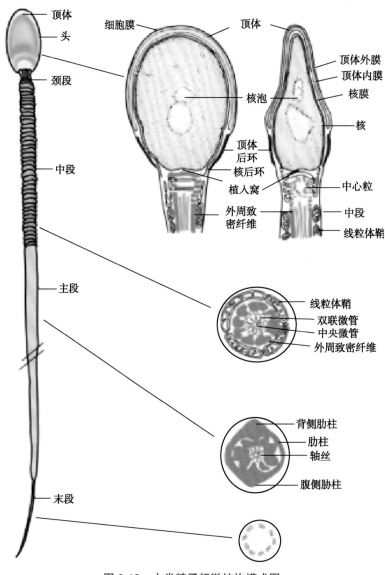

图 6-13　人类精子超微结构模式图

（一）正常形态精子

精子包括头、颈段、中段、主段和末段。由于光学显微镜很难观察到精子末段,因此可以认为精子是由头和尾(颈段、中段和主段)组成。正常形态精子的评估标准见表6-2。只有头和尾都正常的精子才被认为是正常的(图6-14),所有处于临界形态的精子则被认为是异常的。

表 6-2　正常形态精子评估标准

| 部位 | 正常形态标准 |
| --- | --- |
| 头部 | 形状:外形光滑、轮廓规则,大体上呈椭圆形;长 3.7~4.7μm,宽 2.5~3.2μm,长宽比为 (1.3~1.8):1<br>顶体:顶体区可清晰分辨,占头部的 40%~70%<br>空泡:≤ 2 个,面积≤头部的 20%,顶体后区无空泡 |
| 中段 | 细长、规则,大约与头部长度相等;中段主轴与头部长轴一致;残留胞质 <1/3 头部 |
| 主段 | 应比中段细,均一,长约 45μm,无鞭毛折断的锐利折角;主段可自身卷曲成环状 |

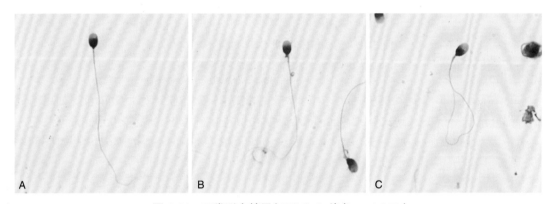

图 6-14　正常形态精子(Diff-Quik 染色,×1 000)

A:尾部自由弯曲;B:胞质小滴、尾部自由弯曲;C:顶体内含 1 个小空泡,尾部自身卷曲成环状。

（二）异常形态精子

精液中含有各种各样畸形的精子,而精子畸形率增高通常与精子的异常发生和附睾的一些病理改变相关。异常形态精子主要包括头部缺陷、颈部和中段缺陷、主段缺陷、过量残留胞质及多重缺陷 5 种类型。

1. **头部缺陷**　大头、小头、锥形头、梨形头、圆头、无定形头、有空泡的头(超过 2 个空泡,或空泡区域占头部 20% 以上)、顶体后区有空泡、顶体过小(小于头部的 40%)、顶体过大(大于头部的 70%)、双头以及上述缺陷的任何组合。

（1）大头精子:精子头部的长度和宽度均超出正常参考值,形态多样。如果精液中的精子绝大多数表现为大头、多尾及顶体异常等形态,称为大头精子症,应注意遗传因素影响(图 6-15）。

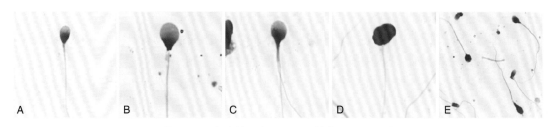

图 6-15　大头精子（Diff-Quik 染色，×1 000）

A：正常精子；B：大头伴顶体过大精子；C：大头双尾精子；D：大头伴无顶体精子；E：大头精子症。

（2）圆头精子：精子头部呈圆形，顶体缺失或顶体过小，长宽比为（1~1.3）：1。圆头精子症是一种罕见而严重的畸形精子症，无论在体内或体外都难以自主与卵细胞结合，活产率较低，遗传因素是导致圆头精子症的主要原因（图 6-16）。

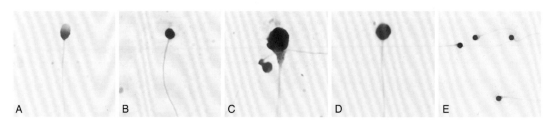

图 6-16　圆头精子（Diff-Quik 染色，×1 000）

A：正常精子；B：小圆头精子；C：大圆头精子；D：含少量顶体圆头精子；E：圆头精子症（100% 圆头）。

（3）无头精子：精子没有头部结构，呈大头针状缺陷，常被误认为小头精子。如果精液中大部分精子呈现头部缺失、头部与尾部断开或松散连接的形态，则称为无头精子症，应注意遗传因素影响（图 6-17）。无头精子不能纳入精子浓度和精子头部缺陷计数，如比例增多，形态学报告中应体现出无头精子的比例。

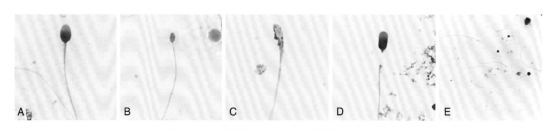

图 6-17　无头精子（Diff-Quik 染色，×1 000）

A：正常精子；B：尾部顶端含少量胞质；C：尾部顶端含大量胞质；D：头尾断离；E：无头精子症。

（4）多头精子：精子有两个或两个以上的头部，多头精子常伴有头核固缩、深染（图 6-18）。

（5）小头精子：精子头部的长度和宽度均小于正常参考值，精液中较为常见。小头精子顶体异常（小顶体、顶体缺失）发生率高，常伴有头核固缩、深染等凋亡特征（图 6-19）。

（6）长头精子：精子头部的长宽比超过 1.8，形态多样。部分长头精子染色后，头核及颈中段出现深染（图 6-20）。长头精子较为常见，若比例增高，通常与睾丸温度升高有关。

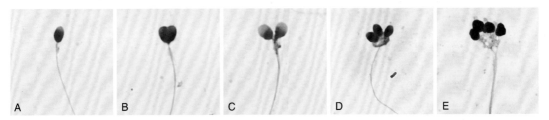

**图 6-18　多头精子（Diff-Quik 染色，×1 000）**

A：正常精子；B：双头融合精子；C：双头精子；D：三头精子（深染）；E：多头精子（固缩、深染）。

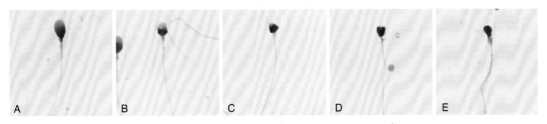

**图 6-19　小头精子（Diff-Quik 染色，×1 000）**

A：正常精子；B：小头精子；C：小头精子（尖头、小顶体）；D：小头精子（残余顶体）；E：小圆头精子（顶体缺失）。

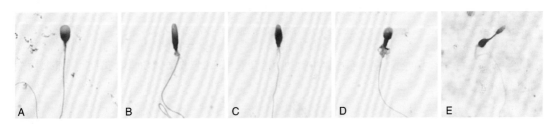

**图 6-20　长头精子**

A：正常精子；B：棒状长头精子；C：锥形长头精子；D：球拍状长头精子；E：哑铃状长头精子。

（7）梨形头精子：表现为顶体相对正常或膨大，且顶体后区（或核区）出现严重收窄或延长（图 6-21）。

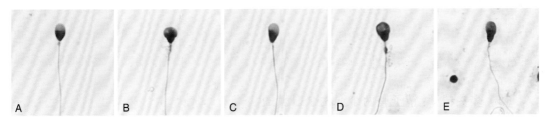

**图 6-21　梨形头精子（Diff-Quik 染色，×1 000）**

A：正常精子；B~E：梨形头精子。

（8）不定形头精子：头部不规则，部分精子头部凹陷或形成瘤状突起，有时伴有头核畸变或深染（图 6-22）。

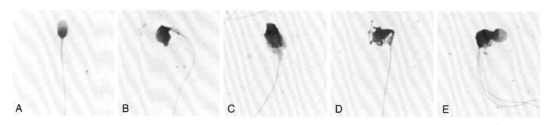

图 6-22 不定形头精子（Diff-Quik 染色，×1 000）

A：正常精子；B：头部瘤状突起；C：头部凹陷；D：头部胞质缠绕；E：头核畸变、深染。

（9）顶体异常精子：顶体区过大（>70%）、过小（<40%）及无顶体均属于顶体异常精子，顶体异常将会影响精子的正常功能（图 6-23）。

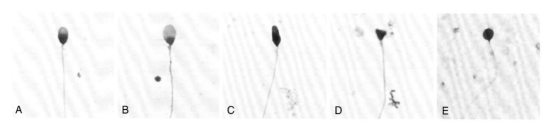

图 6-23 顶体异常精子（Diff-Quik 染色，×1 000）

A：正常精子；B：顶体区过大；C：顶体区过小；D：残余顶体；E：无顶体（圆头）。

（10）空泡异常精子：精子头部空泡的位置、数量及面积异常将会影响精子的正常功能。精子头部超过 2 个空泡，或空泡区域占头部 20% 以上，顶体后区有空泡均属异常（图 6-24）。

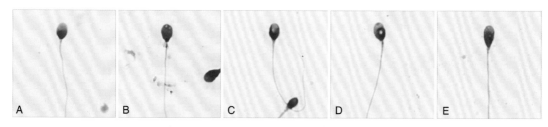

图 6-24 空泡异常精子（Diff-Quik 染色，×1 000）

A：正常精子；B：顶体区多个小空泡；C：顶体区大空泡（>20%）；D：顶体后区空泡；E：头部多个小空泡。

**2. 颈部和中段缺陷** 包括中段非对称地接在头部（插入），中段粗或不规则、锐角弯曲、异常细的中段，或上述缺陷的任何组合（图 6-25）。颈、中段异常可导致精子非前向运动或不活动。

**3. 主段缺陷** 包括短尾、多尾、发卡形尾、尾部断裂、锐角弯曲、宽度不规则、卷曲，或上述缺陷的任何组合（图 6-26）。精液中出现大量短尾精子，并伴有活力低下时，应考虑遗传因素影响（详见病例分析）。

**4. 过量残留胞质** 胞质的大小超过精子头部的 1/3，通常伴有中段的缺陷，应注意与胞质小滴（小于头部大小 1/3）的区别，是精子成熟不良的表现（图 6-27）。过量残留胞质精子含有高水平的细胞质酶，从而产生过量的活性氧，进而导致精子质量下降。

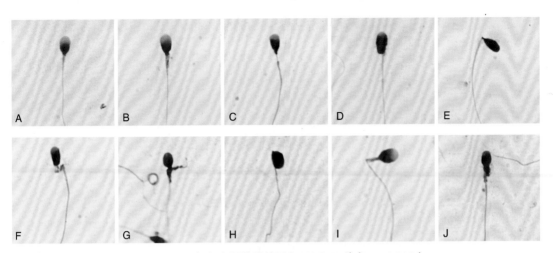

**图 6-25　颈部和中段缺陷精子（Diff-Quik 染色，×1 000）**

A：正常精子；B：中段增粗；C：中段变细；D：插入；E：颈部弯曲；F：中段松散连接；G：中段不规则；H：颈部弯曲（豆芽菜状，尼古丁效应精子）；I：中段弯曲；J：中段不规则、增粗。

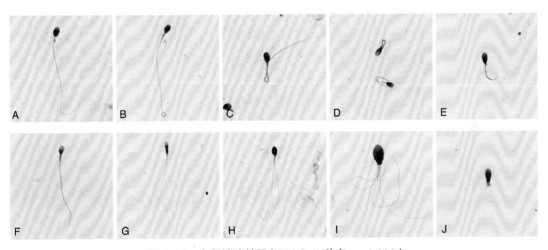

**图 6-26　主段缺陷精子（Diff-Quik 染色，×1 000）**

A：正常精子；B：尾尖卷曲；C：发卡形尾；D：尾部卷曲；E：短尾；F：尾部增粗；G：尾部锐角弯曲；H：双尾；I：多尾；J：缺尾（仅显示胞质）。

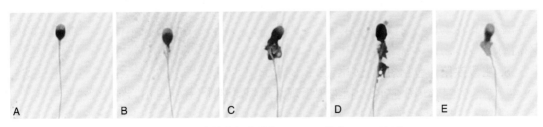

**图 6-27　过量残留胞质（Diff-Quik 染色，×1 000）**

A：正常精子；B：正常精子（胞质小滴）；C：过量残留胞质（中段）；D：过量残留胞质（中段、主段）；E：过量残留胞质（巴氏染色）。

153

**5. 多重缺陷精子**　多重缺陷精子主要表现为精子头部、中段和主段缺陷的组合,精子缺陷的部位越多,说明损伤程度越严重(图 6-28)。

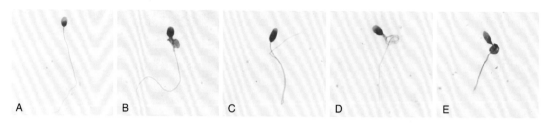

图 6-28　多重缺陷精子(Diff-Quik 染色,×1 000)

A:正常精子;B:头部和中段缺陷;C:头部和尾部缺陷;D:中段和尾部缺陷;E:头部、中段和尾部均缺陷。

### (三)凋亡精子

凋亡精子属于特殊形态缺陷,是精子 DNA 损伤的结果和表现。精子中的 DNA 包括两种:一种是位于精子头核的 DNA,另一种是位于精子中段的线粒体 DNA(mtDNA)。凋亡精子尤以头部凋亡最为常见。头部凋亡主要表现为头核畸形、深染、固缩等形态特征;中段凋亡主要表现为中段增粗、膨大、不规则并伴有深染(图 6-29、图 6-30)。凋亡精子的产生与精索静脉曲张、隐睾、辐射、吸烟、药物及遗传等因素密切相关,其比例增高可导致受孕率下降、不育及流产率上升。

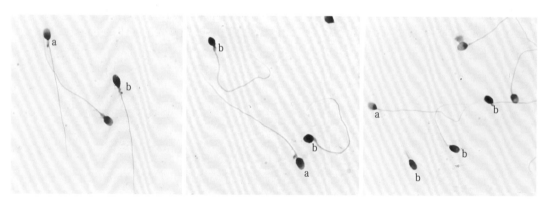

图 6-29　正常和凋亡精子(Diff-Quik 染色,×1 000)

a:正常染色精子;b:凋亡精子(头部深染、固缩)。

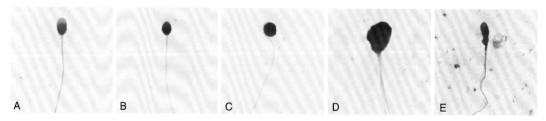

图 6-30　正常和凋亡精子(Diff-Quik 染色,×1 000)

A:正常精子;B:小头凋亡;C:圆头凋亡;D:大头凋亡;E:中段凋亡。

（四）胀亡精子

精子头部整体膨胀,体积增大,主要表现为头核溶解、均质化,核膜破损,轮廓不清等特征,形态多不规则(图 6-31)。胀亡精子的产生可能与三磷酸腺苷(ATP)缺乏或供应不足相关,有时凋亡精子因能量缺乏也可转变为胀亡。

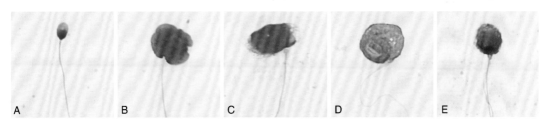

图 6-31　正常和胀亡精子(Diff-Quik 染色,×1 000)
A:正常精子;B:花瓣状;C:毛絮状;D:球状;E:凋亡转变为胀亡。

## 四、精液中其他细胞及有形成分

精液中除精子和生精细胞外,还包含支持细胞、支持细胞骨架(微管、微丝)、血细胞、上皮细胞及其他有形成分。

（一）支持细胞及支持细胞骨架

1. **支持细胞**　支持细胞位于生精小管的内表面,是唯一与生精细胞接触的细胞。支持细胞具有支持、营养、释放、分泌、吞噬等多种功能,其紧密连接是构成血 - 睾屏障的重要组成部分,在维持生精小管微环境稳定、精子发生及调控过程中发挥着核心作用,又被称为"保姆细胞"。

（1）形态特点:胞体不规则,多边、多毛絮状突出,有的呈网状骨架结构;胞质细致疏松,淡染,呈粉红色,不规则;核呈圆形或卵圆形,常浓染,呈紫红色,有时可见核仁。凋亡的支持细胞可呈现多种多样的形态(图 6-32)。

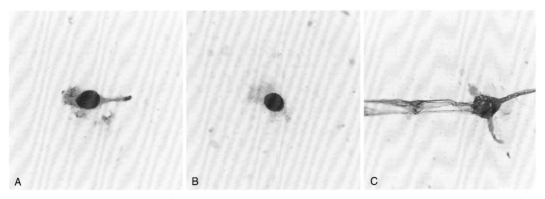

图 6-32　支持细胞(瑞 - 吉染色,×1 000)
A:不规则形支持细胞;B:凋亡支持细胞;C:网状骨架支持细胞。

（2）临床意义:支持细胞对有害刺激物非常敏感。如果睾丸内微环境的平衡被打破,支持细胞必然受到累积性影响,出现异常脱落。支持细胞的数量减少,功能下降,可增加生精细胞的凋亡,从而影响精子的正常发生。精液中检出大量支持细胞,则提示睾丸生精上皮严重受损。

**2. 支持细胞骨架（微丝、微管、中间纤维）**　支持细胞不仅存在细胞核结构,而且还拥有一个组织有序、功能活跃的细胞骨架系统。支持细胞骨架主要由微管、微丝和中间纤维组成,在生精细胞增殖和精子形成过程中发挥着重要作用。

（1）形态特点:外形呈不规则的纤维骨架,胞质翼状突起形成壁龛,游离面呈深浅不一的泡状内陷,为生精细胞镶嵌部位。支持细胞骨架根据纤维大小可分为微管（粗）、微丝（细）和中间纤维（中）,形态各异,多呈伸展性或波形分布（图6-33）。

（2）临床意义:支持细胞受损后,支持细胞网状骨架发生断裂并随生精细胞一同排出体外。精液中检出支持细胞骨架如微管、微丝等成分,说明睾丸微环境受累,损伤已威胁到支持细胞,临床应尽早进行干预。

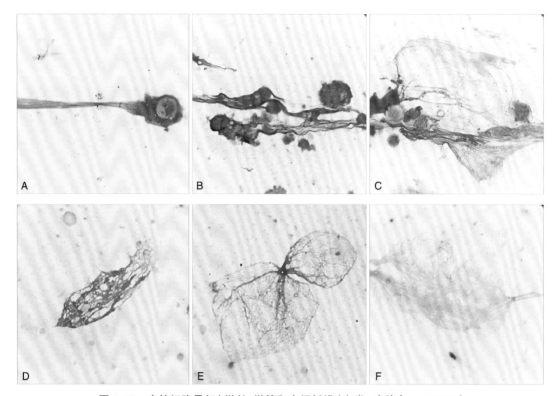

图 6-33　支持细胞骨架（微丝、微管和中间纤维）（瑞 - 吉染色,×1 000）

A:骨架（泡状内陷）;B:骨架（边缘深染、凋亡小体）;C:骨架（网状、波形分布）;D:微管（粗）;E:中间纤维（中）;F:微丝（细）。

**（二）血细胞**

精液中的白细胞主要以中性粒细胞和单核/巨噬细胞为主（约占95%）,淋巴细胞和嗜酸性粒细胞少见。急性炎症时精液中以中性粒细胞为主,有时可见细胞吞噬细菌和精子头。在慢性非特异性炎症、急性炎症恢复期时,单核/巨噬细胞比例增高。淋巴细胞增多,并伴有异常淋巴细胞出现时,则要考虑病毒、结核菌感染的可能（图6-34）。当精液白细胞浓度超过 $1 \times 10^6$/ml（过氧化物酶染色）时,称为白细胞精液症。白细胞增多提示炎症的发生或可能存在生殖道感染,是导致精子质量下降的重要原因之一。如检出大量红细胞（血精）,则提示精囊腺炎、前列腺炎等生殖系统疾病。

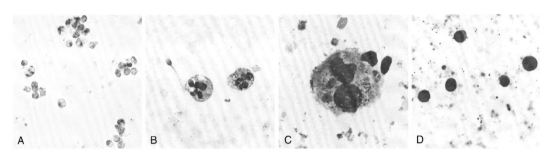

图 6-34　精液中的白细胞

A：过氧化物酶染色阳性细胞（×200）；B：中性粒细胞吞噬精子头（瑞 - 吉染色，×1 000）；C：单核 / 巨噬细胞（瑞 - 吉染色，×1 000）；D：淋巴细胞（瑞 - 吉染色，×1 000）。

### （三）上皮细胞

精液中的上皮细胞主要包括附睾上皮细胞、精囊腺上皮细胞、前列腺上皮细胞及尿路上皮细胞等，尤以尿路上皮细胞和前列腺上皮细胞最为常见。各类上皮细胞脱落增多，提示特定的附属性腺及尿道黏膜存在损伤。

**1. 附睾上皮细胞**　胞体呈圆形或不规则形；胞质丰富，呈淡蓝色或灰蓝色；核居中或偏于一侧、浓染、着色不均匀，染色质较粗糙，呈团块状，可见核仁（图 6-35A）。

**2. 精囊腺上皮细胞**　胞体呈圆形或多边形；胞质丰富，内含许多弥漫分布的细小颗粒；胞核呈圆形或类圆形，染色质浓染，呈粗颗粒状（图 6-35B）。

**3. 前列腺上皮细胞**　胞体较大，呈圆形或椭圆形；胞质丰富，呈淡蓝色；胞核多呈圆形，较小，染色质细致，呈细颗粒状（图 6-35C），在前列腺炎患者精液中较常见。

**4. 尿路上皮细胞**　胞体较大，呈不规则形或多边形；胞质丰富，呈淡粉色；胞核较小，呈圆形或椭圆形（图 6-35D）。

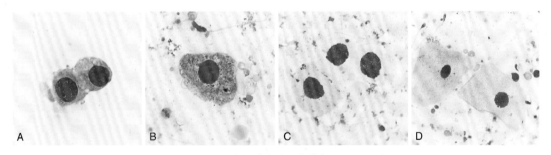

图 6-35　上皮细胞（瑞 - 吉染色，×1 000）

A：附睾上皮细胞；B：精囊腺上皮细胞；C：前列腺上皮细胞；D：尿路上皮细胞。

### （四）其他有形成分

精液中还可以检出线索细胞、细菌、阴道毛滴虫、包涵体、结晶、无核胞质体、纤毛细胞、基膜残余物及颗粒残渣等成分（图 6-36），所有有形成分的检出都可以作为考证睾丸生殖功能状况和病理性损伤的有效指标。精液中肿瘤细胞罕见，睾丸肿瘤的诊断更多依赖于影像学、血清肿瘤标志物及病理学的检测。

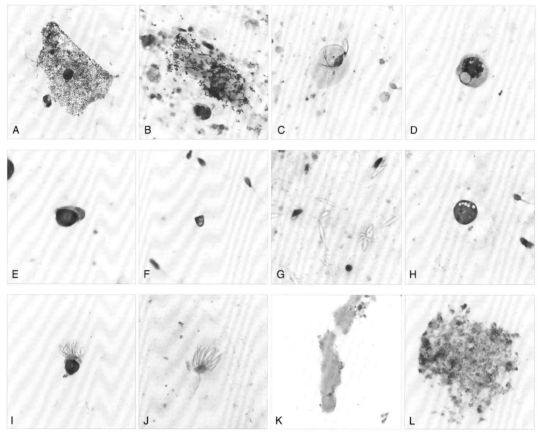

图 6-36　其他有形成分（瑞 - 吉染色，×1 000）

A：线索细胞；B：杆菌、球菌；C：阴道毛滴虫；D：细胞质内包涵体；E：细胞核内包涵体（猫头鹰眼睛）；F：橙色血质结晶；G：磷酸钙结晶；H：无核胞质体；I：输出小管纤毛细胞；J：输出小管纤毛丛；K：基膜残余物；L：颗粒残渣。

## 五、案例分析

**1. 患者资料**　患者张某，30 岁，因婚后同居未避孕不育 4 年就诊，正常性生活。否认腮腺炎、泌尿生殖道感染、慢性呼吸道感染、睾丸炎、糖尿病等病史。否认高温、油漆、农药、放射线接触史，无烟酒等不良嗜好，无棉籽油食用史，否认父母近亲婚配及家族遗传病史。第二性征发育正常，睾丸、附睾未见明显异常，无精索静脉曲张。多次精液检查，提示为精子活力弱，畸形率高，多次药物治疗无明显改善。妻子检查结果未见异常。

实验室检查结果如下。

（1）精液常规：禁欲 3 天，精液量 3.1ml，灰白色，pH 7.2，液化时间 30min，黏稠度适中，精子浓度 $31.7 \times 10^6$/ml（参考值：$\geqslant 15 \times 10^6$/ml），前向运动精子百分比 1%（参考值：$\geqslant 32\%$），精子活动率 3%（参考值：$\geqslant 40\%$）。

（2）精子存活率：采用伊红 - 苯胺黑染色，活体精子百分率 81%（参考值：$\geqslant 58\%$）。

（3）其他检查：性激素、精子 DNA 碎片率及染色体结果未见异常。

2. **形态学检查**　精液涂片采用 Diff-Quik 染色,油镜下观察。镜下精子尾部呈多发形态异常,短尾精子比例增多,并可见无尾、卷尾、折尾、粗尾及不规则尾等形态,符合精子尾部多发形态异常表现,亦称为短尾精子症(图 6-37)。

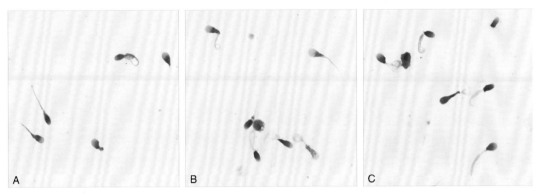

图 6-37　短尾精子症(Diff-Quik 染色,×1 000)

3. **形态学报告**　正常形态精子百分率 1%(参考值 ≥ 4%)、头部缺陷率 85%、颈部缺陷率 25%、尾部缺陷率 88%。备注:精子尾部缺陷明显,短尾精子比例高达 75%,注意遗传学因素影响。

4. **临床诊断**　原发不育、弱畸精子症(短尾精子症)。

5. **分析讨论**　精子尾部结构异常和功能缺失是导致精子活力低下的重要原因之一。当精液中精子不活动或活力较差,存活率检测证实为大比例活体精子时,则要考虑精子尾部结构缺陷的可能。

此患者精子浓度正常,活动率 3%,精子存活率则为 81%,说明精液中大部分不动的精子均为活体精子,而非死亡精子。形态学分析发现,短尾精子比例增高(75%),这是导致精子活力低下的主要原因。短尾精子症的发生与遗传因素密切相关,自然生育较为困难,药物治疗通常无效,尽早选择辅助生殖技术是实现生育的有效途径。此病例为短尾精子症,属于特异性畸形精子症。但由于既往精液检查只注重精子头部的分析,忽视尾部形态的异常变化,误诊误治的同时也给患者的精神和心理带来了负担。如果检验人员能够做到标准化评估,并能在形态学报告单上注明精子各部位缺陷的比例及形态特点,临床医生将可能改变治疗策略,避免不必要的药物治疗。

(袁长巍　龚道元)

# 第二节　前列腺液脱落细胞检验形态学

## 一、概述

前列腺液(prostatic fluid)是精液的重要组成部分,约占精液的 30%,可通过前列腺按摩术采集。前列腺液细胞学检查对前列腺相关疾病诊断及疗效评估有着重要的临床意义。

**（一）前列腺解剖与组织学基础**

前列腺位于男性盆腔,在膀胱颈及尿道球腺之间,有尿道穿过,射精管开口于前列腺尿道部的精阜。传统分叶法将前列腺分成 5 叶,即左、右侧叶和前、中、后叶,其中后叶与直肠相邻。前列腺的解剖分区为中央区、外周区、移行区和尿道周围腺区。

前列腺表面有由纤维结缔组织和平滑肌构成的被膜包裹,被膜伸入腺体内形成支架。前列腺含有 30~50 条分支管状腺,其导管开口于尿道的精阜两侧。腺体由两层上皮细胞构成,内层为柱状腺上皮细胞,外层为附着于基底膜上的立方形基底细胞。前列腺的间质由大致等量的平滑肌和纤维组织构成,紧密包绕着腺体。

**（二）标本采集与涂片染色**

**1. 标本采集**　常采用按摩法采集前列腺液。

（1）采集方法:采集前列腺液时,患者先排净尿液,然后取膝胸位或高位,医生戴手套或指套,示指轻轻插入肛门,在距肛门口 4~5cm 处,向前隔直肠前壁可触及前列腺,按左右对称的顺序由两侧向中央沟稍加压按摩前列腺,最后按摩尿道,挤出前列腺液,用清洁试管或玻片收集。

（2）注意事项:采集前要禁欲 3~7 天。由于前列腺液是精液的主要组成成分,如果近日有性行为可能会使采集失败;此外,排精及情绪兴奋可使前列腺液的白细胞计数增高,从而影响诊断;但如果禁欲超过 7 天,会使白细胞积聚,同样会造成炎症的假象。

**2. 标本运送**　标本量较少时,临床医生或检验人员可现场进行涂片,并将制作好的涂片送检;用试管收集的标本,须及时送检。

**3. 制片及染色**　前列腺液标本量少,常用推片法和涂片法制片;若标本量较多,可离心取沉淀进行推片。常用的染色方法主要有瑞 - 吉染色、巴氏染色及 Diff-Quik 快速染色等。

**（三）显微镜检查与结果报告**

见第一章第六节相关内容。

**（四）质量保证**

**1. 标本采集**　疑为前列腺结核、脓肿或肿瘤的患者禁前列腺按摩。一次按摩失败或检查结果阴性,而明确有临床指征者,可隔 3~5 天后重新复查。前列腺液采集时,按摩用力过度,会造成前列腺壁微小血管损伤,导致前列腺液中红细胞数目增加,患者疼痛增加,不易配合。

**2. 涂片制备**　根据标本量及标本性状,选择适当的制片方法,注意涂片厚薄适度。

**3. 显微镜检查**　前列腺液直接镜检与染色法相结合,可提高阳性率。

**（五）临床应用**

前列腺液细胞形态学检查在前列腺炎、前列腺肿瘤的诊断、鉴别诊断及疗效观察等方面具有重要参考价值。

## 二、前列腺液正常脱落细胞检验形态学

前列腺液常见的细胞有血细胞、前列腺上皮细胞和前列腺颗粒细胞,精囊上皮细胞及尿路上皮细胞少见;除此之外,还可见磷脂酰胆碱小体、淀粉样小体、结晶、精子及其他非细胞成分。

**（一）细胞**

**1. 前列腺上皮细胞**　包括主上皮细胞（分泌性上皮细胞）、基底细胞和神经内分泌细

胞。主上皮细胞数量最多,为单层柱状或复层柱状,呈蜂窝状排列,散在或成片分布,细胞边界清楚,胞质量丰富或偏少,胞核小而圆、居中,核染色质呈颗粒状,核仁小或无(图6-38)。基底细胞数量少,位于主上皮细胞与基膜之间,细胞呈圆形或梭形,胞质量少,核质比偏高,核大且不规则,其长轴与基膜平行,染色质致密,可见小核仁。增生的前列腺上皮细胞呈立体性增长,故细胞呈堆集状,互相重叠。

前列腺液中无或偶见前列腺上皮细胞,前列腺增生时该类细胞不同程度增多。

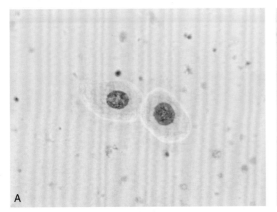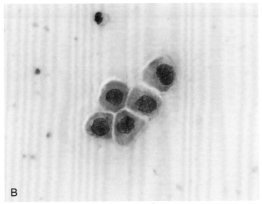

图6-38 前列腺上皮细胞(瑞-吉染色,×1 000)

2. **前列腺颗粒细胞** 细胞体积大小不等,胞质内可见大量折光性强的脂质颗粒。未染色时颗粒呈无色或淡黄色(图6-39A),活体染色(SM染色)或巴氏染色时颗粒不着色(图6-39B、图6-39C),胞核常被颗粒覆盖;瑞-吉染色时胞质内的脂质颗粒易被溶解,呈泡沫样(图6-39D)。前列腺颗粒细胞在前列腺炎时易见,部分老年人前列腺液中也较多见。

3. **膀胱及尿路上皮细胞** 见第五章第二节相关内容。

(二)其他有形成分

1. **磷脂酰胆碱小体** 又称卵磷脂小体,呈圆形或卵圆形,大小不均,折光性稍强(图6-40)。正常情况数量较多,在视野中均匀分布;前列腺炎症时,磷脂酰胆碱小体数量减少、分布不均或呈堆积状;炎症严重时,磷脂酰胆碱小体明显减少或消失。

2. **淀粉样小体** 体积大小不一,呈微黄或黄褐色,呈圆形或卵圆形,具有同心圆线纹的层状结构,形似淀粉颗粒,故命名为淀粉样小体。其中心常含有碳酸钙沉积物(图6-41)。淀粉样小体随年龄增长而增多,一般无临床意义;淀粉样小体与胆固醇结合可形成前列腺结石。

### 三、非肿瘤性病变前列腺液脱落细胞检验形态学

1. **急性前列腺炎** 急性前列腺炎是泌尿系统常见的疾病,主要由细菌感染所致,多发于青壮年。临床表现主要为尿急、尿频、尿痛及发热等,排尿末期常有血尿或黏液丝。需要注意的是急性细菌性前列腺炎的患者应该避免进行前列腺按摩或穿刺检查,以免感染蔓延。

涂片中有大量炎性细胞,以中性粒细胞为主,也可见红细胞和前列腺上皮细胞。上皮细胞可出现异型改变(细胞核增大,核染色质增多、致密而浓染,核形不规则,但大小基本一致)。此外,可见淋巴细胞及巨噬细胞等不同程度增多。

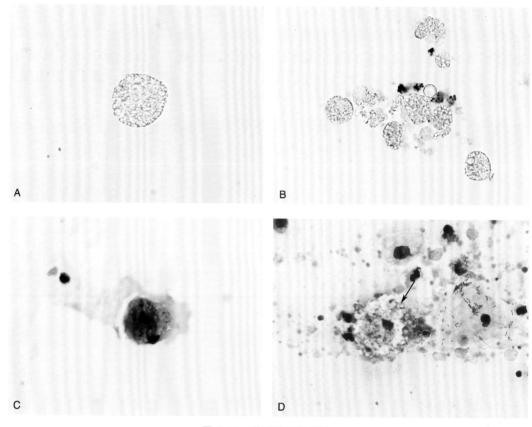

**图 6-39 前列腺颗粒细胞**

A: 胞质充满细小颗粒, 呈淡黄色(未染色, ×1 000); B: 胞质内颗粒不着色(SM 染色, ×1 000); C: 胞质内颗粒不着色(巴氏染色, ×1 000); D: 胞质呈泡沫样(瑞-吉染色, ×1 000)。

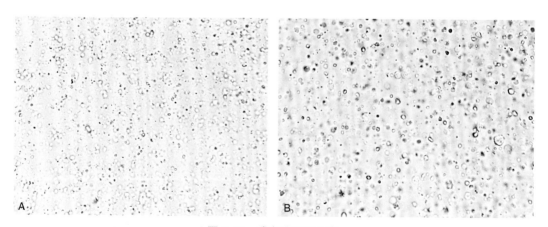

**图 6-40 磷脂酰胆碱小体**

A: 颗粒大小不一(未染色, ×400); B: 颗粒大小不一, 有一定的折光性(未染色, ×1 000)。

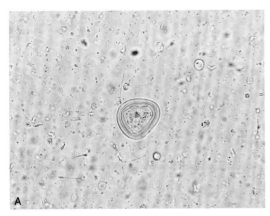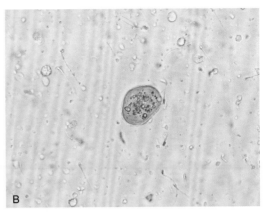

图 6-41　淀粉样小体（未染色，×400）

2. **慢性前列腺炎**　慢性前列腺炎多发生在中老年人，一般无明显症状，除急性发作时有炎症表现外，有时仅有轻度尿痛、尿频和排尿困难，有时出现尿潴留现象，直肠指检时可触及前列腺局部较硬并有小结节状肿痛感，一般无全身症状。

涂片中前列腺上皮细胞呈单个散在或成片分布，细胞大小和形态基本一致，可伴有中性粒细胞、淋巴细胞、吞噬细胞及浆细胞增多。

3. **前列腺肥大**　前列腺肥大也称结节性或腺瘤样增生，老年男性常见，可能与新陈代谢紊乱、性激素平衡失调有关。肥大的前列腺是正常人的 2~4 倍，前列腺包膜紧、质硬，表面可呈结节状，常发生在两侧叶及中叶，直肠指诊时易触及。患者有排尿困难、梗阻及尿潴留等症状，并伴有尿频、尿急、尿痛等膀胱刺激症状，全身症状不明显。

前列腺肥大时分泌物较多，前列腺液涂片可见有较多的前列腺上皮细胞，分化良好，呈团状、片状或散在分布，背景常有黏液和细胞碎片等。

4. **肉芽肿性前列腺炎**　是一种罕见的疾病，常与近期的尿路感染有关。患者常有尿频、尿急、尿痛、发热及寒战等临床表现。肉芽肿性前列腺炎按病因分为非特异性肉芽肿性前列腺炎、医源性（经尿道术后或针吸活检后）肉芽肿性前列腺炎、特异性肉芽肿性前列腺炎和系统性肉芽肿病，其中以非特异性肉芽肿性前列腺炎常见，常继发于近期的尿路感染。

细胞学检查可见中央坏死、周边呈栅栏样排列的上皮样细胞构成的肉芽肿，背景可见大量嗜酸性粒细胞。

### 四、肿瘤性病变前列腺液脱落细胞检验形态学

#### （一）前列腺癌

前列腺癌多发生于老年男性，发病率随年龄增长而增加，前列腺癌的症状与体征不明显，有些病例肿瘤生长缓慢，长期处于潜伏状态，患者可无临床症状；当肿瘤在原发部位呈恶性生长，突破包膜，侵犯膀胱颈部及后尿道后，可出现尿道阻塞症状，如尿频、尿血、排尿不畅，继而出现排尿困难、尿潴留等如同前列腺肥大的症状。

1. **腺癌**

（1）低分化前列腺癌：癌细胞多成团脱落，细胞排列紧密或重叠，单个散在的细胞较少见，成团分布的细胞边界不清，胞质量少，核质比偏高，胞核为圆形或不规则，核膜不光滑，核染色质增粗，呈颗粒状，核仁有 1 个或多个（图 6-42）。

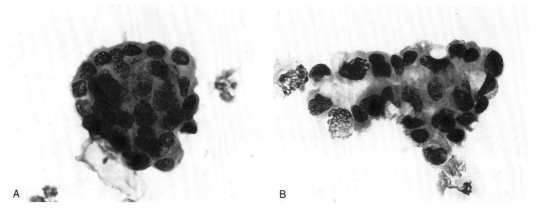

图 6-42　低分化前列腺癌细胞（前列腺液,瑞 - 吉染色,×1 000）

（2）高分化前列腺癌：癌细胞分化较成熟,细胞异型性明显,胞体为圆形、卵圆形或不规则,呈腺样或团状排列,胞质较丰富,其内可见腺泡样结构,细胞核为单个或多个,核膜不光滑,核染色质深染,呈分布不均的粗块状,核仁明显（图 6-43）。有时仅从细胞形态无法判断癌细胞类型,须结合 ICC/IHC 及其他检查综合分析。

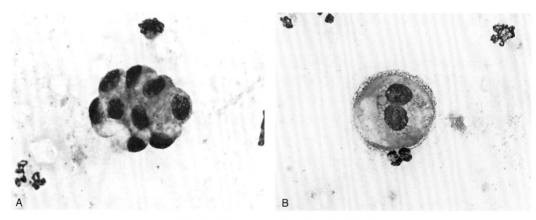

图 6-43　高分化前列腺癌细胞（前列腺液,瑞 - 吉染色,×1 000）

2. **鳞状细胞癌**　前列腺鳞癌非常少见,多发生在腺组织鳞状化生的基础上。其形态特征为癌细胞体积大,呈多边形或不规则形,胞质丰富,细胞核大且不规则,核染色质增多、浓染,呈条块状,核仁为 1 个或多个。

（二）前列腺肉瘤

极少见,有前列腺平滑肌肉瘤、横纹肌肉瘤及腺纤维肉瘤等。前列腺肉瘤发病年龄较年轻,甚至可发生在幼年。肿瘤生长迅速,肿瘤体积增大时,可压迫尿道及膀胱出口,引起排尿障碍。患者有尿频、尿急、尿潴留、血尿及排尿疼痛等症状,同时因直肠受压迫发生排便困难。由于肿瘤的浸润性生长,前列腺肉瘤常于早期发生血性转移,至肺、肝、骨骼等处。瘤细胞形态与软组织同类型肿瘤基本相似,确诊须结合病史及 ICC/IHC 等检查。

### 五、案例分析

1. **患者资料** 患者,男,45岁,因"尿频、尿痛2天"就诊于泌尿外科门诊。血常规:WBC 13.2×10$^9$/L, N 74.3%。前列腺液常规:灰白色液体,磷脂酰胆碱小体(+), WBC 40~50/HP, RBC 2~4/HP。

2. **形态学检查** 前列腺液推片法制片 + 瑞 - 吉染色。显微镜检查:有核细胞明显增多,以中性粒细胞为主(图6-44),巨噬细胞少量,未见异型细胞。

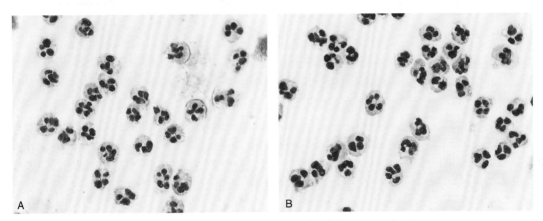

图6-44 中性粒细胞(前列腺液,瑞 - 吉染色,×1 000)

3. **形态学报告** 有核细胞明显增多,以中性粒细胞为主,提示炎症。

4. **临床诊断** 前列腺炎。

5. **讨论与分析** 患者主述近一周有排尿不畅等症状,近几天出现尿频、尿急及尿痛并加重,无发热,故来院就诊。通过血常规及前列腺常规检查,临床初步考虑前列腺炎症,为进一步明确诊断,做前列腺液细胞学检查,以中性粒细胞为主,未发现肿瘤细胞,与临床诊断相符合。

前列腺液细胞学检查主要用于前列腺疾病的辅助诊断,尤其是在前列腺炎、前列腺癌诊断、鉴别诊断及疗效观察等方面可以为临床提供准确的诊断依据。需要注意的是疑为前列腺结核、脓肿或肿瘤的患者禁前列腺按摩,可通过其他方式获取标本,结合肿瘤标志物、超声等检查有助于疾病的诊断。

(闫立志 龚道元)

### 思考题

1. 精子染色有哪些方法?各有何优缺点?
2. 生精细胞有哪些种类?各有何形态学特点?
3. 精子有哪些异常?各有何形态学特点?
4. 精液中其他细胞及有形成分有哪些?各有何形态学特点?
5. 前列腺液正常脱落细胞有哪些几种?各有何形态学特点?
6. 前列腺癌细胞有何形态学特点?

# 第七章

# 乳头溢液脱落细胞检验形态学

## 第一节 概　　述

　　乳头溢液（nipple discharge）是女性乳腺疾病的常见症状，是指乳头部位自发或经挤压溢出的液体，可分为生理性溢液和病理性溢液。输乳管又称乳腺导管或乳导管，位于胸部的皮下组织中，是乳房的主要构成组织之一，也是乳汁的排泄管道。生理性乳头溢液一般指哺乳期的泌乳现象及月经前后乳头少量浆液性溢液，多为双侧乳腺导管溢液。病理性乳头溢液是指非生理情况下乳腺腺体的异常分泌，一般以自发性、间歇性单侧单管溢液为特点。引起乳头溢液的疾病有乳腺肿瘤、炎症及乳腺增生等；此外，内分泌失调、乳腺导管扩张症等亦可引起乳头溢液。

### 一、标本采集与涂片染色

（一）标本采集与运送

**1. 标本采集**

（1）乳腺有肿块时的标本采集：对于有乳腺肿块的患者，可自肿块的远方，用手指沿导管引流的方向轻轻按摩和挤压，并收集标本。

（2）乳腺内无肿块时的标本采集：对于无乳腺肿块的患者，可让患者自行按摩和挤压或沿乳晕周围轻轻作向心性按摩挤压。

（3）乳头或乳晕周围有糜烂、溃疡或瘘管口的标本采集：将压舌板一端用生理盐水浸湿后轻轻摩擦患处，刮取细胞直接涂片。如创面有坏死组织，刮片前须除去坏死物，露出新鲜创面，也可用消毒针头在溃疡表面轻轻刮取标本后再涂片。

**2. 标本运送**　对于溢液较多的标本，可用无菌试管收集，并将收集到的标本全部送检；如溢液较少，可将溢液直接滴在玻片上，由医生或检验人员在现场取材，直接制片。

（二）涂片制备与染色

**1. 涂片制备**　常用的制片方法有涂片法、印片法（用消毒玻片在病变部位轻压、印片）及推片法等。

**2. 固定与染色**　瑞 - 吉染色涂片后立即干燥固定，再进行染色；巴氏、HE 染色涂片制备好后湿固定，再进行染色。

### 二、显微镜检查与结果报告

（一）显微镜检查

**1. 瑞 - 吉染色**　先用低倍镜浏览全片，观察细胞分布和排列，评估细胞成分、数量和染色效果,评价标本是否合格;低倍镜下发现异常细胞,同时还注意有无其他异常有形成分,转至油镜观察和鉴别异常细胞、有形成分的细微结构。

2. **巴氏或 HE 染色** 先用低倍镜观察细胞分布与排列,评价染色效果,发现异常细胞或其他有价值的成分,再用高倍镜或油镜观察和鉴别。

（二）结果报告

一般采用体液细胞学检验诊断报告或者改良巴氏五级分类报告等方法报告,见第一章第六节。

### 三、质量保证

（一）标本采集与运送

1. **标本采集** 标本采集时须规范操作,根据患者乳腺有无肿块及症状选择合适的采集方法。当溢液在乳管开口处外溢时,用载玻片承接,制成涂片。如溢液较多,为避免陈旧溢液中的细胞发生退变而影响判断,可先弃去最初的溢液,再用无菌容器收集。血性或脓液性溢液建议使用含 EDTA 抗凝剂的容器留取。由于乳头溢液量多少不一,涂片中有价值的细胞数量不等,可连续多次送检,提高阳性率。

2. **标本运送** 溢液较少时,可将制作好的涂片送检;使用无菌容器收集的标本须及时送检。

（二）涂片制备及染色

1. **制片** 根据标本量及性状选择合理的制片方法。当溢液较少时可由临床医生或检验人员现场涂片或印片。当溢液量较多时,可离心取沉淀进行制片。合格的涂片薄厚适度,尽量制作多张涂片。

2. **固定与染色** HE 染色或巴氏染色前须进行固定。结合多种染色技术有利于细胞的鉴别和疾病的诊断。

### 四、临床应用

1. **乳头溢液性状及临床意义** 肉眼观察乳头溢液颜色、浑浊度及黏稠性等,并做好记录。乳头溢液常见性状改变及临床意义见表7-1。

表 7-1 乳头溢液性状及临床意义

| 性状 | | 临床意义 |
|---|---|---|
| 血性溢液 | 红色或褐色 | 以导管内乳头状瘤最多见,亦可见于导管内乳头状癌、乳腺增生或乳腺导管扩张症等疾病 |
| 浆液性溢液 | 多呈微黄色,稀薄而透明 | 多见于乳头下导管内乳头状瘤,亦可见于乳腺增生,少数可能为乳腺癌早期重要体征 |
| 清水样溢液 | 无色透明如清水样 | 提示导管内乳头状瘤伴导管扩张,约 50% 由导管内乳头状癌所致 |
| 乳汁样溢液 | 如脱脂乳汁 | 多见于停止哺乳后的妇女,长达数月至数年仍有少量乳汁样物质;也可见于乳腺增生,如双侧乳头自动流出乳汁,提示催乳素分泌过多或服用激素类药物所致 |

续表

| 性状 | | 临床意义 |
|---|---|---|
| 黏稠性溢液 | 黏稠、多种颜色 | 为双侧多导管自动溢液,多见于更年期或青年妇女性腺功能低下、乳腺导管扩张症(浆细胞性乳腺炎) |
| 脓液性溢液 | 多为黄色或乳黄色、浓稠液体,有时带血 | 常见于急、慢性乳腺炎,乳腺导管扩张症或乳腺结核 |

**2. 良恶性溢液的鉴别**　乳头溢液细胞学检查对乳腺疾病的诊断有重要价值,与乳房体格检查及钼靶X线检查成为乳头溢液患者的一线检查方法,对乳头溢液的良恶性鉴别有较大帮助,同时也是一项操作简单、价廉和快速的检查方法。可根据溢液中的细胞数量及种类,结合其他相关检查,进行乳腺疾病的诊断。在乳腺疾病中发生乳头溢液的约占3%,最常见的原因为导管内乳头状瘤,占乳头溢液病因的70%。

（彭克军　高海燕）

# 第二节　非肿瘤性病变乳头溢液脱落细胞检验形态学

## 一、乳头溢液中的非肿瘤细胞

静止期乳腺不分泌乳汁,溢液涂片可见少量导管上皮细胞、鳞状上皮细胞或泡沫细胞。当乳腺发生良性病变时,细胞数量及种类发生变化,除上述3种细胞外,还可见顶泌汗腺样细胞及炎细胞等。

（一）导管上皮细胞

**1. 形态特点**

（1）瑞-吉染色:导管上皮细胞体积较小,多成团或成片分布,胞核呈圆形,大小较一致,染色质均匀,呈细颗粒状,无核仁或隐约可见。

（2）HE/巴氏染色:胞体偏小,呈蜂窝状或栅栏状排列,胞核为圆形或椭圆形,大小基本一致,通常不易见到核仁(图7-1)。

**2. 临床意义**　导管上皮细胞见于乳腺导管内乳头状瘤、乳腺导管扩张症或乳腺增生。

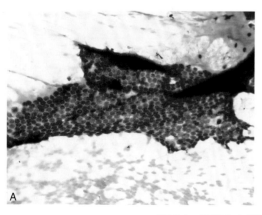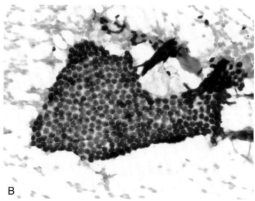

图7-1　导管上皮细胞(HE染色,×200)

（二）顶泌汗腺样细胞（大汗腺样细胞）

**1. 形态特点**　顶泌汗腺样细胞分为不成熟的顶泌汗腺样细胞和成熟的顶泌汗腺样细胞。成熟的顶泌汗腺样细胞胞质丰富，颗粒感明显，细胞核大小基本一致，为圆形、居中，核仁明显（图 7-2）；不成熟的顶泌汗腺样细胞体积大，胞质丰富，颗粒不明显，细胞核大，核仁明显（图 7-3）。

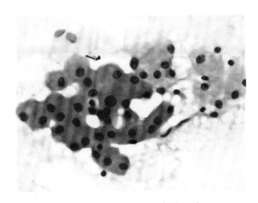 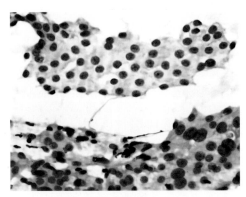

图 7-2　成熟顶泌汗腺样细胞（HE 染色，×400）

图 7-3　成熟顶泌汗腺样细胞（上）与不成熟顶泌汗腺样细胞（下）（HE 染色，×400）

**2. 临床意义**　顶泌汗腺样细胞见于乳腺增生、乳腺导管扩张症、导管上皮增生症、导管内乳头状瘤或乳腺慢性炎症。

（三）泡沫细胞

**1. 形态特点**

（1）瑞 - 吉染色：泡沫细胞呈圆形或卵圆形，成团或散在分布，细胞直径为 15~100μm，胞质丰富、淡染，充满小空泡，呈泡沫状；细胞核常为单个，双核或多核偶见，为圆形或卵圆形，染色质细致，有时可见小核仁（图 7-4A）。

（2）油红 O 染色：该种染色方法主要用于鉴别细胞内的脂肪成分，染色后细胞内可见大量橘红色颗粒（图 7-4B）。

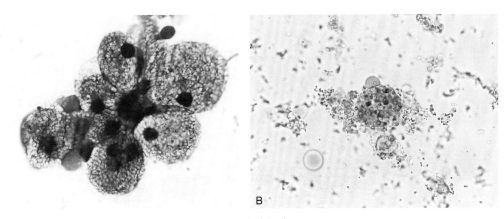

图 7-4　泡沫细胞

A：细胞成堆分布，胞质呈泡沫样（乳头溢液，瑞 - 吉染色，×1 000）；B：细胞内脂肪颗粒呈橘黄色（乳头溢液，油红 O 染色，×1 000）。

**2. 临床意义**　泡沫细胞常见于妊娠或哺乳期、慢性炎症、乳腺导管扩张症、乳腺增生或导管内乳头状瘤。

（四）各种炎细胞

乳腺炎症时，涂片中可见各种炎细胞，包括中性粒细胞、淋巴细胞、浆细胞等，有时可见组织细胞、上皮样细胞及多核巨细胞。炎症时上皮细胞常有增生现象，故可见核分裂象，需要与恶性细胞进行区分。

（五）钙化物质

良性病变可出现钙化现象，如乳腺导管扩张症、纤维囊肿病、硬化腺病及脂肪坏死等；而在乳头溢液中出现钙化物质，常见于乳腺导管扩张症、导管内乳头状癌或导管内癌。钙化物质涂片中呈深蓝色，不成形，常呈细颗粒状或片状，周围可被巨噬细胞包围。

## 二、常见非肿瘤性疾病乳头溢液脱落细胞学特点

（一）内分泌障碍

内分泌障碍的溢液常为乳汁状，也有浆液性及水样者，多伴有停经等表现或内分泌器官的肿瘤，常表现为各种异常泌乳综合征。

（二）乳腺炎症

**1. 急性乳腺炎**　急性乳腺炎是发生在乳腺导管内和周围结缔组织的急性化脓性炎症，常由葡萄球菌感染引起，多发生于初产妇的产后哺乳期，由乳管阻塞、乳汁淤积或细菌自乳头或乳晕的破裂处侵入乳管，并沿淋巴引流导管、乳腺小叶感染所致。病变累及1个或几个相邻的小叶，形成急性化脓性炎症或脓肿。

乳头溢液多为黄色脓性、浆液性或褐色，涂片中可见大量中性粒细胞或脓细胞。

**2. 慢性乳腺炎**　乳腺的慢性炎症少见，多数是急性炎症治疗不及时或治疗不当的结果，也可能是毒力低的细菌感染所致。

慢性炎症时，乳头溢液可见大量组织细胞、淋巴细胞、浆细胞及多核巨细胞。其中，多核巨细胞具有特殊意义，常有吞噬现象。此外，还可见导管上皮细胞，可出现轻度异型或退化变性。

（三）乳腺导管扩张症

乳腺导管扩张症为乳腺分泌物淤滞使乳腺导管扩张，多见于中年女性，常发生于单侧乳腺，约20%病例伴有乳头溢液，溢液多为浆液、血性或脓性。

乳头溢液可见泡沫细胞、中性粒细胞、淋巴细胞、浆细胞、鳞状上皮细胞、顶泌汗腺化生细胞及导管上皮细胞，出现的细胞成分取决于该病发病的阶段。

（闫立志　高洋）

# 第三节　肿瘤性病变乳头溢液脱落细胞检验形态学

## 一、乳腺导管内乳头状瘤

乳腺导管内乳头状瘤（intraductal papilloma of the breast）是乳腺较常见的良性肿瘤。肿瘤位于导管腔内，呈乳头状结构，乳头表面被覆增生的腺上皮细胞和肌上皮细胞，轴心为纤维血管束。可发生于大导管至终末导管小叶的任何部位，多发生乳头溢液，溢液性质多为血

性或浆液性,其他类型较少见。发生在中、小导管的多发性乳头状瘤较少出现溢液。

涂片中的乳腺导管内乳头状瘤细胞呈大片分布,呈乳头状或分叶状排列,细胞间黏着性好。细胞核大小基本一致,周边区域的细胞核常被压扁,包围在细胞团外表层,无浆液空泡;中心区域的细胞大小不等,有胞质空泡,有时细胞出现不同程度的异型性(图7-5)。

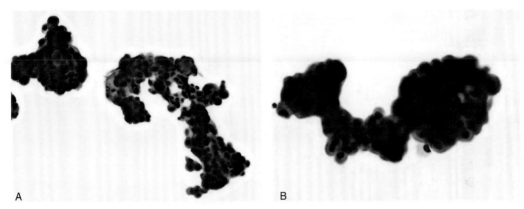

图 7-5　乳腺导管内乳头状瘤(HE染色,×200)

## 二、恶性肿瘤

乳腺恶性肿瘤也可出现乳头溢液,溢液的颜色及细胞成分与良性疾病不同,恶性肿瘤性溢液多为血性,镜下可见各种形态的恶性肿瘤细胞。溢液中的恶性细胞与良性细胞的鉴别可参考表7-2。

表 7-2　乳头溢液良恶性细胞比较

| 项目 | 良性细胞 | 恶性细胞 |
| --- | --- | --- |
| 细胞团 | | |
| 大小 | 细胞团体积大 | 细胞团体积小 |
| 形状 | 细胞规则,片状分布,单层 | 不规则,细胞重叠,多层 |
| 顶泌汗腺样细胞 | 常见 | 少见 |
| 细胞形态 | | |
| 异型性 | 不明显 | 明显 |
| 胞质 | 清楚 | 不清 |
| 胞核 | 大小均一 | 明显大小不等 |
| 染色质 | 细颗粒状,均匀 | 粗颗粒状或团块状 |
| 涂片背景 | | |
| 红细胞 | 少量 | 多见 |
| 炎性细胞 | 可见,多少不等 | 常见,量多 |
| 坏死 | 少见 | 常见 |

### （一）乳腺导管内癌

导管内癌（intraductal carcinoma）发生于乳腺小叶的终末导管，导管明显扩张，癌细胞局限于扩张的导管内，导管基膜完整。其发病年龄为 16~88 岁，平均年龄 56 岁，25%~40% 的患者有乳头溢液，少数患者有局部刺痛或不适。

（1）瑞 - 吉染色：癌细胞多成团或成片分布，细胞边界不清，胞质量多少不等，胞核大小不等，可为单个核、双核或多个核，可见畸形核，胞核重叠、镶嵌或拥挤，染色质致密，核仁明显（图 7-6A、图 7-6B）。

（2）HE/ 巴氏染色：癌细胞多成团或成片分布，也可见单个散在癌细胞，细胞黏着性差，排列松散；胞质少，呈透明或泡沫状；成团分布的细胞可见核重叠、镶嵌或拥挤现象，细胞核异型性明显，表现为核大、不规则，染色质呈粗颗粒状或团块状，分布不均（图 7-6C、图7-6D）。癌细胞经常发生变性，表现为核浓缩或均质化，此时诊断较困难。

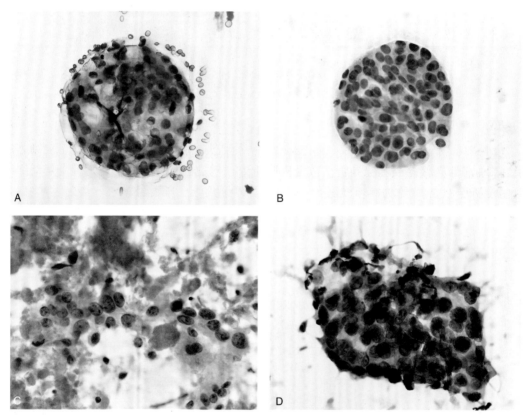

图 7-6　乳腺导管内癌细胞

A：细胞成团，结构立体（瑞 - 吉染色，×200）；B：细胞成团分布，外轮廓光滑（瑞 - 吉染色，×200）；C：细胞成片分布，胞核大小不一，核仁明显（HE 染色，×400）；D：细胞排列紊乱（HE 染色，×400）。

### （二）浸润性导管癌

浸润性导管癌（invasive ductal carcinoma）来源于乳腺导管上皮，癌细胞突破乳腺导管基底膜，并向间质浸润，是乳腺癌中最常见的一型，占 70%~80%。多数患者因乳腺无痛性肿块而就医，部分病例有血性或浆液性的乳头溢液。

（1）瑞-吉染色：癌细胞成片、成团或散在分布，体积差异性较大，胞质量丰富或偏少，胞核大小不等，可为一个或多个，染色质致密，呈粗颗粒状，核仁明显。

（2）HE/巴氏染色：乳头溢液涂片中的癌细胞多呈弥散性分布，细胞异型明显，体积大小不一，形状不规则，胞核畸形、深染，核仁明显，可见核分裂象；背景中常伴有大量红细胞及坏死组织碎片（图7-7）。

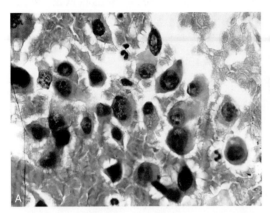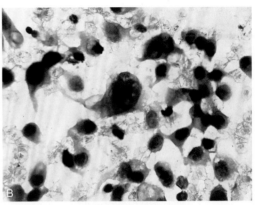

图 7-7　浸润性导管癌细胞（HE 染色，×400）

### （三）佩吉特病

乳房佩吉特病（mammary Paget disease）是一种乳头或乳晕表皮内出现恶性上皮细胞的病变。通常是乳腺癌经乳腺导管扩散至皮肤所致，一般发生于单侧乳头、乳晕及其周围组织，呈湿疹样外观，又称为湿疹样癌。表现为边界清楚的红色斑块，表面多有渗出性结痂，并可有皲裂、糜烂或肉芽组织，常有渗液。病程缓慢，经数月或数年后病变可向周围扩大。

乳头溢液印片或涂片细胞学检查对早期诊断佩吉特病有一定的价值。涂片可见大量炎性渗出物，除浆液及纤维素外，还有大量中性粒细胞、组织细胞及其他类型细胞。在炎性背景中可以找到体积偏大的细胞，该类细胞胞质丰富、浅染透明，可有空泡，细胞核大、深染，类似癌细胞，称为佩吉特细胞（图7-8），该类细胞对乳房佩吉特病有诊断意义。

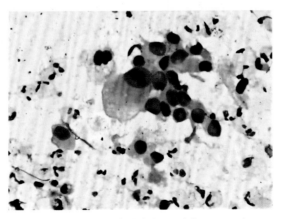

图 7-8　乳房佩吉特病（HE 染色，×400）

（闫立志　高洋）

# 第四节 案 例 分 析

1. **患者资料** 患者,女,56岁,因"乳房肿胀,乳头溢液"收入院。超声提示:乳腺肿块。未做其他检查。

2. **形态学检查** 取乳头溢液制片,HE染色,显微镜检查:涂片有核细胞易见,可见大量散在或成片分布的异型细胞,该类细胞排列紊乱,细胞边界不清,胞核大,核染色质呈颗粒状,核仁大而明显;背景可见少量淋巴细胞,见图7-9。

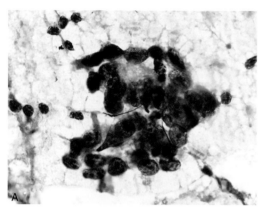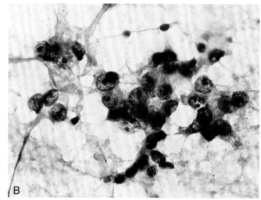

图7-9 肿瘤细胞(HE染色,×400)

3. **形态学报告** 可见癌细胞,考虑浸润性导管癌。

4. **临床诊断** 乳腺浸润性导管癌。

5. **讨论与分析** 该患者自述乳房肿胀、疼痛半个月,于1天前出现乳头溢液;乳腺超声提示乳腺肿物,考虑乳腺癌。进行乳头溢液细胞学检查,采用推片法制片并进行HE染色,显微镜检查发现大量异型细胞,依据细胞形态分析,考虑是癌细胞。

乳头溢液细胞形态学检查是一种无创、简便而快速的检验方法,对乳腺疾病的诊断有重要的参考价值,尤其是对乳腺肿瘤良、恶性判断可以提供重要的参考依据,也可根据溢液中细胞数量及种类,提示临床进一步检查的方向。

(闫立志 刘子杰)

**思考题**

1. 乳头溢液标本采集有哪些方法?
2. 乳头溢液性状及临床意义是什么?
3. 乳腺导管内癌细胞形态特点有哪些?
4. 什么是乳房佩吉特病?
5. 乳头溢液临床脱落细胞学检验的临床意义有哪些?

# 第八章

# 子宫颈 / 阴道脱落细胞检验形态学

　　子宫颈是女性生殖道的一部分,当女性生殖器官发生各种疾病时,子宫颈 / 阴道脱落细胞及其他有形成分的种类、形态和数量都会发生变化,准确识别这些脱落细胞及有形成分,对宫颈癌早期筛查、宫颈癌与其他良性疾病的诊断与鉴别诊断具有重要价值。

## 第一节　概　　述

### 一、子宫颈 / 阴道解剖与组织学基础

　　女性生殖器官包括外阴、阴道、子宫、输卵管和卵巢等(图 8-1),其中阴道、子宫的解剖与组织学结构如下。

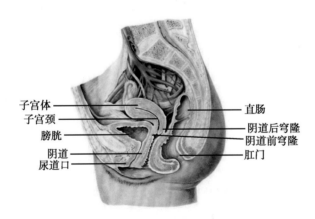

**图 8-1　女性盆腔矢状面示意图**

（一）阴道

　　1. **解剖学**　阴道位于处女膜环和子宫颈之间,为上宽下窄的腔道器官,是连接子宫与外阴的通道。上端连接包围环绕子宫颈,下端开口于阴道前庭后部。阴道环绕子宫颈周围的部分称为阴道穹隆(子宫颈与阴道连接处),按其位置分为前、后、左、右 4 部分,其中后穹隆最深,与子宫直肠陷凹相邻,为盆腔最低位,腹腔内的炎性渗出液、脓液等易积于此,因此可经阴道后穹隆行穿刺或引流,进行诊断和治疗。

　　2. **组织学**　阴道由黏膜、肌层和外膜 3 层组成。其中黏膜由上皮和固有层构成,上皮较厚,为复层鳞状上皮,正常情况下无角化现象,但表面上皮细胞有透明角质颗粒。阴道上

皮可随子宫内膜周期发生变化,与卵巢分泌的雌激素有关。雌激素分泌旺盛时,阴道鳞状上皮细胞肥大,糖原增多,上皮增厚;月经期及经后期雌激素减少,上皮细胞变薄,糖原减少。

（二）子宫

1. **解剖学**　子宫是一个肌性器官,外形如倒置的梨形,位于盆腔的中央,从上到下子宫可分为底、体、颈3部分。其上端钝圆隆起,位于两侧输卵管子宫口以上的部分为底,中间部分为子宫体,下段窄细呈圆柱状的部分为子宫颈,是炎症和肿瘤的好发部位（图8-2）。

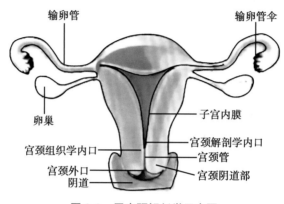

图 8-2　子宫颈解剖学示意图

子宫颈位于子宫最下端,呈圆锥形,上连子宫,下连阴道,成人子宫颈长 2.5~3cm,上 2/3位于阴道以上,称为子宫颈阴道上部,下 1/3 伸入阴道的部分称为子宫颈阴道部。子宫颈阴道部是妇科检查的重要部位。

宫颈上端与子宫腔的交界口称为子宫颈内口,内口又分为解剖学内口与组织学内口,解剖学内口在上,组织学内口在下,两者之间称为子宫峡。子宫颈中央腔隙称为子宫颈管,上至子宫颈组织学内口,下到宫颈外口,长约3cm,被覆单层黏液分泌上皮。

2. **组织学**　子宫颈从内向外分为黏膜层、肌层和外膜层。黏膜层由上皮和固有膜构成,子宫颈不同部位覆盖的上皮细胞类型不同,子宫颈管被覆单层柱状上皮,宫颈阴道部（宫颈外口以下）被覆鳞状上皮。子宫颈下方与阴道连接处,即子宫颈外口,是宫颈鳞状上皮细胞与柱状上皮细胞交界处,组织学称为宫颈原始鳞-柱交界处（squamo-columnar junction, SCJ）。随着年龄增长及外界的刺激,阴道的 pH 会发生改变,鳞-柱交界外移,柱状上皮暴露于阴道,宫颈柱状上皮可能发生鳞状上皮化生,这是一种生理活动;原始鳞-柱交界变成了鳞状上皮与化生上皮的交界。化生上皮是一种新的鳞状上皮,与宫颈管内紧邻的柱状上皮交界形成新的鳞-柱交界,注意与原始鳞-柱交界的区别。原始鳞-柱交界与新的鳞-柱交界之间的化生区称为转化区（transformation zone）或移行区（图8-3）,是癌的好发部位。长期慢性炎症是引起宫颈细胞癌变的重要原因。

子宫体由黏膜、肌层和浆膜组成,黏膜又称子宫内膜,其表面覆盖单层柱状上皮,由分泌细胞及少数纤毛细胞组成。柱状上皮下方为子宫内膜间质。子宫内膜的厚度、组织形态与细胞形态均受卵巢激素影响,发生周期性变化,绝经后的子宫内膜呈萎缩性变化。肌层由平滑肌纤维束构成,束间有少量结缔组织。浆膜又称子宫外膜,由单层立方或扁平的间皮细胞及其下的疏松结缔组织构成。

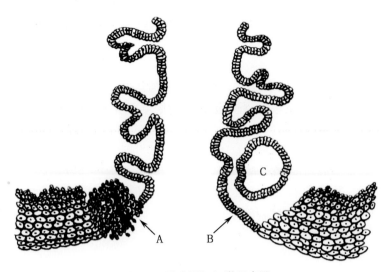

**图 8-3 子宫颈组织学示意图**

A: 转化区, 癌好发部位; B: 子宫颈阴道部的假性糜烂, 鳞状上皮脱落, 柱状上皮向外延伸, 取代鳞状上皮; C: 腺囊肿形成。

## 二、标本采集与涂片染色

子宫颈/阴道采集的脱落细胞主要是转化区部位的细胞, 包括宫颈阴道部鳞状上皮细胞、化生细胞及子宫颈管内膜柱状上皮细胞。标本采集由妇产科医师或者护士操作完成。

### (一)标本采集与涂片准备

#### 1. 子宫颈刮板采集法

(1)主要器材: 阴道窥器、手套、无菌棉签、木质或塑料刮板、载玻片等。

(2)试剂: 95% 乙醇固定液。

(3)采集流程: 载玻片编号→待检者排空膀胱尿液→取膀胱截石位, 放置阴道窥器, 暴露宫颈→用无菌干棉球轻轻拭去宫颈表面黏液及分泌物→手持宫颈刮板, 将其尖端插入宫颈口部位(宫颈口大小、刮板形状不同, 可以深入宫颈口内的距离不同), 以外口为中心至少旋转 1 周刮取标本(其用力程度以取材后宫颈表面似有少许渗血为宜), 见图 8-4。

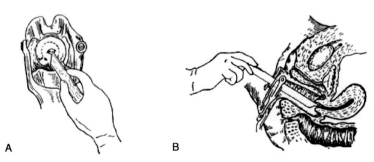

**图 8-4 子宫颈外口标本刮取法**

A: 正面观; B: 侧面观。

（4）涂片制备：由标本采集者完成，取载玻片 2~3 张→刮板与玻片呈 45°，从玻片的一侧向另一侧均匀地、单向地依次涂抹摊开，不要用刮板在玻片上来回重复涂抹或用力过重，以防细胞变形、重叠或卷边，影响显微镜检查。

（5）涂片固定：将涂片放入 95% 乙醇固定液中固定。

（6）标本运送：按照标本运送流程将固定好的涂片送检。

### 2. 宫颈刷采集法

（1）主要器材：宫颈刷、载玻片等。

（2）试剂：95% 乙醇固定液。

（3）采集流程：将宫颈刷中央较长的刷毛从宫颈外口插入宫颈管内（以弥补刮板法难以采集宫颈管内细胞的不足），轻轻施压，使周边所有刷毛充分展开，接触到宫颈表面，轻微用力顺时针方向旋转 3~5 周。

（4）涂片制备、固定及运送：同刮板法。

### 3. 液基法

（1）器材：宫颈刮板或宫颈刷。

（2）试剂：含 95% 乙醇固定保存液。

（3）采集方法与固定：同宫颈刮板采集法或宫颈刷采集法，标本采集后立即将细胞采集器放入装有固定液的保存瓶内，来回摇晃 10 余次，使细胞尽可能脱落在保存液中。

（4）标本运送：将标本保存瓶直接送检。

（5）涂片制备：用细胞离心涂片机、膜式液基薄层制片机或者沉降式制片机制片。

### 4. 其他方法
其他采集方法主要有宫颈管刷片（主要用于诊断子宫颈管内膜癌及子宫腔内膜内肿瘤）或阴道后穹隆涂片等。

### （二）涂片染色

宫颈脱落细胞学检查常用巴氏染色法，具体见第一章第五节相关内容。

## 三、显微镜检查与结果报告

### （一）显微镜检查

见第一章第六节相关内容。

### （二）结果报告

1943 年 Papanicolous 提出原始的巴氏五级分类诊断性报告方式，1978 年我国杨大望教授以巴氏五级分类法为基础提出了改良的宫颈/阴道脱落细胞学检查诊断报告标准。1988 年，美国癌症研究所组织病理医生、细胞病理医生、临床医生及宫颈癌预防诊断和治疗工作者在美国马里兰州的贝塞斯达（Bethesda）召开会议，提出了宫颈细胞学贝塞斯达报告系统（the Bethesda system for reporting cervical cytology），简称 TBS-1988，使宫颈/阴道细胞学的诊断报告与组织病理学术语保持一致。后经 1991 年、2001 年、2014 年三次修订，目前国内多采用 TBS-2014 描述性报告和改良巴氏五级分类报告法。

### 1. 宫颈细胞学贝塞斯达报告系统

（1）标本类型：传统（巴氏）涂片或液基涂片。

（2）标本质量评估

1）满意标本：描述是否存在子宫颈管/移行区成分和其他任何影响质量的指标，如涂片被血细胞或炎症细胞等部分遮盖。①送检标本贴标签,有申请目的。②送检申请单备注相关临床病史信息(如年龄、末次月经、阴道宫颈和盆腔检查主要发现)。③有足够量、保存好、结构清晰的鳞状上皮细胞,传统涂片有 8 000~12 000 个/LP(包括鳞化细胞),液基涂片至少有 5 000 个/LP。④有足够量子宫颈管柱状上皮细胞团(1 或 2 团,每团不少于 5 个细胞)或有移行区细胞成分(化生细胞)。

2)不满意标本:①标本没有识别标志和申请目的。②载玻片破裂且不能修复。③缺乏足够量、保存好、结构清晰的鳞状上皮细胞(低于 2 000 个/LP)。④血细胞和炎性细胞过多、细胞重叠、过厚或固定欠佳,自然干燥或污染,75% 或更多上皮细胞被遮盖时,定为不满意标本。

(3)描述性诊断

1)阴性(无上皮内病变或恶性细胞):不管有无病原体或其他的非肿瘤性改变,当涂片中未发现异常的上皮细胞时,则可以报告"阴性"。①病原体诊断:滴虫感染、真菌、阴道嗜血杆菌感染、细菌(形态符合放线菌属)、细胞改变与单纯疱疹病毒有关、衣原体感染等。HPV 感染包括在低级别鳞状上皮内病变中。②其他非肿瘤性改变:反应性细胞改变,包括炎症(含典型的修复)、萎缩、宫内节育器、放射治疗,以及子宫切除后是否有腺细胞。

2)上皮细胞异常:①鳞状上皮细胞异常,包括意义不明确的非典型鳞状细胞和不除外高级别鳞状上皮内病变的非典型鳞状细胞;②鳞状上皮内病变,包括低级别鳞状上皮内病变、高级别鳞状上皮内病变;③鳞状细胞癌,包括角化型鳞状细胞癌、非角化型鳞状细胞癌和小细胞型鳞状细胞癌;④腺上皮细胞异常,包括非典型子宫颈管细胞、非典型子宫内膜细胞、非典型腺细胞、倾向于肿瘤的非典型腺上皮;⑤子宫颈管原位腺癌;⑥腺癌,包括子宫颈管腺癌和子宫内膜腺癌。

3)其他恶性肿瘤:指出其特征。

(4)解释和建议:解释和建议必须简要,且符合最新诊断方法和原则。

**2. 改良巴氏五级分类报告**　见第一章第六节相关内容。

## 四、质量保证

子宫颈／阴道脱落细胞检查主要用于女性宫颈癌筛查及女性生殖系统良恶性疾病初步诊断,为了保证检查结果的准确性,应加强各个环节的质量控制。

**1. 标本采集**　非绝经者,月经中期最佳,24h 内无性交,检查前不要盆浴或清洁阴道,禁止阴道灌洗及上药;重点采集宫颈外口鳞状上皮细胞与柱状上皮细胞交界区域标本;如白带过多,先用无菌干棉球轻轻擦去黏液;取样过程中宫颈出血明显时应立即停止采集;推荐使用塑料材质的刮板,残留在其表面的细胞较少。

**2. 涂片制备与固定**　涂片制备方法有传统巴氏涂片和液基制片法。传统巴氏涂片法,由于无法有效除去标本中的黏液和背景细胞,易出现假阴性或灵敏度低的现象。液基制片法有效地弥补传统涂片的不足,提高了宫颈阴道细胞学检查效力,具有高的灵敏度和特异度。

涂片须立即固定,避免自然干燥影响细胞形态;用液基制片法,制备好的涂片立即置于保存液中固定。

**3. 结果报告**　掌握细胞学阳性和阴性的诊断标准,采用合理的报告方式。

## 五、临床应用

**1. 宫颈癌早期筛查及诊断** 从癌前病变发展到宫颈癌约需十多年的时间,宫颈／阴道脱落细胞学检查,可以广泛应用于宫颈癌早期筛查,对降低宫颈癌发病率和死亡率具有重要意义。宫颈细胞学检查与组织病理学一样,涂片中找到癌细胞都是宫颈癌诊断的金标准。

**2. 女性生殖系统良性疾病诊断** 宫颈／阴道脱落细胞检查,对许多非肿瘤疾病,特别是一些具有特殊细胞改变的特异性炎症,如病毒感染、真菌、结核病及细胞反应性改变等,可作出诊断与鉴别诊断。但细胞学检查的目的是检查上皮细胞发生改变的疾病,因此不适用于临床常规检查。

（许　健　高海燕）

# 第二节　子宫颈／阴道正常脱落细胞检验形态学

正常情况下,宫颈脱落的上皮细胞主要来自宫颈管黏膜和子宫内膜,偶有输卵管内膜细胞,常常聚集于阴道后穹隆处。

## 一、鳞状上皮细胞

鳞状上皮细胞来自阴道及子宫颈阴道部,鳞状上皮的生长和分化受激素水平的影响,在不同的年龄和生理期,其厚度、细胞的种类也不同。细胞由最底层的生发层细胞分裂、增殖,并向上推移,逐渐分化成熟。鳞状上皮细胞由表层至底层可以分为以下三层细胞。

### （一）表层细胞

**1. 形态特点** 表层细胞较大,直径为 40~60μm,胞体扁平,呈多边形,可出现卷曲或皱折现象,胞质边界常有钝角,胞核小而圆(图 8-5)。根据细胞结构特点,表层细胞又可分为角化前细胞和不全角化细胞,细胞形态同第二章第一节。

**2. 临床意义** 正常阴道及宫颈阴道部无角质层,故细胞涂片中无完全角化细胞;若出现完全角化细胞多见于黏膜白斑病及子宫脱垂等疾病。

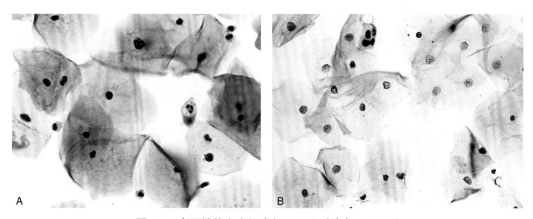

图 8-5　表层鳞状上皮细胞（TCT,巴氏染色,×400）

（二）中层细胞

1. **形态特点** 中层细胞形态同第二章第一节（图 8-6）。需要注意的是妊娠期由于激素水平变化，出现大量不完全成熟中层鳞状上皮细胞，这些细胞胞核呈空泡状，有细微的染色质结构，胞质为嗜碱性，含有丰富的糖原，使细胞核周围透明，边缘较厚，呈现出模糊的扁平"船"样形态，又称舟状细胞。

2. **临床意义** 中层细胞由组织学上的浅棘层细胞脱落而来，涂片出现中层细胞见于雌激素中度低落、妊娠或炎症等。

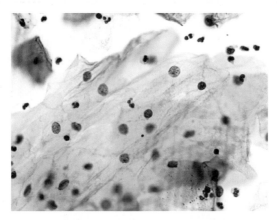

图 8-6　中层鳞状上皮细胞（TCT，巴氏染色，×400）

（三）底层细胞

底层细胞分为基底细胞和副基底细胞。

1. **基底细胞**

（1）形态特点：基底细胞又称为内底层细胞，是复层鳞状上皮细胞中体积最小的细胞，胞体呈圆形或卵圆形，直径为 12~15μm；胞质呈嗜碱性，巴氏染色呈蓝色；核质比为 1∶（0.5~1），核呈圆形或椭圆形，直径为 8~10μm，居中或略偏位，染色质呈均匀细颗粒状（图 8-7）。

（2）临床意义：基底细胞不易脱落，涂片中通常看不到此类细胞；该类细胞增多见于哺乳期或闭经后，阴道高度萎缩、损伤、糜烂或溃疡，宫颈炎或其他原因使基底细胞增生时。

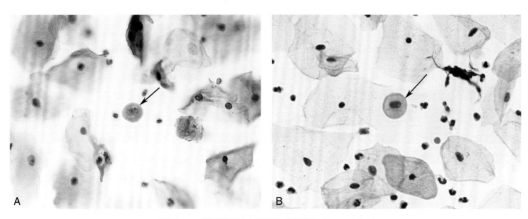

图 8-7　基底细胞（TCT，巴氏染色，×400）

### 2. 副基底细胞

（1）形态特点：副基底细胞又称为外底层细胞，细胞呈圆形或卵圆形，稍大于和薄于内底层细胞，直径为 15~30μm；胞质丰富，呈嗜碱性，巴氏染色胞质呈淡绿色或灰蓝色；核质比为 1 :（1~2），核为圆形或椭圆形，大小与基底细胞相似，居中或被挤压至一侧，呈扁平状，染色质呈均匀细颗粒状，略疏松，核膜清楚（图 8-8）。

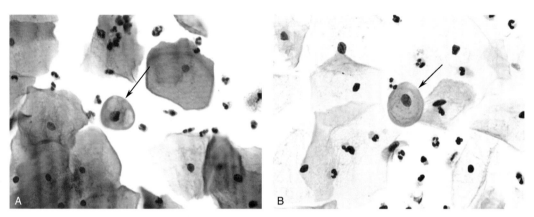

图 8-8　副基底细胞（TCT，巴氏染色，×400）

（2）临床意义：生理情况下，副基底细胞见于青春前期、闭经或哺乳期等；正常生育年龄女性副基底细胞一般不超过细胞总数的 5%；副基底细胞增多见于雌激素高度低落、绝经后、卵巢功能低下的原发闭经、宫颈炎、糜烂、溃疡和基底细胞增生等多种疾病，也可能来源于移行区宫颈内膜上皮的鳞状化生。

## 二、柱状上皮细胞

宫颈管、子宫和输卵管内膜被覆单层柱状上皮。输卵管上皮细胞一般不易脱落，即使脱落也与子宫内膜细胞不易鉴别。

### （一）子宫颈管柱状上皮细胞

子宫颈由单层柱状上皮细胞覆盖，又称子宫颈管腺上皮细胞，多为具有分泌功能的高柱状黏液细胞，少数有纤毛刷状缘，胞质淡染；另外可见体积偏小、无黏液、无纤毛的低柱状细胞。子宫颈管柱状上皮细胞可单个散在脱落，但大多数细胞成群脱落，成团或片状分布，排列整齐，呈蜂窝状，有时边缘可见栅栏状排列的柱状细胞（图 8-9）。

子宫颈管柱状上皮细胞可分为分泌型和纤毛型两种类型。

### 1. 分泌型子宫颈管柱状上皮细胞

（1）形态特点：细胞侧面观呈高柱状或杯状，常成群出现，栅栏样排列；细胞极面观呈圆形，巴氏染色胞质呈浅蓝色或灰蓝色，胞核呈圆形或卵圆形，位于基底部，呈深蓝色；染色质呈细颗粒状，分布均匀，核膜光滑，有时可见小核仁。

（2）临床意义：分泌型子宫颈管柱状上皮细胞又称子宫颈黏液细胞，其形态受妊娠及激素水平等因素的影响。当细胞分泌旺盛时，呈高柱状或长梭形，顶部因伴有分泌物而隆凸；当细胞分泌减低时，则为低柱状或短梭形。

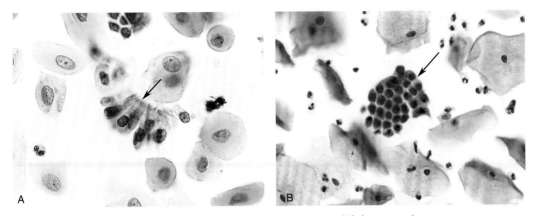

图 8-9　子宫颈管柱状上皮细胞（TCT，巴氏染色，×400）

### 2. 纤毛型子宫颈管柱状上皮细胞

（1）形态特点：细胞常成群脱落，排列整齐，呈分散、栅状样或蜂窝状排列；纤毛型子宫颈管柱状上皮细胞外形可呈"倒锥"状或矮柱状，一端可见纤毛；核为圆形，常位于细胞基底部。巴氏染色核的结构特点与分泌型子宫颈管柱状上皮细胞相同，胞质着色略深，细胞边界较清楚。

（2）临床意义：涂片中纤毛型子宫颈管柱状上皮细胞较少见，在绝经后较多见。

### （二）子宫内膜细胞

子宫内膜细胞包括子宫内膜柱状上皮细胞和间质细胞。子宫内膜脱落的柱状上皮细胞包括纤毛柱状上皮细胞和黏液柱状上皮细胞，但在阴道涂片中难以区别。与子宫颈管柱状上皮细胞比较，子宫内膜柱状上皮细胞排列紧密拥挤，胞质稀少。

### 1. 子宫内膜柱状上皮细胞

（1）形态特点：细胞呈小的三维立体结构细胞团，排列紧密，有时也可见大的细胞团，很少为单个细胞；胞体约为中性粒细胞大小，胞质量少，呈嗜碱性，核质比较高；胞核为圆形或卵圆形，染色质均匀、细致，核仁小或不见（图 8-10）。典型双轮廓子宫内膜细胞球的结构多见于月经周期第 6~10 天，中间为紧密、深染的间质细胞团，外层由浅染的子宫内膜柱状上皮细胞包绕，细胞核呈豆状，核仁与染色质细微结构更清楚，胞质内可见空泡。

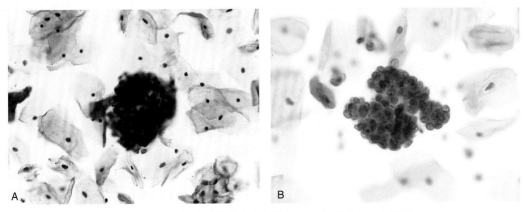

图 8-10　子宫内膜柱状上皮细胞（TCT，巴氏染色，×400）

（2）临床意义：正常情况下，子宫颈涂片中的子宫内膜细胞会在月经周期的第1~12天脱落出现。2014版TBS报告系统中，45岁以上的女性在非月经期的涂片中查见该类细胞须报告，可能提示患有子宫内膜病变的风险；绝经后的女性涂片中查见子宫内膜细胞，建议进一步行子宫内膜组织学检查。

**2. 子宫内膜间质细胞**

（1）形态特点：表浅间质细胞与体积小的组织细胞形态相似，排列松散，多成群分布；细胞体积偏小；核小，呈圆形、卵圆形或豆形，常偏位，有时细胞核可呈多形性，深染，核膜不光滑。深层间质细胞体积较小，呈梭形或纺锤形，胞质量少，核呈卵圆形或梭形，易见核沟。

（2）临床意义：子宫内膜间质细胞仅在月经周期前半期出现。表浅间质细胞可能来源于组织细胞，多见于月经周期第6~10天，其脱落有助于清除月经末期子宫内膜碎片。深层间质细胞在宫颈涂片中很少见。

**（三）输卵管内膜细胞**

输卵管内膜细胞多为柱状上皮细胞，按形态又分为黏液细胞与纤毛细胞，与子宫内膜相似。正常情况下，涂片中不易见到输卵管内膜细胞，而且其脱落后进入宫腔很少保持完整形态。

## 三、非上皮细胞

宫颈涂片中除上皮细胞成分以外，还可出现红细胞、中性粒细胞、淋巴细胞及组织细胞等，也称背景细胞。

## 四、激素对子宫颈/阴道鳞状上皮细胞的影响

**（一）卵巢激素对阴道上皮的影响**

女性鳞状上皮细胞的成熟程度与体内雌激素水平呈正比。随着卵泡的成熟，雌激素水平逐渐增高，至排卵期达到高峰，在此过程中，雌激素水平越高，阴道上皮细胞越成熟，在阴道涂片中常常出现较多的角化细胞以及致密核表层细胞。排卵后，卵巢主要分泌孕激素及少量雌激素，此期阴道涂片表现为细胞聚集成群，角化细胞与致密核表层细胞减少。当雌激素水平低落时，在阴道涂片中可出现底层细胞。可通过观察鳞状上皮细胞各层的比例判断体内雌激素水平。

**（二）雌激素水平与阴道上皮细胞的形态**

分为雌激素水平影响和雌激素水平低落两类。

**1. 雌激素水平影响**

（1）轻度：全为表层细胞，以角化前细胞为主，有少许角化细胞，占20%以下。见于月经后期、排卵前期或接受小剂量雌激素治疗的患者。

（2）中度：以角化前细胞为主，角化细胞逐渐增多，占20%~60%。见于排卵前期或接受中等量雌激素治疗的患者。

（3）高度：以角化细胞为主，占60%以上，角化前细胞散在。见于排卵期或接受大量雌激素治疗的患者。

（4）极度：是雌激素过高的表现，角化程度超过90%或持续在60%以上。见于卵巢颗粒细胞瘤、卵泡膜细胞瘤、子宫内膜囊性增生、子宫内膜腺癌、卵泡性囊肿和子宫肌瘤的患者。也可见于排卵期雌激素高涨，但通常是短暂的。

**2. 雌激素水平低落**

（1）轻度：以表层角化前细胞为主,混有少许外底层细胞及中层细胞,底层细胞占20%以下。见于绝经期前后和月经稀少者。

（2）中度：以中层细胞为主,混有少许外底层细胞及角化前细胞,底层细胞占20%~40%。见于有轻度更年期症状或年龄稍大而无更年期症状者,或闭经、卵巢缺损等患者及妊娠期女性。

（3）高度：以外底层细胞为主,混有少许中层细胞及角化前细胞,底层细胞占40%以上。见于更年期症状明显的患者、绝经后或长期卵巢功能缺损者及产后女性。

（4）极度：当雌激素水平极度低落时,阴道上皮萎缩,变得很薄,以内底层细胞为主,核染色深。见于老年人与卵巢切除患者。

**（三）女性各阶段阴道脱落细胞的表现**

女性在新生儿期、幼年期、青春期、性成熟期、更年期及老年期各个阶段,随着卵巢功能建立、旺盛和衰退的影响,阴道上皮细胞有不同的改变。

**1. 青春期** 女性卵泡的发育渐趋成熟,但内分泌系统尚未稳定,所以阴道涂片无明显周期性改变。

**2. 性成熟期** 青春期之后,卵巢发育成熟,阴道上皮有周期性变化。

（1）月经期：持续3~7天,涂片内可见大量红细胞、黏液和白细胞,月经期第二天还可见成群的子宫内膜细胞,月经末期受卵巢分泌雌激素的影响,涂片内表层细胞逐渐增多。

（2）月经后期：月经周期第5~11天,随着卵泡发育,雌激素水平逐渐上升,阴道上皮以角化前细胞为主,但角化细胞亦开始逐渐增多,表现为雌激素轻到中度影响。

（3）排卵前期：月经周期第12~13天,卵泡发育成熟,体内雌激素水平升高,阴道上皮以角化细胞为主,黏液及乳酸杆菌增多,白细胞减少,表现为雌激素中度影响。

（4）排卵期：月经周期第14~16天,涂片见表层细胞分散排列,阴道上皮以角化细胞为主,可见大量乳酸杆菌,白细胞很少,表现为雌激素高度影响。

（5）排卵后期：月经周期第17~24天,卵巢有黄体形成,孕激素水平升高,涂片中角化细胞减少,乳酸杆菌减少,白细胞增多,表现为雌激素中到轻度影响。

（6）月经前期：月经周期第25~28天,此时黄体萎缩,雌激素及孕激素水平下降,涂片中细胞堆集,边界不清,出现裸核,黏液及白细胞增多,乳酸杆菌崩裂成碎屑状。

**3. 更年期** 开始于40岁左右,波动时间为10~20年,可分为绝经前、绝经和绝经后期。绝经前期阴道涂片细胞可为雌激素水平低落或过高的表现。绝经后期卵巢功能逐渐衰竭,雌激素水平低落,阴道涂片细胞可为雌激素中度或高度低落的表现。

（成 莹 龚道元）

# 第三节 非肿瘤性病变子宫颈脱落细胞检验形态学

## 一、感染性病变

### （一）细菌感染

正常情况下,子宫颈管、子宫腔和输卵管内是无菌的,而阴道常有细菌寄生,分为非致病性和致病性两类。乳酸杆菌是阴道中最常见的非致病性细菌,可产生大量乳酸,以保持阴道的酸性环境。乳酸杆菌为革兰氏阴性杆菌,巴氏染色为蓝色(图 8-11)。

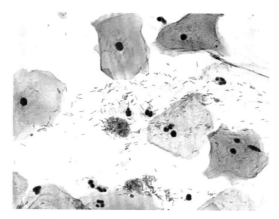

图 8-11　乳酸杆菌(巴氏染色,×400)

**1. 阴道加德纳菌感染**　细菌性阴道病是由于乳酸杆菌缺乏,阴道 pH 增加,阴道加德纳菌(*Gardnerella vaginalis*)等多种球杆菌大量繁殖引起的综合征。患者表现为阴道分泌物增多,白带为灰色稀薄,有腥臭味。约 50% 的患者没有明显的症状,部分患者有炎症症状,常伴有其他病原体感染。TBS 报告为"菌群变化,提示细菌性阴道病"。

镜下表现是朦胧状的"脏"背景,菌群失调,无乳酸杆菌,可见大量小的球状杆菌覆盖在鳞状细胞表面,细胞轮廓模糊不清,形成线索细胞(图 8-12);液基细胞制片中,细菌小而轻,膜式及沉降式技术可以将单独的细菌清除,背景干净,线索细胞清晰可见。

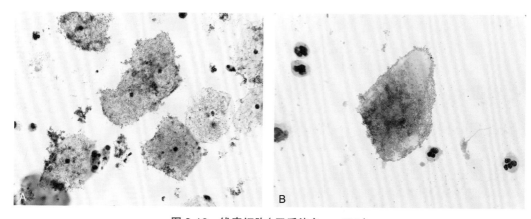

图 8-12　线索细胞(巴氏染色,×400)

**2. 放线菌感染**　放线菌(*Actinomyces*)是厌氧或兼性厌氧 G⁺ 菌,呈细丝样,大小不一的丝状菌缠绕成球状物,中间为"棉花团"样,外周常呈分枝杆状,巴氏染色呈嗜碱性、蓝色,周围常伴有白细胞(图 8-13)。

放线菌常与其他细菌感染并存,绝大部分出现于使用宫内节育器的女性,患者常常没有临床症状,如果患者同时存在盆腔感染症状,提示临床可能存在盆腔放线菌感染。TBS 系统报告为"细菌,形态上符合放线菌"。

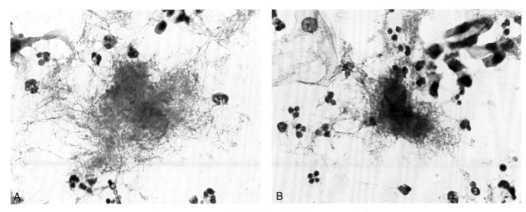

图 8-13 放线菌（巴氏染色，×400）

**3. 淋病奈瑟球菌（*Neisseria gonorrhoeae*）感染** 淋病奈瑟球菌为革兰氏阴性双球菌，肾形或咖啡豆样成对排列。人是淋病奈瑟球菌的唯一宿主，其感染是一种性传播疾病，对青霉素治疗敏感。就诊者可无症状带菌，有症状者宫颈表皮腐烂脱落，黏膜下形成小脓肿，伴有脓性分泌物。

**4. 其他细菌感染** 除上述几种常见的致病菌外，慢性宫颈炎的致病菌主要有葡萄球菌、链球菌、大肠埃希菌以及厌氧菌等。

**（二）真菌感染**

女性生殖道的真菌感染主要包括白假丝酵母菌和光滑假丝酵母菌，形态有酵母型（芽生孢子型）和菌丝型（假菌丝）。菌丝呈竹节状或分枝状，分枝处多呈锐角（图 8-14A），菌丝分节处多见孢子，孢子呈圆形或椭圆形（图 8-14B）。菌丝表面有一种黏附蛋白，长长的菌丝将成熟的鳞状上皮细胞黏附成团，或呈"羊肉串"样排列（图 8-14C）。假丝酵母菌感染的患者鳞状上皮细胞可出现过度角化或角化不全，反应性核稍增大，可见核周空晕，注意与 HPV 感染的挖空细胞区别。

约 90% 的真菌感染患者为白假丝酵母菌，典型的临床症状为外阴瘙痒，白带呈白色豆腐渣或干酪样。TBS 系统报告为"真菌，形态符合假丝酵母菌属"。

**（三）病毒感染**

**1. 单纯疱疹病毒感染** 单纯疱疹病毒（herpes simplex virus，HSV）分为 1 型（HSV-1）和 2 型（HSV-2），HSV-1 主要通过呼吸系统及皮肤黏膜密切接触传播，感染皮肤黏膜或器官，HSV-2 主要引起生殖道疱疹病毒感染。

单纯疱疹病毒感染的不成熟鳞状上皮细胞、化生细胞和宫颈柱状腺细胞核异形、增大，多核拥挤镶嵌，均质、不透明，核膜增厚，核膜边上有细腻的染色质聚集，即毛玻璃样核，巴氏染色多呈嗜碱性，偶见嗜伊红的核内包涵体（图 8-15）。

生殖道疱疹病毒感染常反复发作，呈慢性病程。新生儿有潜在感染危险，见于阴道分娩并伴有病毒排出的孕妇，可以致其死亡，孕妇细胞学涂片如考虑疱疹病毒感染，一定要告知临床医生。在临床实际工作中，HPV 感染和 HSV 感染可能共同存在，所以诊断 HSV 感染时，不要忽略 HPV 感染和癌前病变的诊断。TBS 系统报告为"符合单纯疱疹病毒细胞形态学改变"。

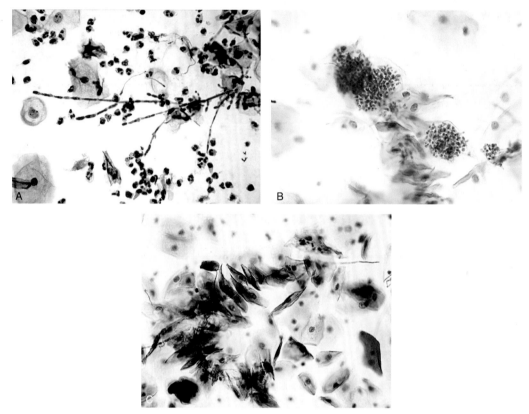

图 8-14 真菌感染（TCT，巴氏染色，×400）
A：假菌丝；B：真菌孢子聚集成堆；C：细胞呈"羊肉串"排列。

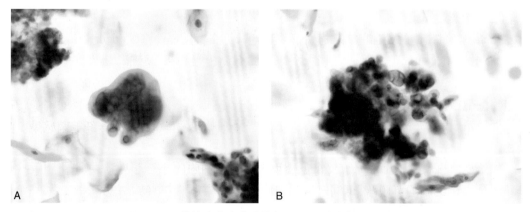

图 8-15 单纯疱疹病毒感染（TCT，巴氏染色，×400）

**2. 巨细胞病毒感染**　巨细胞病毒（cytomegalovirus，CMV）属于疱疹病毒家族，较为少见。受感染的鳞状细胞或化生细胞有时很像单纯疱疹病毒感染，出现核质比增高，胞核内有较大的嗜酸性核内包涵体，周围有不明显的淡染空晕，但无多核表现。TBS系统报告为"符合巨细胞病毒细胞形态学改变"。

**3. 人乳头状瘤病毒感染**　人乳头状瘤病毒（human papillomavirus，HPV）是环状双链DNA病毒，共有140多型，其中40多型可感染人体。HPV分为低危型和高危型，常见的低危型为HPV6和HPV11，可引起尖锐湿疣、扁平湿疣及低级别宫颈上皮内瘤变（CIN1）；常见的高危型为HPV16及HPV18，易引起高级别宫颈上皮内瘤变（CIN2、CIN3）、宫颈鳞癌及腺癌。有性生活的女性一生中可能感染一种或多种HPV病毒，大部分HPV感染是一过性的，持续的高危型HPV病毒感染与宫颈癌密切相关。

细胞形态改变：①挖空细胞，又称核周空穴细胞，指中、表层鳞状上皮细胞的核周有一个宽阔且边界清楚的透亮区，呈"空洞"样，细胞质边缘浓厚，细胞核异常（核增大、深染，染色质呈粗颗粒状，核膜轮廓不规则等）（图8-16）。②非典型角化细胞，形态特点在巴氏染色中表现为上皮细胞的核尚幼稚而胞质已变成红色或橘黄色。③湿疣副基底层细胞，即化生型副基底层细胞，可出现非典型底层细胞。HPV感染可出现上述变化，但这些变化并非HPV感染所特有。

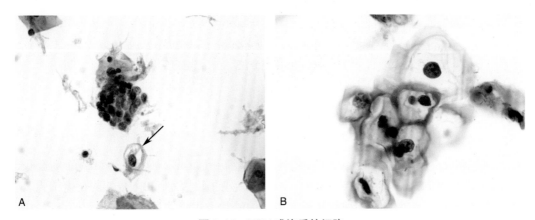

图8-16　HPV感染后的细胞

A：挖空细胞（TCT，巴氏染色，×400）；B：成片分布的挖空细胞（TCT，巴氏染色，×1 000）。

**（四）寄生虫感染**

阴道毛滴虫是最常见的生殖道寄生虫，可通过性传播，也可间接传播。阴道毛滴虫的生活史简单，只有滋养体而无包囊期，滋养体生命力较强，虫体大小8~20μm，呈梨形，可见梭形或椭圆形的核，近核端可见4根前鞭毛，尾部有1根后鞭毛（图8-17），常伴纤毛菌感染。湿片镜检可见活的滴虫随波动膜的波动而摆动。

滴虫感染的涂片背景较"脏"，可见滴虫和退变的细胞碎片。由于阴道黏膜受到损伤，鳞状上皮各层细胞均可脱落，可同时看到细胞退变和增生。育龄期妇女可表现为副基底层细胞增多，极少数病例可出现雌激素活性降低甚至类似于绝经后上皮萎缩的表现。绝经后妇女宫颈上皮可出现成熟的鳞状上皮增多，并伴有中层甚至表层的鳞状上皮再现，这种现象可能是鳞状上皮血供增加所致。长期慢性刺激可引起上皮细胞非典型性增生，甚至类似可疑癌细胞,核质比不正常,出现核周空晕等,可出现角化不良或异常角化。诊断困难时,可治疗后再复查。

由阴道毛滴虫感染引起的滴虫性阴道炎,约一半的患者在感染 4~28 天处于潜伏期,没有明显的临床症状;典型的临床症状为外阴瘙痒、烧灼感、性交痛及阴道分泌物增多等。检查见阴道黏膜充血,严重者有散在出血斑点,甚至宫颈有出血点,形成"草莓"样宫颈,后穹隆有多量白带,呈灰黄色、黄白色稀薄液体或黄绿色脓性分泌物,常呈泡沫状。TBS 系统报告为"滴虫"。

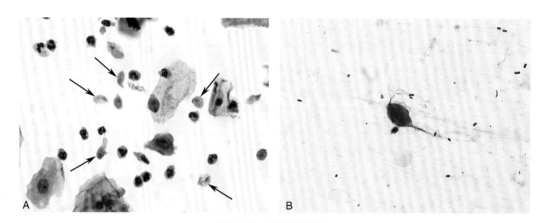

图 8-17 阴道毛滴虫

A:TCT,巴氏染色,×400;B:阴道分泌物,瑞-吉染色,×1 000。

## 二、化生和修复

### (一)鳞状化生

宫颈鳞状化生常发生于转化区,由宫颈柱状细胞转变而来。转化区是 HPV 病毒感染易侵犯区域及宫颈癌好发区域。在细胞涂片中可见成熟的化生细胞和未成熟的化生细胞。

1. **形态特点** 成熟的鳞化细胞与正常成熟的鳞状上皮细胞形态基本一致,在涂片中二者无法区别;未成熟的鳞化细胞,因其形态与正常的底层鳞状上皮细胞不同,可通过形态特征进行鉴别。未成熟的鳞化细胞与外底层细胞相似,呈圆形、卵圆形或多边形,常成排、成群或小片状脱落,排列较紧密,偶见细胞间桥;胞质常有小突起,大小可相差一倍;胞核较大,核质比为 1:(1~2),核染色质分布均匀,呈细颗粒状(图 8-18)。

2. **临床意义** 鳞状上皮化生细胞常见于慢性宫颈炎、宫颈内膜息肉及宫颈内膜外翻等多种疾病。

### (二)输卵管上皮化生

1. **形态特点** 输卵管上皮化生细胞呈小细胞团或假复层细胞团排列,可见纤毛和/或终板(图 8-19),胞质可能会出现空泡或杯状细胞变化,核质比高,核呈圆形或椭圆形,核深染,染色质分布均匀,核仁明显,可见核分裂。

2. **临床意义** 输卵管上皮化生是指正常子宫颈上皮被输卵管样上皮所取代,常出现在子宫颈管上段或子宫下段,由于细胞核增大、排列常拥挤重叠,易被误诊为异常子宫颈病变。

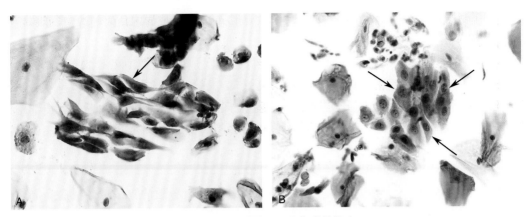

图 8-18　宫颈鳞状上皮未成熟化生
A：TCT，巴氏染色，×400；B：TCT，巴氏染色，×400。

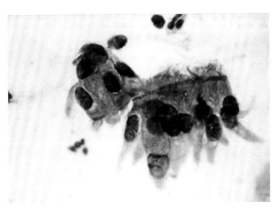

图 8-19　输卵管上皮化生（TCT，巴氏染色，×400）

（三）修复细胞

1. **形态特点**　修复细胞常呈片状、团状或似合胞体式排列，胞质丰富，似流水样，嗜碱性，可有空泡，胞质边缘常有裂隙；细胞核排列的方向较一致，胞核增大，核仁明显，核膜增厚，染色质分布均匀，呈细颗粒状（图 8-20）。

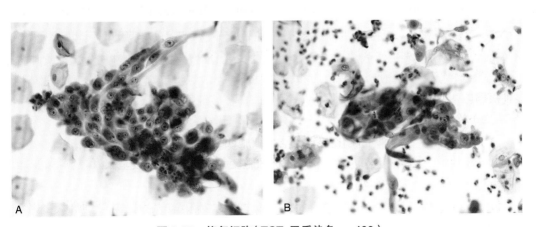

图 8-20　修复细胞（TCT，巴氏染色，×400）

**2. 临床意义**　修复细胞是组织在修复过程中从再生上皮脱落下来的细胞,常见于物理或化学损伤、放疗或使用宫内节育器等原因引起的细胞变化。

### 三、宫颈细胞反应性改变

许多因素引起宫颈组织或上皮细胞改变,不同于正常细胞,又不足以诊断为上皮细胞异常,这类细胞反应性改变属于良性改变。常见的原因有感染、炎症、刺激、创伤、分娩、放射治疗及使用宫内节育器等。

（一）无特异性病因的非特异性炎症

**1. 急性宫颈炎**　急性宫颈炎是由微生物或外伤等因素导致的宫颈急性炎症病变。病理学特征:子宫颈黏膜上皮变性、坏死、脱落,有大量中性粒细胞浸润黏膜及黏膜腺体,伴有大量炎性坏死物,甚至形成脓肿。

细胞涂片特征:由于大量炎性物质渗出,背景显"脏",可见由大量的白细胞、坏死细胞碎片、细菌团等混合而成的炎性渗出物;上皮细胞变性坏死,胞质空泡变性。细胞边界模糊或胞质溶解形成裸核;核可发生溶解、固缩及碎裂,核边界不清、膨胀浅染或仅见"影细胞"。

**2. 慢性宫颈炎**　是生育期妇女最常见的妇科病变。慢性炎症时损伤区常伴纤维结缔组织增生和新生毛细血管形成。子宫颈黏膜可见单核细胞、淋巴细胞或浆细胞浸润,表面被覆的腺上皮出现不同程度的增生和鳞状化生,常伴子宫颈腺囊肿（纳氏囊肿）及子宫颈息肉。

细胞涂片特征:①上皮细胞分布、数量明显增多,上皮细胞变形,出现核肥大、核固缩、核碎裂、核异形等改变,细胞核增大为正常中层细胞的1~2.5倍。②鳞状上皮细胞常出现化生,增生活跃时还可见非典型化生,可出现双核或多核细胞,核形整齐光滑,大小较为一致,轻度深染,核染色质为细颗粒状并分布均匀,有时出现小核仁。③柱状上皮细胞表现为分泌功能亢进,涂片中细胞呈高柱状或杯状,内含大量黏液,着色淡,呈透明样,核可增大。④涂片背景可见上皮细胞退化变性和坏死物增多,除中性粒细胞外,尚见较多的淋巴细胞、浆细胞、组织细胞等,可见多量黏液,涂片背景显"脏"。

（二）常见反应性细胞改变

**1. 鳞状上皮细胞反应性改变**

（1）反应性核改变:在有明确感染因子的情况下,鳞状上皮细胞可发生反应性改变（图8-21）,这些改变多见于表层、中层和化生的鳞状上皮细胞。细胞体积增大,胞质肿胀或皱缩,呈嗜双色性,有空泡形成及核周小空晕,核轻度增大,是正常中层鳞状上皮细胞核的1.5~2.0倍,核膜光滑,核大小一致,染色质分布均匀,呈细颗粒状,可见双核及多核,有单个或多个核仁。

（2）角化反应:正常情况下,子宫颈由非角化复层鳞状上皮细胞覆盖。角化性改变与反应性保护或HPV感染相关。二者可使鳞状上皮细胞成熟,更接近上皮细胞,角化性改变被认为是上皮组织的二级保护,化生为一级保护。

角化过度、角化不全和角化不良是描述角化细胞的变化术语,由于没有达成共识,并没有收录在新版的TBS报告系统术语中,只做括号说明。有些细胞病理学家选择用上述术语

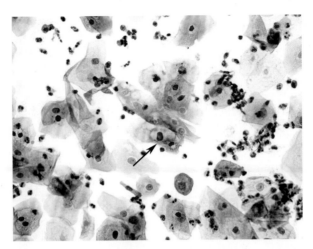

图 8-21　鳞状上皮细胞反应性改变（巴氏染色，×400）

来描述阴道镜下白斑的形态学特征。

角化不全鳞状上皮细胞体积较小，有浓厚的橘黄色或嗜酸性胞质。细胞可单个分布，也可呈片状或旋涡样排列。细胞呈圆形或椭圆形，细胞核较小，染色质致密固缩。

角化过度为非肿瘤病变，成熟的鳞状上皮细胞呈多边形，无细胞核，有时可见到空核的"影细胞"；广泛的角化过度细胞出现时，可能有肿瘤的潜在风险。

宫颈白斑是指子宫颈阴道部出现的一种灰白色不透明的斑块病变，通常由慢性损伤、子宫脱垂、子宫托压迫或子宫颈的烧灼治疗引起。细胞学从成熟的有核鳞状上皮细胞到无核细胞均可见到，胞质染色从粉红色到黄色逐渐变化，细胞核逐渐消失。完全角化的鳞状上皮中，可以隐约见到细胞核的残影。在实际的工作中，子宫颈阴道的细胞学镜检很难看到无核鳞状上皮细胞，如果看到此种细胞，应该高度考虑其可能来源于鳞状细胞癌而不是宫颈黏膜白斑。

（3）萎缩伴炎症或不伴炎症的反应性细胞改变：阴道上皮萎缩后，上皮变薄，上皮细胞所含糖原减少，组织学上表层和浅棘层的层次减少，而基底层的层次增加。

细胞涂片特征：基底层细胞或副基底层细胞增多，散在或成片排列，细胞核增大，核质比增加，细胞核轮廓清晰，染色质匀细、轻度深染（图 8-22）；高度萎缩时内、外底层细胞体积较小，大小不太一致，多为圆形或卵圆形，常见裸核、核碎裂。外底层细胞出现胞质嗜伊红增强、核固缩，类似角化细胞（早熟角化）。在刮片时极易刮下成片底层细胞或分化不良的表层细胞。

发生萎缩性阴道炎时，涂片除上述改变外，可见底层细胞增生及化生，可见纤维形、蝌蚪形、星形等变形底层细胞，核大、深染，易误诊为可疑癌，常伴组织细胞、多核巨细胞，有大量炎性细胞。滤泡性宫颈炎为非炎症性病变，绝经后患者多见，出现成群淋巴源性细胞，多为成熟淋巴细胞。

阴道上皮萎缩还会伴随子宫内膜萎缩及子宫颈内膜腺上皮细胞分泌活性减弱，黏液减少，阴道内变得干燥，引起细胞退变。阴道上皮萎缩见于儿童（大于 1 个月），产后、哺乳和绝经后妇女。

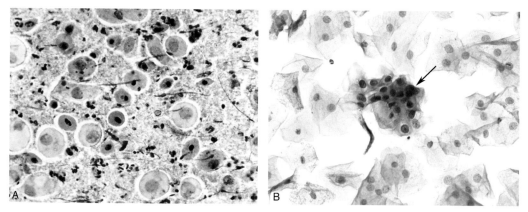

图 8-22  萎缩性改变

A：胞体大小不等，胞体呈圆形或卵圆形（TCT，巴氏染色，×400）；B：早熟角化和成片脱落的萎缩上皮（TCT，巴氏染色，×400）。

**2. 宫颈管腺上皮反应性改变**

（1）反应性核改变：反应性宫颈管细胞呈蜂窝状或片状排列，细胞大小不一，胞质丰富，细胞界限清楚，核很少重叠，细胞核增大比鳞状上皮细胞明显，有些可为正常腺细胞核的3~5倍，不深染，核为圆形或卵圆形，核膜光滑，染色质纤细，可见核仁。细胞核异型性明显时，胞核畸形，染色质增粗、分布不均，核仁不规则，细胞学可判读为非典型腺细胞。若有肿瘤素质背景表现时，要与宫颈浸润性鳞癌及宫颈腺癌相鉴别。

（2）微腺体型柱状细胞增生：微腺体增生是宫颈管腺上皮细胞反应性增生，患者多无任何临床症状。细胞学特征为反应性的宫颈管腺上皮改变和假性角化。

**（三）医源性原因引起的细胞学改变**

**1. 宫内节育器（IUD）导致的细胞反应性改变**  IUD慢性刺激引起子宫内膜和宫颈柱状细胞的脱落，背景干净，腺细胞单个散在分布或5~15个细胞呈小簇状排列，胞质量多少不一，其内的空泡可将细胞核挤到一侧，形成印戒样细胞（图8-23A）。偶见单个上皮细胞核增大，核质比增高，这类细胞需要与高级别上皮内瘤变鉴别。有时还可见"皱缩"的染色质或胞核"崩解"的退行性变化。

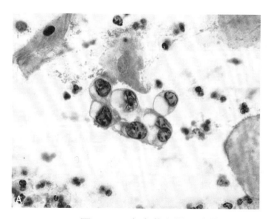
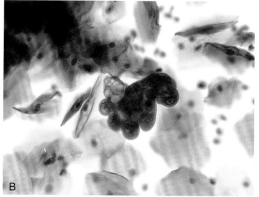

图 8-23  宫内节育器导致的细胞反应性改变（传统涂片，巴氏染色，×400）

　　IUD 引起的反应性细胞形态多变,当细胞聚集成三维立体细胞团(图 8-23B),并伴有细胞质空泡和核的变化时,类似于子宫内膜、输卵管或卵巢的腺癌;如果对细胞变化有任何疑问,应建议患者取出 IUD 再复查细胞学;值得注意的是取掉 IUD 后,与其有关的细胞变化可能会持续数月。

　　**2. 放射反应性细胞改变**　放射反应是放射治疗的电离辐射使细胞形态发生变化,分为急性效应和慢性效应。

　　急性期细胞表现为退变或修复改变,上皮细胞通常为正常细胞大小的数倍,可见体积巨大的细胞,也可出现一些蝌蚪状、蜘蛛状等奇形怪状的细胞;胞质出现皱褶或空洞,巴氏染色呈嗜碱性,很难见到非常鲜艳的胞质着色(图 8-24);细胞核的退变导致核染色质苍白,模糊不清,有朦胧感。急性改变常常在放疗后几周内消退。

　　急性期过程超过半年或一年、持续性存在的为慢性期。慢性期细胞学表现为细胞明显增大,但核质比例正常或明显减小,也可有奇异形状的细胞;细胞核可有轻度增大,可有双核或多核现象,核有明显退变现象(染色质浅染,模糊不清,核内空泡,胞质可见多染性及多个空泡)。

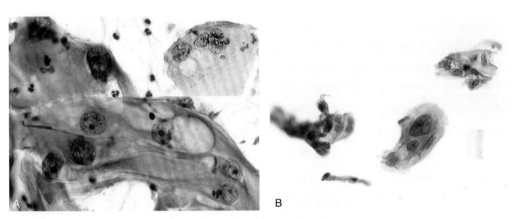

图 8-24　放射反应性改变

A:TCT,巴氏染色,×400;B:TCT,巴氏染色,×200。

（高洋　闫立志）

# 第四节　肿瘤性病变子宫颈脱落细胞检验形态学

　　宫颈细胞学 TBS 报告系统将宫颈上皮细胞异常分为两大类:鳞状上皮细胞异常和腺上皮细胞异常。

## 一、鳞状上皮细胞异常

　　鳞状上皮细胞异常包括:①非典型鳞状细胞,包括意义不明确的非典型鳞状细胞和不除外高级别鳞状上皮内病变的非典型鳞状细胞;②鳞状上皮内病变,包括低级别鳞状上皮内病变和高级别鳞状上皮内病变;③鳞状细胞癌,包括角化型鳞状细胞癌和非角化型鳞状细胞癌。

（一）非典型鳞状细胞

非典型鳞状细胞（atypical squamous cells，ASC）是指细胞学改变提示为鳞状上皮内病变，但从数量上或质量上不足以作出明确诊断。ASC 包括与肿瘤无关的细胞改变（炎症、萎缩、变性、自然干燥、激素等作用及其他人工假象）和提示有潜在的鳞状上皮内病变或癌变。ASC 是宫颈上皮细胞异常中最常见的判读，诊断为 ASC 需要具备三个基本特点：①鳞状分化；②核质比增高；③轻度核变化，包括核深染，染色质呈块状、不规则、模糊不清和／或多核。判读 ASC 的先决条件是细胞核的形态异常。根据细胞改变程度，ASC 分为意义不明确的非典型鳞状细胞和不除外高级别鳞状上皮内病变的非典型鳞状细胞二种。

1. **意义不明确的非典型鳞状细胞**（atypical squamous cells of undetermined significance，ASC-US）　是指提示为有低级别鳞状上皮内病变可能的细胞学改变，ASC-US 一般占 ASC 诊断病例的 90% 以上。诊断标准：①细胞核的面积是正常中层鳞状细胞核面积的 2.5~3 倍或是鳞状化生细胞核面积的 2 倍；②核质比轻度增高；③核轻度深染，染色质分布不均或核形不规则；④细胞核异常，伴有深橘黄色的细胞质（非典型性角化不全及不完全挖空细胞的胞质空泡类似挖空细胞，或细胞质有空晕、边缘不清，但细胞核的变化没有或很少），见图 8-25。

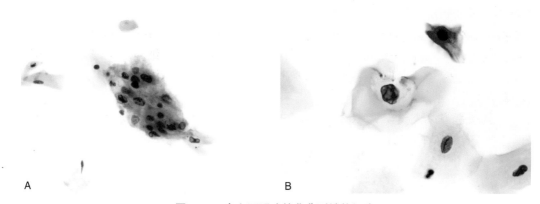

图 8-25　意义不明确的非典型鳞状细胞
A：TCT，巴氏染色，×200；B：TCT，巴氏染色，×400。

在传统涂片中，因涂片有自然假象，细胞形态会偏大或变扁；在液基涂片中，因细胞直接进入固定液（致细胞变圆）和细胞平展不充分，细胞显示会偏小、核质比增高。

2. **不除外高级别鳞状上皮内病变的非典型鳞状细胞**（atypical squamous cells，cannot exclude high-grade squamous intraepithelial lesion，ASC-H）　占 ASC 判读意见的 10% 以下。其细胞学变化提示有高级别鳞状上皮内病变的可能，包括以下形态：非典型不成熟化生细胞、拥挤的片状细胞、显著的非典型修复改变、严重的萎缩改变及放疗后担心有癌复发或残留癌。ASC-H 细胞通常分布稀疏。诊断标准：①核质比高的小细胞（非典型不成熟化生细胞），通常单个散在或呈小团簇出现（图 8-26），偶尔会"成串"出现；细胞的大小和化生细胞相当；核是正常细胞的 1.5~2.5 倍；核质比接近高级别鳞状上皮内病变；②拥挤的鳞状上皮细胞呈片状排列，和"小活检"组织相似；细胞片段边缘尖锐；细胞呈多边形；细胞质浓厚；细胞核具有非典型改变。

在传统涂片和液基涂片中,ASC-H都可表现为"非典型不成熟化生细胞",在液基涂片上更常见;在液基涂片上,ASC-H细胞体积相当于基底层细胞,核是正常中性粒细胞的2~3倍。

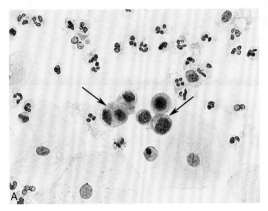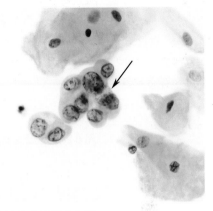

图8-26 不除外高级别鳞状上皮内病变的非典型鳞状细胞

A:TCT,巴氏染色,×200;B:TCT,巴氏染色,×400。

### (二)鳞状上皮内病变

鳞状上皮内病变(squamous intraepithelial lesion,SIL)包括与HPV感染相关的非侵袭性的子宫颈鳞状上皮的一系列异常,从与暂时的HPV感染相关的细胞改变到高级别癌前病变,甚至是侵袭性鳞状细胞癌。TBS将鳞状上皮内病变分为两个级别:低级别鳞状上皮内病变和高级别鳞状上皮内病变。

1. **低级别鳞状上皮内病变(low-grade squamous intraepithelial lesion,LSIL)** 由各种低危型或高危型HPV感染所致。TBS中低级别鳞状上皮内病变包括典型HPV感染引起的细胞形态改变(挖空细胞)和轻度异型增生细胞(非挖空细胞)。诊断标准:①细胞学变化通常只发生在具有"成熟"胞质的中层或表层鳞状上皮细胞;②细胞单个、呈团簇或片状排列;③细胞大,边界清楚,细胞质多而成熟;④核增大,大小相当于正常中层鳞状细胞的3倍,核质比轻度增加,核大小不一,双核和多核常见,核一般深染,但也可染色正常;核染色质分布均匀,呈粗颗粒状、煤污样或浓缩不透明;核膜轮廓可从光滑到非常不规则并有切迹;一般无核仁或核仁不明显。见图8-27。

与传统涂片相比,液基涂片中病变细胞核深染的程度可能轻一些,但细胞的整体形态和传统涂片是一致的。

2. **高级别鳞状上皮内病变(high-grade squamous intraepithelial lesion,HSIL)** 主要由高危型HPV感染所致,有高风险发展为浸润癌。HSIL包含中、重度异型增生和原位癌。诊断标准:①以底层细胞病理改变为主;②细胞单个、成片分布或呈合胞体样聚集;③细胞大小不一;④细胞质可表现为"不成熟",呈强嗜碱性或纤细花边样;偶尔可见"成熟"的胞质,易见异常角化(角化型HSIL);⑤核增大多在LSIL范围内,但某些核增大的程度可能比LSIL要小;核质比显著增高,高于LSIL;核常深染,但也可正常,甚至淡染;染色质呈粗颗粒状或纤细,分布均匀;核膜轮廓很不规则,并常有明显切迹;⑥一般无核仁,但当HSIL累及子宫颈管腺体间隙或伴有反应性/修复性改变的背景时,核仁可见。见图8-28。

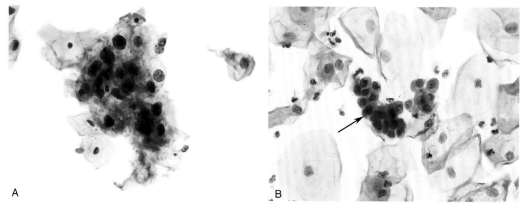

图 8-27 低级别鳞状上皮内病变（TCT，巴氏染色，×400）

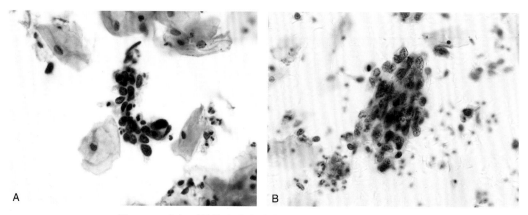

图 8-28 高级别鳞状上皮内病变（TCT，巴氏染色，×200）

与传统涂片相比，液基涂片中弥散分布的单个异常细胞比成片或成团的多见；异常细胞数量相对较少，体积亦会稍小。

（三）鳞状细胞癌

鳞状细胞癌（squamous cell carcinoma，SCC）简称鳞癌，是由不同分化程度的鳞状上皮细胞组成的具有侵袭性的肿瘤，是子宫颈最常见的恶性肿瘤。TBS 着重讨论了角化型鳞状细胞癌和非角化型鳞状细胞癌。

1. **角化型鳞状细胞癌** 角化型鳞状细胞癌（keratinizing squamous cell carcinoma）的发生与角化型异型增生有关。诊断标准：①细胞单个散在或聚集成团；②细胞大小和形状差异大；③细胞质可见角化性改变，呈嗜酸性，巴氏染色呈深橘红色；④核增大，大小不一，畸形明显；核浓染、不透明；染色质呈粗颗粒状，分布不规则，并有透亮区；核膜不规则；可见大核仁，但比非角化型鳞癌少见；⑤肿瘤素质可见，但比非角化型鳞癌少见。见图 8-29。

2. **非角化型鳞状细胞癌** 非角化型鳞状细胞癌（nonkeratinizing squamous cell carcinoma）的发生与未成熟性或成熟性鳞状细胞化生性异型增生有关。诊断标准：①细胞单个出现或呈界限不清的合胞体聚集团；②细胞具有 HSIL 的大多数特点，有时比 HSIL 的细胞小一些；③细胞质呈嗜碱性，巴氏染色呈蓝色；④核大小不一、深染；核膜轮廓不规则；核质比

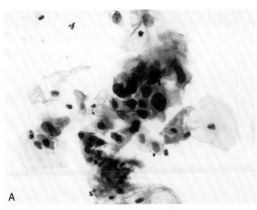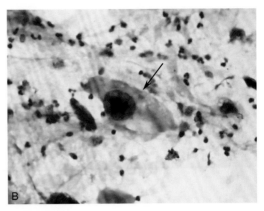

**图 8-29　角化型鳞状细胞癌**

A：TCT，巴氏染色，×400；B：TCT，HE 染色，×400。

增高；染色质呈粗块状、分布不均匀，有透亮染色质；可有明显的核仁；⑤肿瘤素质常见，包括坏死性碎屑和陈旧性出血成分。见图 8-30。

　　液基涂片的肿瘤素质不如传统涂片明显，且坏死性物质常集中在细胞团的周边，而传统涂片中的肿瘤素质一般分布在背景中。

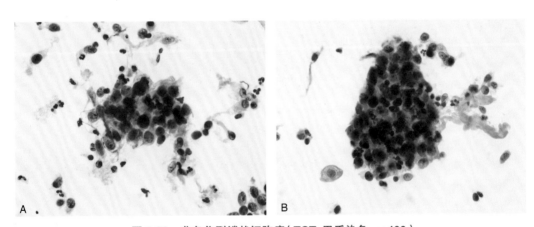

**图 8-30　非角化型鳞状细胞癌（TCT，巴氏染色，×400）**

## 二、腺上皮细胞异常

### （一）非典型腺细胞（atypical glandular cells，not otherwise specified，AGC-NOS）

　　**1. 非典型子宫颈管腺细胞**　　非典型子宫颈管腺细胞（非特异）指子宫颈管腺细胞核变化程度明显超出反应性或修复性改变，但又缺乏明确的子宫颈管原位腺癌和侵袭性腺癌的特点。诊断标准：①细胞呈片状或带状排列，轻度拥挤，核重叠或呈假复层化；②细胞界限清晰；③细胞质可能相当丰富；④核增大，是正常子宫颈管细胞核的 3~5 倍；核大小和形状轻度不一致，核轻度深染；核质比增高，偶见核仁；核分裂罕见。见图 8-31。

　　与传统涂片相比，液基涂片中的细胞团稍圆，细胞重叠，显示三维结构，难以分辨细胞团中心的单个细胞。

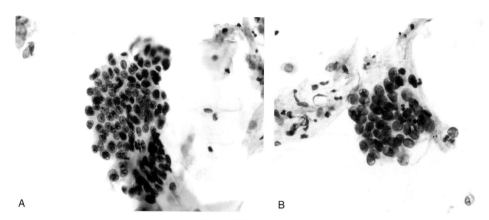

图 8-31　非典型子宫颈管腺细胞（TCT,巴氏染色,×400）

**2. 非典型子宫内膜腺细胞**　非典型子宫内膜腺细胞（非特异）指子宫内膜腺细胞呈非典型性,形态学改变超出常见周期脱落的子宫内膜细胞范围。诊断标准:①细胞团小,每团常为 5~10 个细胞;②细胞境界不规则;③细胞质少,偶见空泡;④胞核轻度增大,染色稍深;染色质分布不均;偶见小核仁。见图 8-32。

与传统涂片相比,液基涂片中的细胞核深染可能更明显,核仁较突出。

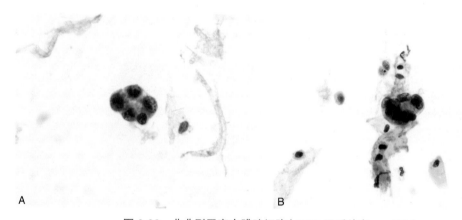

图 8-32　非典型子宫内膜腺细胞（TCT,巴氏染色,×400）

**3. 非典型来源不明腺细胞**　临床上对诊断为不同非典型腺细胞的患者会采取不同的检查和治疗方案,所以判读为"非典型腺细胞"（AGC）后,应尽可能细分,找出非典型腺细胞的来源（子宫颈管或子宫内膜）。当无法判定其来源时,就使用广义的"非典型腺细胞（非特异）"（AGC-NOS）。

**（二）非典型腺细胞（倾向于肿瘤）**

非典型腺细胞（倾向于肿瘤）（atypical glandular cells, favor neoplastic, AGC-FN）根据细胞来源,分为两种:非典型子宫颈管腺细胞和非典型来源不明腺细胞。

**1. 非典型子宫颈管腺细胞（倾向于肿瘤）**　非典型子宫颈管腺细胞（倾向于肿瘤）指子宫颈管腺细胞形态学变化在数量和质量上均不足以判读为子宫颈管原位腺癌或侵袭性腺癌。诊断标准:①细胞呈片状或条带状排列;核拥挤、重叠,可见假复层柱状结构;偶见细胞团呈"菊形团状"（腺体结构）或边缘似羽毛状;②细胞境界不规则;③核增大,常可见核拉长和轻度核深染；核质比增高；染色质呈粗颗粒状，分布不均匀；偶见核分裂及细胞凋亡碎片。见图 8-33。

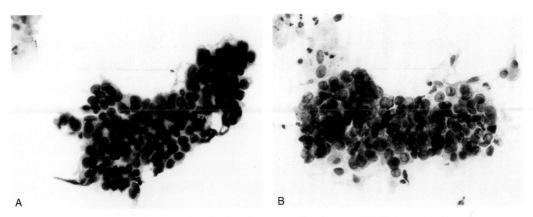

图 8-33　非典型子宫颈管腺细胞，倾向于肿瘤（TCT，巴氏染色，×400）

液基涂片中细胞团增厚，可呈三维结构，密集多层的细胞会遮盖细胞团中央区域的细胞核。

2. **非典型来源不明腺细胞**　当不能确定倾向于肿瘤的非典型腺细胞来源时，使用广义的"非典型腺细胞（倾向于肿瘤）"（AGC-FN）。

**（三）子宫颈管原位腺癌**

子宫颈管原位腺癌（adenocarcinoma in situ, AIS）是浸润性腺癌的癌前病变，为高级别子宫颈管腺上皮病变，其特征包括核增大、染色过深、染色质异常、核复层化和核分裂增多，但无侵袭性。诊断标准：①细胞排列呈片状、簇状、假复层细胞条带状或菊形团状；细胞团有呈栅栏状排列的细胞核，并可见带状胞质从细胞团周边伸出（呈"羽毛状"）；部分细胞显示明确的柱状形态；核拥挤、重叠，失去蜂窝状结构；可见单个异常细胞，但不常见；②胞质量及细胞质内黏液减少；③核增大、深染，呈卵圆形或变长；核质比增高；染色质呈粗颗粒状，分布均匀，核仁小或不明显；核分裂和凋亡小体常见；④背景干净，炎性细胞碎片可以存在，但无肿瘤性坏死；⑤若同时伴有鳞状上皮内病变，可见到异常鳞状上皮细胞。见图 8-34。

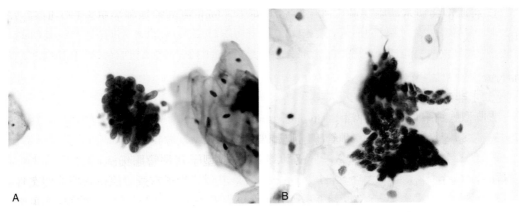

图 8-34　子宫颈管原位腺癌细胞（TCT，巴氏染色，×400）

与传统涂片相比,液基涂片中更易发现单个完整细胞;三维立体的细胞团更常见,细胞团周边部呈现的羽毛状、菊形团状和细胞条带结构更清晰;假复层细胞条带更常呈现短"鸟尾"状排列;核染色质粗糙或呈细颗粒状,核仁更常见。

**(四)腺癌**

**1. 子宫颈管腺癌**　多数子宫颈管腺癌具有子宫颈管原位腺癌的部分细胞学特征,但有侵袭性表现,细胞排列极性可消失,并具有一些其他恶性肿瘤细胞的共性。诊断标准:①大量异常细胞单个散在、呈片状或三维团簇排列,典型的细胞呈柱状;②细胞质通常有小空泡;③核增大,为多形性,染色质分布不均匀,核膜不规则,核仁大;④肿瘤素质常见;⑤可见异常鳞状上皮细胞,表明同时存在鳞状上皮病变或腺癌伴有部分鳞状上皮分化。见图 8-35。

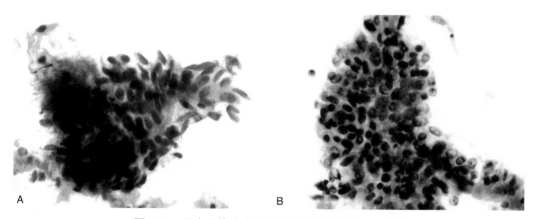

图 8-35　子宫颈管腺癌细胞(TCT,巴氏染色,×400)

与传统涂片相比,液基涂片中细胞团排列更紧密,呈球形或三维团簇,细胞团中央部分的核可被完全遮蔽;单个散在的异常细胞更常见;染色质更常见细空泡化、分布不均匀和空亮;核仁更明显;肿瘤素质不明显。

**2. 子宫内膜腺癌**　宫颈细胞学检查发现腺癌细胞时,需要辨别肿瘤细胞来源于子宫颈管还是子宫内膜。子宫内膜腺癌的诊断标准:①细胞为单个或紧密的小团簇;②细胞质少,呈嗜碱性,常有空泡;单个散在的肿瘤细胞或肿瘤细胞团簇的细胞质内可见中性粒细胞,似一小袋中性粒细胞;③高分化腺癌的细胞核轻度增大,并随肿瘤的恶性程度升高而增大,核大小不一、中度深染,核极性消失;染色质分布不均匀且空亮,在高级别腺癌中更明显;核仁明显,肿瘤的级别越高而核仁越大;④细颗粒状或"水样"肿瘤素质可有可无,在传统涂片中最常见。见图 8-36。

两种不同涂片方法比较:传统涂片背景里可见明显的肿瘤坏死细胞颗粒样碎屑("水样"肿瘤素质);而在液基涂片中肿瘤素质可能不明显,可见细颗粒状碎屑或凝固性碎屑黏附于异常细胞团簇周边,三维细胞簇团或乳头状结构最常见,核较大,染色质呈细颗粒状。

**3. 子宫外腺癌**　子宫外腺癌可扩散到子宫颈,出现在子宫颈细胞涂片中。在腺癌的细胞学涂片中,若背景干净(无坏死性肿瘤素质)或其形态学特征不同于子宫内膜或子宫颈管腺癌时,应考虑到来源于子宫外的腺癌,包括女性其他生殖器官的肿瘤,如卵巢癌和输卵管癌;还可看到来自胃肠道或乳腺的转移恶性细胞。见图 8-37。

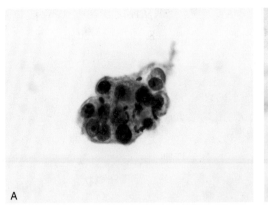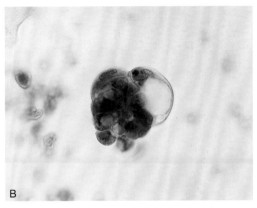

图 8-36　子宫内膜腺癌细胞（TCT，巴氏染色，×400）

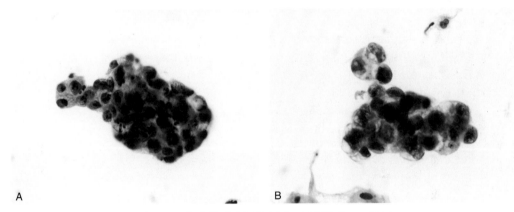

图 8-37　子宫外腺癌细胞（TCT，巴氏染色，×400）

**4. 没有特别指明类别的腺癌**　当恶性肿瘤累及子宫颈时，少数类别不明确的腺癌细胞会出现在子宫颈细胞学涂片中，这些恶性细胞常常缺乏特异性形态学特征。

（戎　荣　闫海润）

# 第五节　案例分析

## 一、子宫颈腺癌细胞

1. **患者资料**　患者，女，49 岁，于半年前出现异常阴道流血，前来医院就诊。HPV16 和 HPV52 阳性，考虑宫颈病变。

2. **形态学检查**　子宫颈刮出物为白色；液基薄层细胞机制片，巴氏染色。显微镜检查：细胞排列呈片状、簇状、假复层细胞条带状或菊形团状；细胞团有呈栅栏状排列的细胞核，并可见带状胞质从细胞团周边伸出，呈羽毛状（图 8-38A）；部分细胞显示明确的柱状形态；核拥挤、重叠，失去蜂窝状结构；可见单个异常细胞；胞质量及细胞质内黏液减少；核增大、深染，呈卵圆形或变长；核质比增高；染色质呈粗颗粒状，分布均匀，核仁小或不明显（见图 8-38B）。

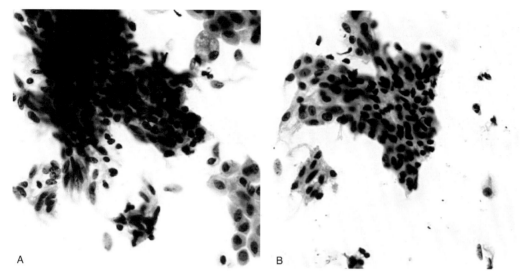

图 8-38　子宫颈腺癌细胞

　　A：带状胞质从细胞团周边伸出（呈羽毛状）（子宫颈液基涂片，巴氏染色，×400）；B：细胞核增大、深染，呈卵圆形或变长；核质比增高（子宫颈液基涂片，巴氏染色，×400）。

　　3. **形态学报告**　可见非典型腺细胞，倾向于肿瘤（AGC-FN），形态符合 AIS。

　　4. **临床诊断**　子宫颈管原位腺癌。

　　5. **讨论分析**　子宫颈管原位腺癌常缺乏典型的临床表现，少数表现为异常阴道流血或排液；甚至缺乏特异性体征，仅少数患者表现为子宫颈浅表糜烂样改变。病灶通常邻近转化区，约 1/3 的病灶隐匿于子宫颈管内，尤甚者可深达 30mm；部分患者病灶呈跳跃性、多灶性，常规检查不易早期发现，容易误诊或漏诊，个别情况下诊断性子宫颈锥切术后才得以确诊。该患者出现异常阴道流血半年多，而且 HPV16 和 HPV52 阳性，细胞学检查涂片可见大量细胞排列成片状，并可见带状胞质从细胞团周边伸出（呈羽毛状）；可见异常细胞胞质量及细胞质内黏液减少，核增大、深染，呈卵圆形或变长，核质比增高，染色质呈粗颗粒状。病理检查结果：非典型腺细胞，倾向于肿瘤（AGC-FN）；子宫颈管原位腺癌（AIS）。

　　宫颈液基细胞学检查简便、快速、准确率高，而且标本容易获得，尤其是在筛查宫颈上皮病变方面，可以为临床提供很多有价值的信息。

（成　莹　陈海生）

## 二、白假丝酵母菌病

　　1. **患者资料**　患者，女性，37 岁，因"月经干净后褐色分泌物，外阴瘙痒 3 天"来院就诊。自诉月经规律，末次月经干净后分泌黄褐色水样分泌物，外阴瘙痒。妇科检查：白带可见豆渣样物，白带常规未见乳酸杆菌，可见真菌阳性，可见线索细胞，考虑白假丝酵母菌病。

　　2. **形态学检查**　宫颈分泌物呈白色豆渣样；液基薄层细胞机制片，巴氏染色。显微镜检查：菌丝呈竹节状或分枝状，分枝处多呈锐角（图 8-39A）；菌丝将成熟的鳞状上皮细胞黏附成团，或呈"羊肉串"样排列（图 8-39B）。

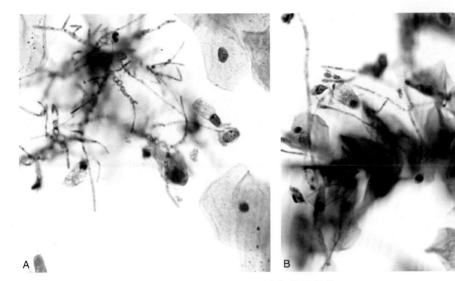

图 8-39 白假丝酵母菌

A：菌丝呈竹节状或分枝状（子宫颈液基涂片，巴氏染色，×400）；B：鳞状上皮细胞呈"羊肉串"样排列（子宫颈液基涂片，巴氏染色，×400）。

3. **形态学报告** 可见真菌，形态符合假丝酵母菌属，提示白假丝酵母菌病。

4. **临床诊断** 假丝酵母菌阴道炎。

5. **讨论分析** 该患者因"月经干净后褐色分泌物，外阴瘙痒3天"来院就诊。宫颈分泌物呈白色豆渣样；显微镜检查见真菌，菌丝呈竹节状或分枝状，菌丝将成熟的鳞状上皮细胞黏附成团，或呈"羊肉串"样排列，提示白假丝酵母菌阴道病。病理检查结果：白假丝酵母菌病。

宫颈液基细胞学检查简便、快速、准确率高，而且标本容易获得，在检查宫颈阴道感染性疾病方面，可以为临床提供很多有价值的信息。

（成莹　杨再林）

## 思考题

1. 试述子宫颈鳞状上皮细胞的分层及脱落细胞的形态特点。

2. 试述子宫颈管柱状上皮细胞的分类和脱落细胞的形态特点。

3. 试述白假丝酵母菌阴道病宫颈分泌物涂片的形态特点。

4. 试述子宫颈鳞状上皮化生细胞的形态学特点。

5. 试述 ASC-US 的诊断要点。

6. 试述 ASC-H 的诊断要点。

7. 试述 LSIL 的诊断要点。

8. 试述 HSIL 的诊断要点。

# 第九章

# 痰液、刷片及灌洗液脱落细胞检验形态学

## 第一节 概 述

人体呼吸系统是一个复杂的管道系统,由鼻、咽、喉、气管、支气管和肺组成。呼吸系统疾病是我国最常见的疾病,尤其是肺癌,发病率和死亡率均位列各类肿瘤之首,严重威胁人民的生命健康安全。痰液、支气管刷片和灌洗液脱落细胞学检查是肺癌早期诊断的主要方法之一,阳性率为60%~70%,且操作简便,组织学分型率高,在肺癌的诊断和防治中发挥着重要作用。

### 一、呼吸系统解剖与组织学基础

#### (一)解剖学基础

1. **气管与支气管** 气管为后壁略平的圆筒形弹性管道,上端平第6颈椎,下缘与环状软骨相连,下行至第5胸椎上缘处,分左、右主支气管,斜行入肺。左主支气管较细长、倾斜,进入左肺后分上、下两支叶支气管。右主支气管较粗短、垂直,进入右肺后分上、中、下三支叶支气管(图9-1)。气管与主支气管结构类似,由结缔组织连接马蹄形软骨组成。

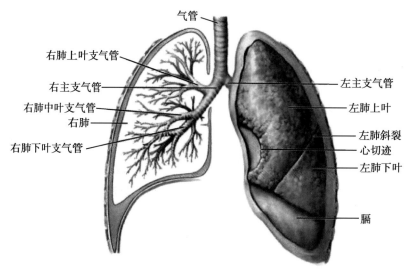

图 9-1 气管 - 支气管、肺结构示意图

2. **肺**　肺是人体容纳气体和进行气体交换的器官,位于胸腔内,膈的上方,纵隔两侧,分左肺和右肺。左肺窄而长,由斜裂分为上、下两叶;右肺短而宽,由斜裂和水平裂分为上、中、下三叶。

（1）肺的导管部:叶支气管进入肺后反复分支形成小支气管、细支气管和终末细支气管,管腔越分越细,管壁软骨和腺体逐渐变小变少。终末细支气管内径小于1mm,管壁软骨和腺体消失,平滑肌呈完整环状。从叶支气管直至终末细支气管是气体进入肺的通道,称为肺的导管部。

（2）肺的呼吸部:终末细支气管分支形成呼吸性细支气管,其管壁常有凹陷,形成少数肺泡。呼吸性细支气管再分支形成肺泡管和肺泡囊,肺泡管是几个肺泡囊的共同通道,肺泡囊则是几个肺泡共同开口的地方。呼吸性细支气管、肺泡管、肺泡囊和肺泡是进行气体交换的部位,称为肺的呼吸部。

（二）组织学基础

1. **导管部的组织结构**　气管、支气管黏膜上皮为假复层纤毛柱状上皮,由纤毛细胞、杯状细胞、基底细胞和神经内分泌细胞等组成。随着支气管管腔变细,上皮细胞由假复层纤毛柱状上皮逐渐变为单层纤毛柱状上皮,细胞由高柱状逐渐变成矮柱状,杯状细胞数量减少,到终末细支气管杯状细胞完全消失,可见无纤毛的Clara细胞增多。

2. **呼吸部的组织结构**　呼吸性细支气管与肺泡连通,上皮细胞移行为无纤毛的单层柱状或立方上皮。肺泡衬有两种细胞,Ⅰ型肺泡细胞,胞体扁平,形似内皮或间皮细胞;Ⅱ型肺泡细胞,呈方形或圆形,位于Ⅰ型肺泡上皮之间或突向肺泡腔,胞质常见空泡。肺巨噬细胞来源于血液中的单核细胞,广泛分布于间质内,尤其是肺泡隔,有的游走入肺泡腔,称为肺泡巨噬细胞,有很强的吞噬能力。痰中出现肺泡巨噬细胞表示痰来自肺深部,因此它可作为送检痰和肺泡灌洗液标本是否合格的一个重要标准。

## 二、标本采集与涂片染色

气管、支气管及肺脱落细胞检验标本采集与涂片染色的质量和方法直接影响细胞学检验的阳性率,临床须根据检验目的和患者情况选择合适的标本采集与涂片染色方法。

（一）标本采集与运送

1. **标本采集**

（1）痰液:痰液质量的好坏直接影响脱落细胞学检查的阳性率。合格痰标本必须符合:①痰液是从肺部咳出;②痰液必须新鲜,要求收集后1h内送检。因此最好在早晨漱口排痰后,留取上午8~9时用力从肺部深处咳出的新鲜痰液。患者做支气管纤维镜检查后建议在当天或第二天做痰检,可提高阳性检出率。痰检一般连续送检3~5次。

1）采集方法:①首先向患者解释正确咳痰的重要性,获取患者的配合。②嘱患者将唾液及咽、喉部分泌物咳出弃掉,如果患者进食不久,须反复漱口,以免食物残渣混入痰内。③再嘱患者深吸气,从肺部深处用力咳嗽,此时咳痰的声音低沉,痰液黏稠、可牵拉成丝,如咳嗽声音短而响亮,咳出的痰液呈水样,没有黏性,则必须重咳。④每次咳痰2~3口,总量2~3ml,若痰的量不够则很难判断其性状,而痰的性状不仅是判断痰液标本质量的标准,还能反映呼吸道的某些病变。⑤将痰液收集于一次性培养皿式痰盒（直径7cm）中送检。⑥如患者痰液很少或没有自然排痰,可采用雾化吸入法诱导排痰。

2)痰液性状与选材:①脓性痰为黄色或黄绿色,较浓稠,涂片可见大量中性粒细胞和核丝,提示呼吸道有化脓性感染;致病菌不同,痰的黏稠度和颜色可有不同。②黏液脓性痰,即黏液痰内混有脓液,常见于慢性支气管炎初期或消退期,须挑选黏液部分制片。③黏液痰指痰液无色透明且黏稠,常见于慢性支气管炎缓解期、哮喘和肺癌。若痰中有乳白色颗粒状物或细丝,往往提示可能有癌细胞。④血丝痰,即痰内可见红色的血丝,常见于肺癌和支气管结核,也可见于支气管炎;应将血丝及附近的痰液全部制片。⑤灰色胶冻样痰指痰内可见灰色胶冻样物,见于重度吸烟者和慢性支气管炎,涂片可见较多尘细胞,须重留标本。⑥泡沫痰指痰液表面有大量泡沫,多伴有肺气肿、气管炎;应取泡沫下面的黏液部分制片。⑦水样痰指痰中混入大量口水、涎液,或因存放过久而液化,须重留标本。

(2)经支气管镜获得:1964年日本学者池田茂人发明纤维支气管镜并应用于临床。支气管镜检查可通过支气管刷、支气管灌洗和支气管肺泡灌洗采集足够的样本用于细胞学及其他检查。支气管镜检查应由有经验的临床医师操作,常见并发症有局部感染和出血,很少出现喉痉挛、支气管痉挛、心脏传导紊乱等严重并发症。但对麻醉过敏者,有严重心肺功能不全、心律失常、频发心绞痛、凝血功能障碍的患者,以及有主动脉瘤破裂危险和新近上呼吸道感染等患者应慎做或禁做。

1)支气管刷采样:支气管刷常用于刷取支气管黏膜的病变,留在支气管刷上的细胞可直接涂到载玻片上,或放入装有细胞收集液的试管内进一步制作细胞块。支气管刷片不仅可以诊断病变性质,而且可以准确定位。但是该操作会使患者存在不适感,对医生操作技术要求较高,涂片后必须快速固定。

2)支气管灌洗采样:在支气管镜直视下,将生理盐水等灌洗液灌入支气管,洗涤黏膜面,然后收集灌洗液。

3)支气管肺泡灌洗采样:将支气管镜尽可能放到支气管最远端,然后用生理盐水冲洗数次。第一次冲洗的样本代表来自较大气道的细胞,而随后数次冲洗的样本代表来自支气管肺泡的细胞。

**2. 标本运送** 痰液、刷片、灌洗液标本采集后应写明患者信息、标本种类、采集时间等内容,并在1h内送检。

(二)涂片制备与染色

**1. 涂片制备**

(1)未预处理的痰液和支气管刷检标本:通常采用直接涂片法或压拉法。取材时应从不同部位挑选有诊断价值的有效样本涂片,常选择血丝及其附近痰、鲜血旁的灰白色黏液痰、灰白色丝线样痰(螺旋卷曲样,可牵拉成细丝,放之缩回者)或豆渣样成分;泡沫痰取底层灰白色或透明痰丝;脓痰取灰白色黏液;有组织块时还应送病理组织检查。

(2)预处理后的痰液、灌洗液和支气管刷检标本:离心后取沉淀物,采用推片法、涂抹法或者采用细胞离心涂片机制片。

**2. 涂片染色** 常用染色方法有瑞-吉染色、巴氏染色和HE染色。痰液由于标本黏稠、涂片较厚,推荐巴氏染色和HE染色,支气管刷片和肺泡灌洗液常规细胞学检查首选瑞-吉染色。

### 三、显微镜检查与结果报告

#### （一）显微镜检查

1. **瑞 - 吉染色涂片** 低倍镜下找到视野后用油镜观察，要抓住 8 个要点：①细胞大小不等；②形态畸形怪异；③成团、成群，相互拥挤排列；④核增大 >20μm，畸形；⑤染色质浓密不均；⑥核分裂增多，异常核分裂；⑦核仁增大、增多；⑧高核质比，偏碱性，有空泡。

2. **HE/ 巴氏染色** 将涂片在低倍镜下查找阳性背景或可疑细胞，再用高倍镜仔细观察其特点，观察细胞要点同瑞 - 吉染色。

#### （二）结果报告

痰、刷片、灌洗液脱落细胞学检查必须在取材、涂片、染色满意的情况下才能获得阴性或阳性结果，不合格的标本只报告"取材不合格，建议重留标本"。

1. **痰和刷片的结果报告** 临床报告形式尚未完全统一，常采用五级报告方式。

（1）阴性：未见异常细胞；报告所见到的正常细胞和其他。

（2）轻度不典型增生：核轻度增大；核轻度畸形；核染色较深。

（3）中度不典型增生：核中度增大；核中度畸形；核深染。

（4）重度不典型增生：高度可疑癌、原位癌、少数癌、癌旁细胞。核明显增大；核畸形；核明显深染。

（5）找到癌细胞：典型，数目较多。

2. **灌洗液的结果报告** 根据《支气管肺泡灌洗液细胞形态学检验中国专家共识（2023）》，建议灌洗液细胞学报告采用分级报告方式，如未查见恶性细胞、查见异型（核异质）细胞、查见可疑恶性细胞、查见恶性细胞。如果能确定上皮源恶性细胞则报告癌；如果能确定是造血淋巴组织恶性细胞则报告为白血病、淋巴瘤；如果不能确定来源，一律报告查见恶性细胞。

### 四、临床应用

#### （一）非肿瘤性疾病中的应用

1. **急性呼吸道非特异性炎症** 感染、物理、化学刺激或过敏引起的呼吸道黏膜急性炎症，包括急性鼻炎、咽喉炎、支气管炎、肺炎、肺脓肿等，此时可见大量中性粒细胞，且常发生变性坏死，转为脓细胞。过敏性炎症可见大量嗜酸性粒细胞。非特异性炎症时脱落的坏死上皮细胞外形规则，胞质致密红染，核固缩，核质比不大。

2. **慢性呼吸道非特异性炎症** 由反复感染、吸烟及长期接触工业粉尘、大气污染和过敏等多种因素所致，如慢性支气管炎：静止期痰中见大量肺泡巨噬细胞，发作早期是较多纤毛柱状上皮和杯状细胞，后期主要是大量中性粒细胞及其退变产物，恢复期巨噬细胞逐渐增多。刷片还常见多核的纤毛柱状上皮细胞、增生的纤毛柱状上皮细胞及增生的基底细胞。

3. **呼吸道病毒感染** 病毒感染后的细胞核增大或出现多核细胞，可见胞质或胞核内包涵体；脱落细胞学检查只能提供诊断线索，但不能明确诊断。

4. **呼吸道真菌感染** 上皮细胞没有特异性的改变，除了炎性背景外，须找到病原体才能明确诊断。

5. **呼吸道结核** 只有上皮样细胞和朗汉斯巨细胞均出现在涂片中，才有诊断价值。

### （二）呼吸道肿瘤中的应用

痰液、刷片、灌洗液脱落细胞学检查常用于肺癌的诊断,原发性肺癌痰检阳性率一般为60%~70%,中央型肺癌阳性率高于周围型。大部分病例根据其细胞形态特征,能够推断各类肺癌的组织学来源,形态典型的可以在报告中提示鳞癌细胞、腺癌细胞、小细胞或大细胞低分化癌等,但有时仅从细胞学角度不能明确诊断,需要结合病史、免疫组化及其他检查综合分析。

### （三）肺转移性肿瘤中的应用

肺是恶性肿瘤常发生转移的器官,全身各部位肿瘤均可发生肺转移。脱落细胞学检查对肺转移癌诊断阳性率为40%~50%,低于原发性肺癌。主要是肺转移癌通过血行转移,转移灶多位于肺的外周部,较少侵犯支气管,癌细胞不易由痰排出,支气管刷检也往往为阴性。如患者出现咯血,是支气管被侵犯的一个征象,此时易获得阳性的结果。

（章海斌　石青峰）

# 第二节　痰液、刷片及灌洗液正常脱落细胞检验形态学

## 一、上皮细胞

**1. 鳞状上皮细胞**　来源于口腔及咽喉部,主要以表层鳞状上皮细胞（图 9-2）和中层鳞状上皮细胞为主,底层细胞少见;若出现大量无核鳞状上皮细胞,提示有口腔黏膜白斑。

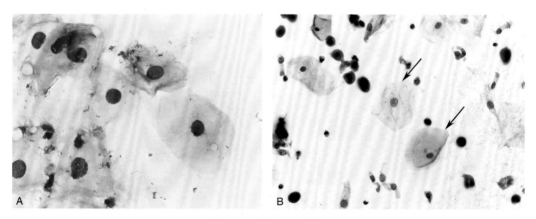

**图 9-2　鳞状上皮细胞**

A:胞质丰富,着色较浅,胞核小,深染（支气管刷片,瑞 - 吉染色,×1 000）;B:胞质丰富,胞核较小（BALF,巴氏染色,×400）。

**2. 柱状上皮细胞**

（1）纤毛柱状上皮细胞:来源于鼻咽部、气管及支气管,在痰液中少见,支气管刷检标本易见。成片脱落的纤毛柱状上皮细胞呈蜂巢样或栅栏状排列（图 9-3）,单个散在的细胞顶端宽而平,末端逐渐变尖细,呈细长圆锥形,胞质呈嗜碱性,有时可含有空泡,有终板和纤毛,当细胞退化时纤毛脱落,仅见终板;细胞核为圆形或椭圆形,偏基底侧,有的细胞可见 2~3 个核,染色质呈细颗粒状。

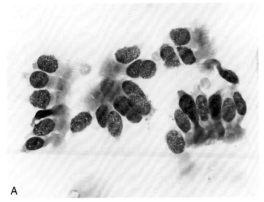
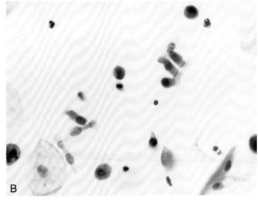

图 9-3　纤毛柱状上皮细胞

A：细胞呈栅栏样排列（支气管刷片，瑞 - 吉染色，×1 000）；B：胞体呈柱状，可见纤毛（BALF，巴氏染色，×400）。

（2）杯状细胞：又称黏液柱状细胞或分泌细胞，常见于支气管刷检或者支气管灌洗采集的样本；健康人痰涂片中较少见，慢性刺激或哮喘时细胞明显增多。杯状细胞上宽下窄，似杯状，顶端微隆起或平，底部呈锥尖状，胞核为圆形或椭圆形，当细胞内黏液多时，可使核呈半月形、三角形或不规则形；胞质丰富，内含细小或较大的空泡（图 9-4）。

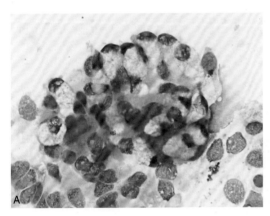
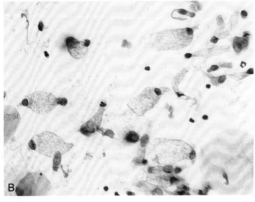

图 9-4　杯状细胞

A：杯状细胞胞质呈泡沫样，胞核偏基底侧（支气管刷片，瑞 - 吉染色，×1 000）；B：细胞散在，胞质呈泡沫样，着色较浅（BALF，巴氏染色，×400）。

（3）储备细胞：又称基底层细胞或基细胞，来源于支气管，正常情况下很难脱落，常见于支气管刷采集和灌洗标本，痰液标本中少见。当支气管黏膜因炎症而高度增生时，可见成片的储备细胞脱落。储备细胞体积较小，成片分布，排列紧密，胞质含量少，胞核为圆形，染色质呈细颗粒状（图 9-5）。

**3. 其他上皮细胞**

（1）Clara 细胞：主要分布在终末细支气管，为无纤毛的柱状上皮细胞，具有分泌功能。该类细胞呈柱状，游离面向管腔内凸出，呈圆顶状，胞质染色浅；细胞顶部胞质内有较多的分泌颗粒，可分泌糖蛋白，在上皮表面形成一层保护膜。

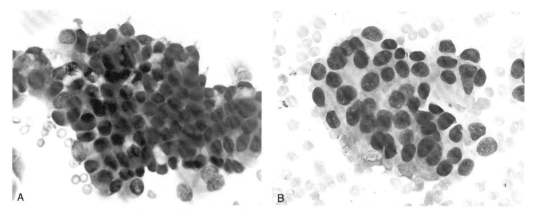

图 9-5 储备细胞（支气管刷片，瑞 - 吉染色，×1 000）

（2）Ⅰ型肺泡细胞：又称小肺泡细胞，此种细胞扁平而较薄，厚约 0.2μm，核部略厚，基底部是基底膜，表面光滑，核为扁圆形，光学显微镜下难以辨认。Ⅰ型肺泡细胞覆盖了肺泡 95% 的表面积，是进行气体交换的部位。电镜下，胞质中可见较多小泡，内有细胞吞入的微小粉尘和表面活性物质，细胞能将它们转运至间质内清除。Ⅰ型肺泡细胞无增殖能力，损伤后由Ⅱ型肺泡细胞增殖分化补充。

（3）Ⅱ型肺泡细胞：细胞为长方形、立方形或近似球形，位于肺泡拐角处，具有合成、分泌肺表面活性物质的功能。Ⅱ型肺泡细胞除与肺表面活性物质代谢有关外，还可调节肺泡水分，并兼有分化成Ⅰ型肺泡细胞的能力。

## 二、非上皮细胞

**1. 肺泡巨噬细胞** 痰液中出现此细胞提示标本来源于肺深部，故无肺泡巨噬细胞的痰标本无诊断价值；BALF 标本中肺泡巨噬细胞易见，疾病的种类及严重程度不同，细胞数量多少不一，该类细胞可吞噬尘埃颗粒、含铁血黄素颗粒、脂类等物质，形成有特征结构的细胞。

（1）尘细胞（dust cell）：指吞噬了灰尘颗粒的巨噬细胞，胞质中可见黑色或棕色的粉末状颗粒，使细胞结构模糊不清（图 9-6A、图 9-6B）。

（2）含铁血黄素细胞（hemosiderin cell）：指巨噬细胞吞噬了红细胞后，红细胞破坏，释放血红蛋白，血红蛋白分解为含铁血黄素，聚集成金黄色或黄褐色颗粒（图 9-6C），铁染色或含铁血黄素染色阳性（图 9-6D）。当慢性充血性心力衰竭导致肺淤血时，大量红细胞由肺泡毛细血管中渗出，进入肺间质，被巨噬细胞吞噬，形成的含铁血黄素细胞又称为心衰细胞（heart failure cell）。

（3）泡沫细胞（foam cell）：巨噬细胞吞噬脂质即为脂质吞噬细胞，经过染色后形成泡沫细胞（图 9-6E）。

（4）多核肺泡巨噬细胞：肺泡巨噬细胞体积增大，有数个或数十个胞核，多见于肺慢性炎症、病毒感染、结节病或间质性肺病等（图 9-6F）。

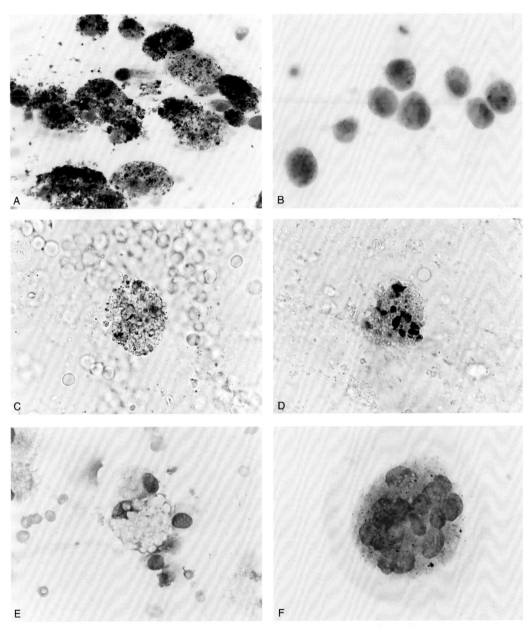

图 9-6　肺泡巨噬细胞

A：尘细胞（BALF，瑞-吉染色，×1 000）；B：尘细胞（BALF，巴氏染色，×400）；C：含铁血黄素细胞（BALF，未染色，×1 000）；D：含铁血黄素细胞（BALF，含铁血黄素染色，×1 000）；E：泡沫细胞（BALF，瑞-吉染色，×1 000）；F：多核肺泡巨噬细胞（BALF，瑞-吉染色，×1 000）。

**2. 其他细胞** 中性粒细胞增多,见于炎症、脓胸、肺内恶性病变等;慢性支气管炎患者痰液中淋巴细胞常散在分布,如果淋巴细胞群集出现,则往往提示患者可能为滤泡性支气管炎、肺癌、转移癌或淋巴瘤等,应结合其他检查进一步明确诊断;大量嗜酸性粒细胞(图9-7A、图9-7B)提示有过敏反应,如支气管哮喘、某些肺过敏性疾病或肺寄生虫病等,可伴夏科-莱登结晶(Charcot-Leyden crystal)出现。

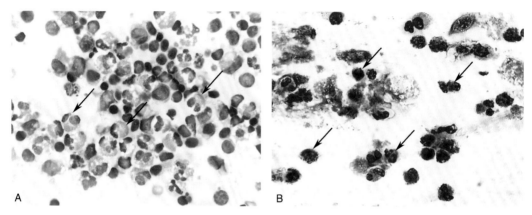

图 9-7 嗜酸性粒细胞

A:嗜酸性粒细胞(箭头所指)伴淋巴细胞增多(BALF,瑞-吉染色,×1 000);B:胞质内可见橘黄色嗜酸性颗粒(BALF,瑞-吉染色,×1 000)。

### 三、其他有形成分

**1. 柯斯曼螺旋体(curschmann spiral body)** 正常人含量极少,其为黏液浓缩成的细小的管型样物质,螺旋、卷曲,呈半透明状,染色后螺旋体中心区域着色较深(图9-8)。常见于支气管哮喘及慢性阻塞性肺疾病等。

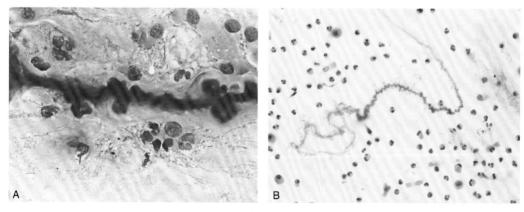

图 9-8 柯斯曼螺旋体

A:螺旋、卷曲,中心区域着色偏深,周围包裹大量黏液(支气管刷片,瑞-吉染色,×1 000);B:螺旋、卷曲,呈蓝紫色(BALF,巴氏染色,×400)。

2. **钙化小体**　主要见于慢性阻塞性肺气肿或肺结核患者,由钙、磷、铁、镁等组成,呈层状或者具有致密中心的非层状物。

3. **石棉小体**　又称含铁小体,多呈棒状,末端凸起,包裹铁蛋白后呈黄褐色,有时可被巨噬细胞吞噬,多见于接触过石棉的建筑工人或肺纤维化患者。

4. **其他**　涂片中可有大量黏液,偶见植物细胞、花粉颗粒及真菌等。

（葛晓军　石青峰）

# 第三节　非肿瘤性病变痰液、刷片及灌洗液脱落细胞检验形态学

呼吸道很多非肿瘤性病变具有相类似的细胞学改变,需要结合临床及影像学、病原体检查进行诊断。炎性病变需要仔细寻找有无结核、真菌、病毒等感染的证据。此外,炎性病变常常会出现细胞的反应性改变,应避免过度诊断为恶性肿瘤。

## 一、非肿瘤性上皮细胞改变

肺部常见炎症性病变及慢性炎症性增生时,脱落上皮细胞主要有下列形态特征。

### （一）柱状上皮细胞

#### 1. 纤毛柱状上皮细胞改变

（1）多核纤毛柱状上皮细胞:在支气管刷片或冲洗液中常见。该类细胞有多个核,为圆形或椭圆形,大小基本一致,可相互重叠,核染色质细腻,可见核仁;有终板及纤毛存在,均提示为良性病变。大多数情况下,多核纤毛柱状上皮细胞只是对损伤的一种非特异性反应;如果发现有较多的多核纤毛柱状上皮细胞,应仔细观察涂片或重复检查,以除外有癌细胞的可能;此外,观察到多核的合胞体时,应排除病毒感染。瑞 - 吉染色胞质呈灰蓝色,纤毛呈淡粉红色,胞核呈紫红色（图 9-9A）。巴氏染色胞质呈蓝绿色,浓稠厚重,核深染,染色质细腻,可见小核仁（图 9-9B）。

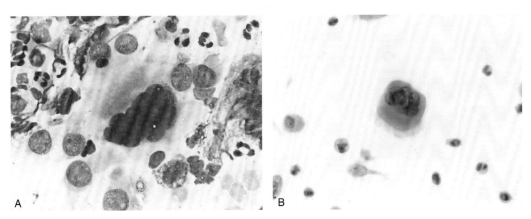

图 9-9　多核纤毛柱状上皮细胞

A:细胞体积大,多个核,胞核大小基本一致,可见纤毛（支气管刷片,瑞 - 吉染色,×1 000）;B:胞质呈蓝色,胞核深染（BALF,巴氏染色,×400）。

（2）核增大的纤毛柱状上皮细胞：细胞体积增大,细胞核比正常纤毛柱状上皮细胞的细胞核大1倍或更多,核染色质增多增粗,可见核仁,纤毛及终板常保存完好（图9-10）。该类细胞增多见于各种刺激的反应性改变,如支气管纤维镜检查、插管后、支气管炎、肺炎等,有时也可见于肿瘤病例。

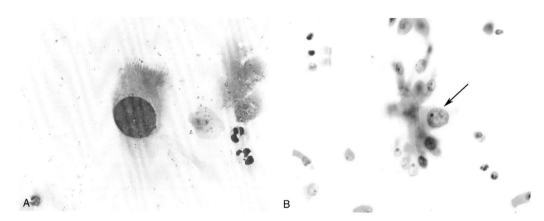

图 9-10 核增大的纤毛柱状上皮细胞

A:胞体增大,胞核大,核质比基本不变（支气管刷片,瑞-吉染色,×1 000）;B:胞核增大,核仁明显（支气管刷片,巴氏染色,×400）。

（3）乳头状增生的上皮细胞：在慢性支气管炎、支气管扩张或哮喘时,支气管上皮可出现增生,呈乳头状,向管腔内突出。该类细胞脱落时,成团或呈乳头状排列,这种细胞群称为"Creola 小体"。如细胞群内有杯状细胞,则在边缘可见到黏液空泡;在细胞群边缘看到纤毛或终板是良性细胞的重要标志（图9-11）。乳头状增生的上皮细胞与高分化腺癌细胞有时难以区分,其鉴别要点:①增生的纤毛柱状上皮细胞表面可见纤毛或终板;②细胞群边缘可见杯状细胞提示为良性病变;③乳头状增生的细胞排列规则,体积大小和形态与周边正常纤毛柱状上皮细胞类似。

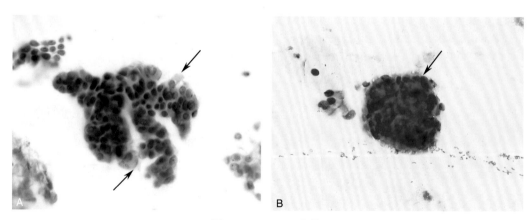

图 9-11 Creola 小体

A:细胞呈乳头状排列,箭头示纤毛和终板（BALF,巴氏染色,×400）;B:细胞排列紧密,向管腔内突出的一侧有粉红色的纤毛,断裂面无纤毛（BALF,瑞-吉染色,×400）。

2. **黏液柱状上皮细胞增生** 在呼吸道样本中,通常黏液柱状上皮细胞(杯状细胞)少见,但哮喘等呼吸道慢性炎症可以刺激杯状细胞增生,导致样本中杯状细胞数量增加(图 9-12);这种现象有临床意义,应该在报告中予以描述。

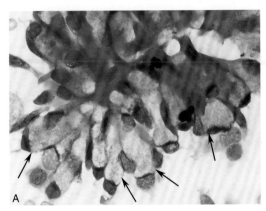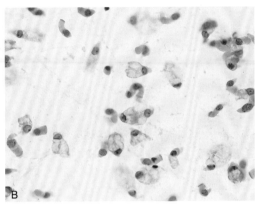

图 9-12 增生的杯状细胞

A:胞质呈泡沫样,着色较浅(支气管刷片,瑞 - 吉染色,×1 000);B:细胞数量较多,散在分布,胞质着色较浅(BALF,巴氏染色,×200)。

3. **储备细胞增生** 慢性支气管炎、支气管扩张、结核、真菌感染和慢性肺炎等均可出现。储备细胞增生可以是单层的,即基底膜上储备细胞核稍增大,紧密排列成单层栅栏状;亦可以是复层的,即储备细胞超过两层,表层仍为纤毛柱状上皮细胞。储备细胞增生在痰涂片中较少见,在支气管刷片或灌洗液中多见,细胞体积偏小,常成团分布,排列紧密,胞质量少,核大小基本一致,呈圆形或卵圆形,染色质均匀细致,可见小核仁,无核分裂象及坏死(图 9-13)。若细胞团附近有纤毛柱状上皮细胞,有利于细胞的鉴别。此外,增生的储备细胞与小细胞癌不易鉴别,尤其是核大小不一致时更应注意。

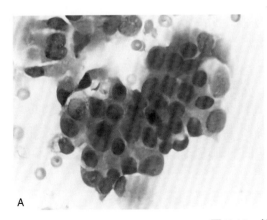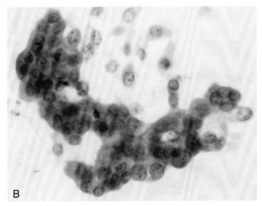

图 9-13 储备细胞增生

A:细胞成片分布,排列紧密(支气管刷片,瑞 - 吉染色,×1 000);B:细胞排列紧密,胞核大小基本一致,可见小核仁(支气管刷片,HE 染色,×400)。

**4. 鳞状细胞化生**　简称鳞化,支气管刷检及肺泡灌洗液出现鳞化细胞常见于慢性支气管炎、支气管扩张、肺结核、肺炎、肺癌以及吸烟人群。鳞化细胞表现为:①幼稚阶段的鳞状细胞,类似副基底层细胞的大小,常以集落成群出现,呈铺砖样排列,部分细胞胞质呈"蜘蛛"样突起,形态类似宫颈的鳞状上皮化生;②化生细胞常相互粘连,集落周边由有平直边缘或终板的立方(或柱状)细胞组成,以证实其支气管来源;③细胞核居中,呈圆形或卵圆形,稍增大,大小较一致,染色质呈细颗粒状,可见小核仁。各种染色见图 9-14。

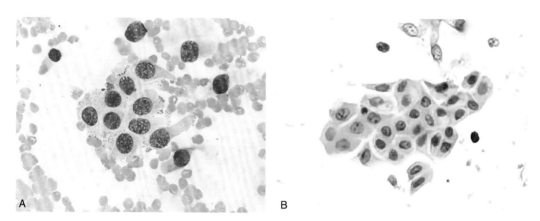

图 9-14　鳞状细胞化生

A:细胞成片分布(支气管刷片,瑞-吉染色,×1 000);B:细胞呈铺砖样排列,胞质呈蓝色,胞核深染(BALF,巴氏染色,×400)。

**5. 非典型鳞状细胞化生**　鳞状上皮化生出现于支气管肺组织受损后的部分修复过程,而非典型鳞状上皮化生被认为是一种癌前病变。经病理组织学、动物实验等研究证实,原发性肺鳞癌发生过程表现为:支气管上皮鳞化→轻度非典型鳞状细胞化生→重度非典型鳞状细胞化生→鳞癌。非典型鳞化细胞常成群脱落,胞质比鳞化细胞少,胞核大小不一,可见固缩、深染的细胞核,染色质增粗,染色趋向于嗜酸性(图 9-15)。Saccomanno 根据核的异型性,将非典型鳞状细胞化生分为轻、中、重度三级,但从细胞学上较难区分。在涂片中发现重度非典型鳞化细胞,应结合临床综合分析或定期复查,密切随访。在干燥性气管炎患者中,干燥和受到持续性刺激的气管上段黏膜常出现鳞状上皮化生及非典型鳞状上皮化生,故在喉切除术后的气管支气管刷取样本中出现此类细胞要警惕,避免误诊。

**(二)Ⅱ型肺泡细胞**

病毒性肺炎、慢性肺炎、各种病因引起的肺纤维化、肺梗死、放化疗等都可以引起Ⅱ型肺泡细胞反应性增生。该类细胞胞质丰富,胞核增大,呈圆形或椭圆形,染色质细腻或略粗糙,可见核仁;可形成腺样的上皮细胞团。在一些病例中,肺泡上皮非典型增生与高分化腺癌形态相似,需要结合病史及免疫组化结果综合判断。

**(三)修复**

外伤、辐射、烧伤、感染等原因引起支气管上皮发生溃疡后,机体会进行修复。修复上皮形态与宫颈上皮的修复类似,表现为细胞平展,疏松排列,胞质量丰富,胞核偏大,核质比变化不大,核仁明显,核分裂象易见,但未见病理性核分裂象(图 9-16)。

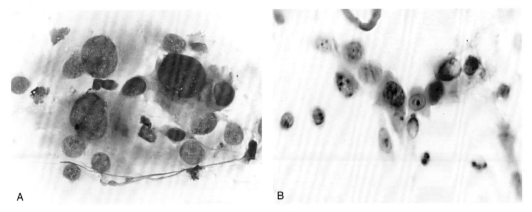

**图 9-15 非典型鳞状细胞化生**

A：细胞体积大小不等，部分细胞体积增大（支气管刷片，瑞 - 吉染色，×1 000）；B：细胞成群分布，胞质量少，胞核大小不一（BALF，巴氏染色，×400）。

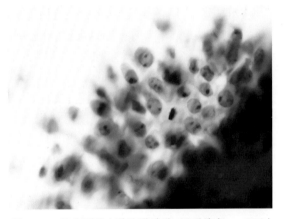

**图 9-16 修复细胞（肺泡灌洗液，巴氏染色，×400）**

## 二、常见非肿瘤性疾病脱落细胞学特点

### （一）非特异性炎症

各种理化因素、细菌感染等可以引起呼吸道黏膜的急、慢性炎症。

急性炎症以中性粒细胞渗出为主，可见坏死的上皮细胞，该类细胞表现为核固缩、浓染，胞质呈嗜酸性，但细胞核无异型，核质比正常。

慢性炎症可出现纤毛柱状上皮细胞增生、杯状细胞增多、基底细胞增生及腺上皮鳞化等改变，伴有淋巴细胞、浆细胞浸润。

### （二）结核分枝杆菌感染

由结核分枝杆菌引起的慢性肉芽肿性炎，涂片中可见类上皮细胞、朗汉斯巨细胞及淋巴细胞等。类上皮细胞呈梭形或短梭形，胞核呈长椭圆形、浅染，细胞边界不清，常成团分布（图 9-17A）。朗汉斯巨细胞胞质丰富，细胞核有数个至几十个不等，常呈马蹄形或花环样排列在细胞边缘（图 9-17B）。由于多种病变都可以出现多核巨细胞，因此只有当看见类上皮细胞、朗汉斯巨细胞及干酪样坏死物时，才有助于结核病的诊断。

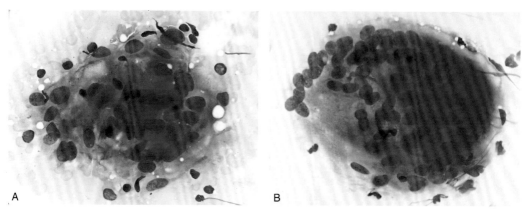

图 9-17　类上皮细胞与朗汉斯巨细胞（支气管刷片，瑞 - 吉染色，×1 000）

A：类上皮细胞；B：朗汉斯巨细胞。

**（三）真菌感染**

由于抗生素、激素等药物的广泛应用，呼吸道真菌感染有所增加。在我国主要以假丝酵母菌、曲霉菌、毛霉菌和新型隐球菌多见。真菌多为机会致病菌，呼吸道真菌感染时多呈非特异性炎症改变，上皮细胞可以出现化生、增生等多种改变，背景可见较多中性粒细胞、淋巴细胞和巨噬细胞。真菌培养结合其他检查可明确诊断。

假丝酵母菌孢子为卵圆形，菌丝为长链状，有竹节状分支（图 9-18A）。曲霉菌菌丝粗细均匀，可见分隔，菌丝分支间呈 45°（图 9-18B）。毛霉菌菌丝粗大、壁厚，呈丝带样结构，但不分隔，分支少，常呈直角分支。新型隐球菌菌体为圆形或卵圆形，具有肥厚的荚膜，巴氏染色、瑞 - 吉染色及 HE 染色荚膜均不着色，PAS 及 GMS 染色可以着色。

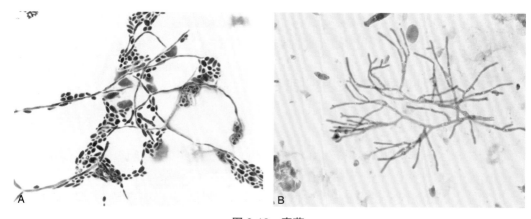

图 9-18　真菌

A：孢子呈蓝紫色（BALF，瑞 - 吉染色，×1 000）；B：菌丝呈蓝色（BALF，巴氏染色，×400）。

**（四）病毒感染**

引起呼吸道感染的病毒种类较多，但细胞形态学改变类似，涂片背景中可见较多淋巴细胞及巨噬细胞浸润，发现包涵体细胞有助于病毒感染的诊断。

单纯疱疹病毒感染：可见特征性单核或多核细胞，胞核增大，呈毛玻璃样，染色质边集，导致核膜不规则增厚（图9-19），有时可见核内包涵体。

巨细胞病毒感染：细胞体积增大，胞质内或核内可见嗜碱性（偶为嗜酸性）包涵体，包涵体周围可见空晕。

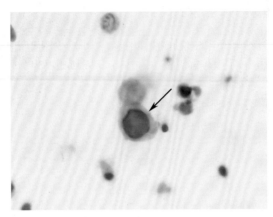

图9-19　单纯疱疹病毒感染（肺泡灌洗液，巴氏染色，×400）

### （五）寄生虫感染

呼吸道寄生虫感染少见，常见的有肺吸虫、卡氏肺孢子虫、圆线虫等。

（林　静　陈海生）

# 第四节　肿瘤性病变痰液、刷片及
# 灌洗液脱落细胞检验形态学

肺部恶性肿瘤以原发性肺癌最多见（95%以上），其次为转移癌，肉瘤少见。原发性肺癌多起源于支气管黏膜上皮，故亦称为支气管肺癌，少数由支气管壁腺体、肺泡上皮引起。从细胞学角度，原发性肺癌主要分为鳞癌、腺癌、小细胞癌、大细胞癌、腺鳞癌和不能分型的未定型癌6个类型，以前3种类型最多见。

## 一、鳞癌

鳞癌是最常见的肺癌之一，约占肺癌的40%。主要发生于大支气管，因此支气管刷片和痰涂片阳性率较高。支气管刷片是因机械摩擦而人为脱落的细胞，其中一部分是生长、繁殖活跃的癌细胞，因此，癌细胞多成群，单个的少见，易见核仁，胞核大、居中、染色质分布不均，呈粗颗粒状，分化程度一般比痰涂片细胞低，角化罕见，背景比较干净。

痰涂片与支气管刷片的癌细胞形态不同，因为痰液细胞是自然脱落的，主要来自肿瘤表面衰老或坏死、变性的癌细胞，深部的癌细胞较少脱落，所以细胞学判断的鳞癌分化程度可能与组织学不一致。根据癌细胞是否出现角化，分为角化型鳞癌（图9-20A、图9-20B）和非角化型鳞癌（图9-20C、图9-20D）。非角化型鳞癌分化一般较差，形态特点与宫颈鳞癌相似；角化型鳞癌比宫颈鳞癌更易见"墨汁"样核，核仁少见，易见鳞癌细胞呈影细胞样改变，核的轮廓很模糊或无核，呈强嗜酸性。在痰涂片或支气管刷片标本中，这种影细胞的出现强烈提示角化型鳞癌，与细胞碎屑构成鳞癌所特有的"癌性背景"。角化型和非角化型鳞癌的细胞特点对比见表 9-1。

表 9-1　角化型和非角化型鳞癌细胞特点

| 类别 | 角化型鳞癌 | 非角化型鳞癌 |
| --- | --- | --- |
| 细胞来源 | 以表层癌细胞为主，中层、底层癌细胞少见 | 以中层或底层癌细胞为主，而分化良好的表层癌细胞少见 |
| 细胞大小与形状 | 体积大，呈多形性，可见典型的纤维形、蝌蚪形、蛇形癌细胞或癌珠 | 与外底层细胞大小相似或更小，呈圆形、三角形或梭形 |
| 胞核 | 大，大小不一，畸形明显，深染，可呈墨水滴样 | 较正常大 50% 至 1 倍，大小不一，畸形明显，染色质呈分布不均的颗粒状、网状或条索状，染色很深，核膜增厚，厚薄不均 |
| 胞质 | 丰富，边缘不规则，有不同程度的角化，呈嗜酸性染色 | 量少，略呈嗜碱性 |
| 细胞分布 | 多散在，可存在完全角化细胞及少量分化差的鳞癌细胞 | 常三五成群，分布于大量白细胞之间 |

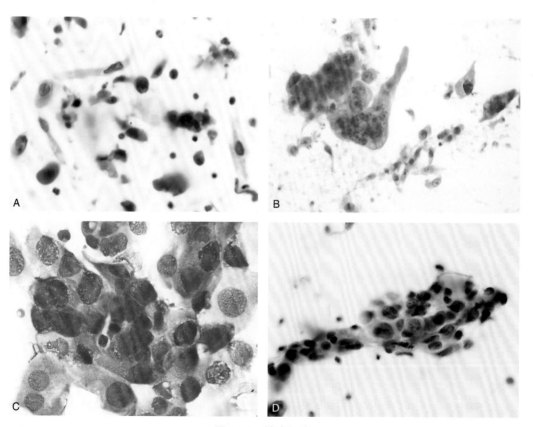

图 9-20　鳞癌细胞

A：角化型鳞癌（痰液，巴氏染色，×400）；B：角化型鳞癌（痰液，HE 染色，×400）；C：非角化型鳞癌（支气管刷片，瑞 - 吉染色，×1 000）；D：非角化型鳞癌（BALF，巴氏染色，×400）。

## 二、腺癌

腺癌常发生自较小的支气管黏膜上皮细胞,痰液中腺癌细胞不如肺泡灌洗液多见。肺泡灌洗液中的癌细胞多成团分布,也可呈腺泡样、假乳头状,以及具有纤维血管轴心和/或层状细胞的真乳头结构,细胞排列紧密,胞质量多少不一,核为圆形或卵圆形,核膜不规则,核染色质分布不均,呈细颗粒状,核仁明显(图9-21)。癌细胞常与大量巨噬细胞混杂在一起,是癌细胞来自肺泡腔的一个间接证据。

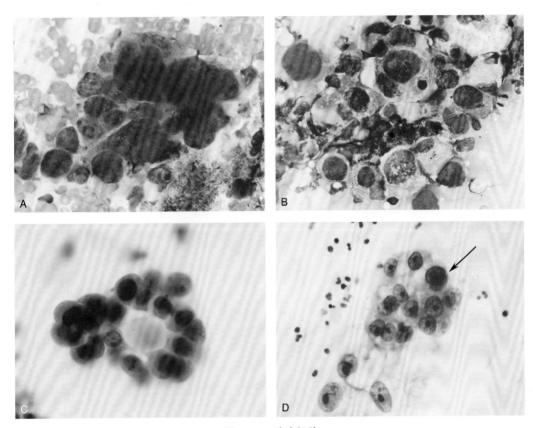

图 9-21　腺癌细胞

A:细胞成团分布,细胞边界不清,胞核大,核仁明显(支气管刷片,瑞-吉染色,×1 000);B:细胞成堆分布,胞体大小不等,胞质丰富,呈泡沫样,胞核大,核仁明显(支气管刷片,瑞-吉染色,×1 000);C:细胞呈腺腔样排列(BALF,巴氏染色,×400);D:细胞成团分布,胞核大,核仁明显(痰片,HE染色,×400)。

## 三、神经内分泌癌

**1. 小细胞癌**　主要来源于呼吸道黏膜中的神经内分泌细胞,是一型恶性度较高的肺癌。多为中央型,生长于支气管壁,病灶不大即可广泛浸润管壁,较早发生转移。小细胞癌细胞体积较小,常散在、成片或成堆分布,也可呈镶嵌状、脊椎骨样排列或拥挤重叠呈葡萄串样,胞核不规则,核重叠、镶嵌或呈"胡椒盐"样,部分细胞呈裸核状,在制片过程中细胞核易破坏,常可见染色质丝(核丝),染色质细腻,核仁无或不明显(图9-22A~图9-22C)。

**2. 大细胞神经内分泌癌**　大细胞神经内分泌癌属于高级别神经内分泌肿瘤,肿瘤细胞可以从相对规则到奇形怪状,其特点是体积大、核大、核仁明显、胞质丰富,核分裂象易见,常常伴有坏死,既没有鳞癌的特点,亦无腺癌的特征(图 9-22D)。据电镜观察,大细胞癌一部分可找到鳞癌的特点,一部分可发现腺癌的结构。由于大细胞神经内分泌癌易发生坏死,所以在胞质内常有中性粒细胞侵入。大细胞神经内分泌癌因为恶性特征明显,定性诊断并不困难,但较难分型,必须在排除鳞癌或腺癌后,才能作出诊断。

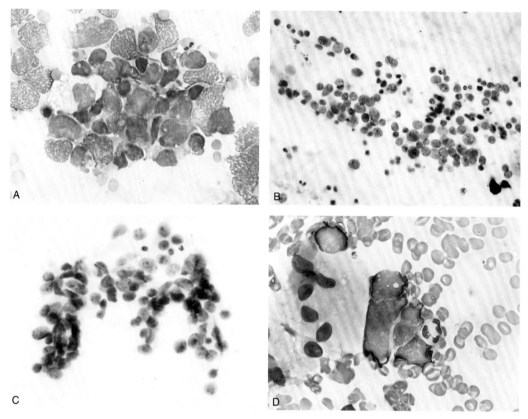

图 9-22　神经内分泌癌细胞

A:小细胞癌细胞(支气管刷片,瑞 - 吉染色,×1 000);B:小细胞癌细胞(痰液,HE 染色,×200);C:小细胞癌细胞(痰液,巴氏染色,×200);D:大细胞神经内分泌癌细胞(支气管刷片,瑞 - 吉染色,×1 000)。

## 四、腺鳞癌

腺鳞癌是肺癌的一种少见病理类型,是由鳞癌和腺癌组成的混合性肺癌。镜下特点是肿瘤由腺癌细胞和鳞癌细胞混合组成,每一种成分占癌细胞总量不少于 10%。男性多见,好发于年长的吸烟者,多位于肺外周。

## 五、肺转移性肿瘤

人体大多数恶性肿瘤皆可经过血液转移至肺,且多为晚期。肺转移性癌需要破坏肺支气管才能出现在痰涂片中,故痰液检出率较低,肺穿刺涂片阳性率较高;如肺转移癌患者有咯血现象,则是支气管被侵犯的征象,此时作痰细胞学检查和支气管刷片的阳性率较高。转移癌多为鳞癌、腺癌及未分化癌等,仅从细胞形态上不能与原发性肺癌相鉴别,此时应了解患者病史资料,查阅影像学、病理学和其他检验结果综合分析,不能确诊的只需要报告"找到癌细胞"或"找到恶性细胞"即可。但是,黑色素瘤(图9-23)、淋巴瘤等特殊形态的恶性细胞可以根据细胞特征给予临床提示性诊断。

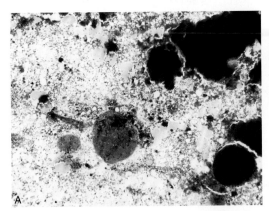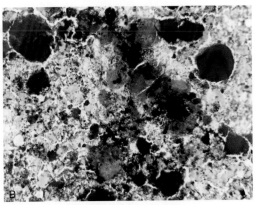

图9-23　黑色素瘤细胞(肺穿刺物,瑞-吉染色,×1 000)

（葛晓军　陈海生）

# 第五节　案 例 分 析

## 一、支气管哮喘患者灌洗液检查

1. **患者资料**　患者,男性,66岁,因"反复发作胸闷6年,加重伴咳嗽2月"入院。有吸烟史40余年,约20支/天,戒烟6年。自述6年前,无明显诱因下出现胸闷伴头晕,诊断为"哮喘",之后定时就诊、按时用药。2月前出现咳嗽、咳痰,晨起咳嗽为主,为阵发性连续咳嗽,自觉喉咙有痰,不易咳出,偶可有黄色黏痰,爬3层楼出现气喘。体格检查:BP 144/86mmHg,余未见异常。血常规检查:嗜酸性粒细胞比值为0.094,嗜酸性粒细胞绝对值为0.727。肺部肿瘤标志物检查正常。胸部CT平扫提示:两肺混合型肺气肿伴间质性病变。临床初步诊断:支气管哮喘。

2. **形态学检查**　标本为左上叶、下叶支气管灌洗液,标本为白色、稍浑浊。沉降式液基细胞制片+巴氏染色;离心后沉淀物直接涂片+瑞-吉染色。

显微镜检查:纤毛柱状上皮细胞和巨噬细胞易见,可见大量嗜酸性粒细胞(图9-24),中性粒细胞少量;可见未成熟鳞状上皮细胞成群出现(图9-25),呈铺砖样排列,细胞间相互粘连,部分细胞胞质呈"蜘蛛"样突起,细胞核居中,核呈卵圆形,稍增大,染色质呈细颗粒状,可见小核仁。

3. **形态学报告**　良性病变,可见鳞状上皮化生,另见大量嗜酸性粒细胞,符合哮喘的细胞形态学改变。

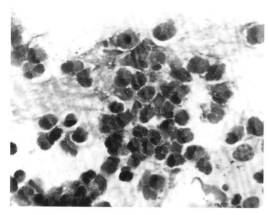

图 9-24 嗜酸性粒细胞（瑞 - 吉染色，×1 000 ）

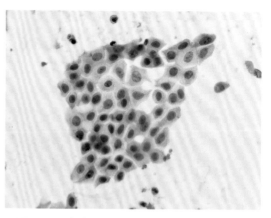

图 9-25 未成熟鳞化细胞（巴氏染色，×400 ）

**4. 临床诊断** 支气管哮喘。

**5. 讨论分析** 白色稍浑浊灌洗液,镜下以嗜酸性粒细胞为主,出现的鳞状上皮细胞考虑化生性改变。结合病史,该患者为老年男性患者,有 6 年的"哮喘"病史,出现胸闷加重伴咳嗽的表现,胸部 CT 平扫提示:两肺混合型肺气肿伴间质性病变。灌洗液中出现大量嗜酸性粒细胞及化生的鳞状上皮细胞,符合反应性炎症改变。

肺灌洗细胞学检查作为无创、快速检查炎症及肿瘤的一种手段,在呼吸系统的炎症性疾病诊断中有着重要的临床意义。常用的染色方法有瑞 - 吉染色、巴氏染色及 HE 染色,在灌洗液中发现鳞状上皮化生细胞及各类炎细胞时,需要考虑炎性病变,但有时肿瘤性病变也会出现此种反应性改变,须结合影像学、实验室检查作出综合判断。

## 二、支气管鳞癌患者灌洗液检查

**1. 患者资料** 患者,男性,64 岁,因"阵发性咳嗽 1 月余,发现肺占位性病变 1 天"入院。有吸烟史 30 余年,约 40 支 / 天。自述 1 月余前,无明显诱因下出现咳嗽,为阵发性连续咳嗽,干咳为主。肺部肿瘤标志物检查:非小细胞肺癌相关抗原为 4.11ng/ml。胸部 CT 平扫提示:左肺上叶肿块并左肺门淋巴结肿大。临床初步诊断:①左肺占位性质待查,肺癌?②咳嗽查因,肺部感染?

**2. 形态学检查** 标本为左上叶支气管肿块灌洗液,标本性状为淡红色浑浊。沉降式液基细胞制片 + 巴氏染色;离心后沉淀物直接涂片 + 瑞 - 吉染色。

显微镜检查:镜下可见纤毛柱状上皮细胞、巨噬细胞、炎细胞及大量异型细胞。异型细胞大小不一,形态各异,部分呈梭形,胞质丰富,呈粉红色、橘红色及蓝绿色,细胞核增大、形态不规则,部分核浓染,呈"煤球"样,染色质增粗,部分细胞核仁大而明显;背景可见坏死物( 图 9-26A、图 9-26B )。

**3. 形态学报告** 可见大量异型细胞,依据细胞形态分析,提示鳞状细胞癌。

**4. 临床诊断** 肺鳞状细胞癌。

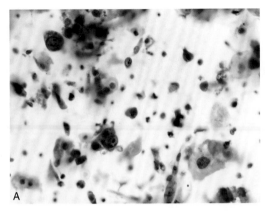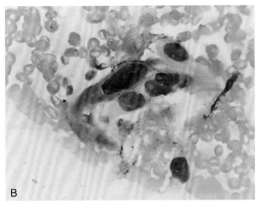

图 9-26　肿瘤细胞

A:支气管肺泡灌洗液,巴氏染色,×200;B:支气管肺泡灌洗液,瑞-吉染色,×1 000。

5. **讨论分析**　灌洗液标本为淡红色浑浊,镜下可见大量异型细胞,依据细胞形态考虑肿瘤细胞。结合病史,该患者为老年男性患者,有多年的吸烟史,出现阵发性咳嗽,胸部 CT 平扫提示左肺占位性病变,非小细胞肺癌相关抗原 4.11ng/ml,灌洗液涂片中异型细胞胞质丰富,呈粉红色、橘红色及蓝绿色,且细胞核染色质增粗,部分核浓染,呈"煤球"样,综合分析,考虑鳞状细胞癌。

（林　静　葛晓军）

**思考题**

1. 支气管刷片中出现了大量嗜酸性粒细胞,应该考虑什么疾病?

2. 支气管刷片中找到较多类上皮细胞和多核巨细胞,考虑什么疾病? 哪些检查项目可以支持该诊断?

3. 细胞形态上鳞癌、腺癌和低分化癌有什么特点?

4. 低分化癌和淋巴瘤在形态学上如何鉴别? 哪些辅助检查可以支持鉴别?

5. 哪些检验项目可以支持肺癌的细胞学诊断?

# 第十章

# 食管脱落细胞检验形态学

食管癌是我国常见的恶性肿瘤,早筛查、早诊断对食管癌的治疗尤其关键。近年来,食管脱落细胞学检查不断发展和改进,不仅可以发现早期食管癌,还可以作为食管癌的初筛方法,越来越受到临床的重视。

## 第一节 概 述

### 一、食管解剖与组织学基础

#### (一)解剖学基础

食管上起口腔咽部,经纵隔下行,穿过横膈的食管裂孔进入腹腔,终于胃贲门,伴有 3 个生理性狭窄:第一个位于食管起始部,由环咽肌和环状软骨围成;第二个由主动脉弓和左支气管跨越食管形成;第三个位于食管穿经横膈的食管裂孔处。第二、第三个狭窄处为食管疾病的多发部位,见图 10-1。

在临床上食管可分为上、中、下 3 段。上段:从咽部至主动脉弓上缘;中段:从主动脉弓上缘至肺门下缘;下段:从肺门下缘至贲门处。

食管癌病灶的定位可分为 4 段:①颈段,自咽部至胸骨柄上缘。②胸上段,自胸骨柄上缘至支气管分叉平面。③胸中段,自支气管分叉平面至食管与贲门交接部中点。④胸下段,自胸中段的下界至贲门。当病变跨越分段时,以病灶中点所在位置来划分属段,如上下长度相等,则归上面一段。

#### (二)组织学基础

**1. 食管黏膜层的组织和细胞** 食管壁由黏膜层、黏膜下层、肌层和外膜 4 层结构组成。黏膜和黏膜下层突出管腔,形成 7~10 条纵行皱襞。食管黏膜位于食管壁的内层,包括上皮、固有层和黏膜肌 3 层。除食管与胃交界处为柱状上皮外,食管黏膜全层被覆非角化复层鳞状上皮(又称扁平上皮)。

**2. 食管固有腺体的组织和细胞** 食管的腺体来源

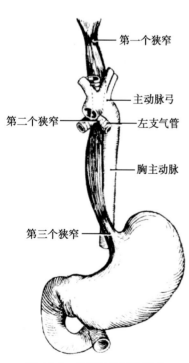

第一个狭窄

主动脉弓

第二个狭窄 —— 左支气管

—— 胸主动脉

第三个狭窄

图 10-1 食管的生理性狭窄

有两类：①胃黏膜移位，组织结构和细胞形态与胃腺相同；②食管固有腺，由腺泡和腺管组成。食管固有腺的腺泡位于食管壁的黏膜下层，腺泡与细腺管相连，由细腺管汇成小、中腺管，向上穿过黏膜肌层、黏膜固有层和上皮层，开口于黏膜表面。

食管固有腺上皮细胞的形态因部位不同而异。腺泡上皮细胞呈高柱状，细、小腺管管壁为单层立方上皮细胞；中段腺管管壁为双层上皮细胞。腺管至黏膜表面开口处为复层鳞状上皮细胞。当腺上皮细胞增生或癌变时，脱落到腺管腔内的细胞可随分泌物引流到食管黏膜表面，此时，即可在食管表面采集到腺上皮的脱落细胞。

**3. 贲门的组织和细胞**　胃贲门分为黏膜层、黏膜下层、肌层和浆膜层4层。黏膜层有以交界线为起点的皱襞，呈放射状走行。黏膜表面为单层高柱状上皮细胞，位于细胞基底，排列整齐，表面附有薄层黏液。

贲门腺为分支曲管腺。腺细胞与表面黏膜相似，但大部分呈低柱状，底部有的细胞呈锥形，腺颈部可偶见核分裂象。在拉网涂片中，贲门上皮细胞常成片脱落，由于胞质丰富，中间的细胞呈蜂窝状排列，边缘的细胞由于倾倒而显示其固有的柱状，核大小一致，排列整齐。

## 二、标本采集与涂片染色

### （一）标本采集与运送

**1. 标本采集**　常用的食管脱落细胞采集方法一般有三种，还有一种仍在推广中的新方法。

（1）纤维食管镜取材法：专科医生在纤维食管镜直视下，在可疑部位经洗涤后用毛刷反复摩擦，将摩擦物涂抹在玻片上收集细胞。

（2）洗液浓集法：将病变部位用生理盐水冲洗，然后吸出冲洗液转入试管内，以1 500~3 000r/min，离心5min，弃上清液，收取沉淀物涂片。

（3）食管拉网检查法：食管拉网器有以下几种类型。

1）腔管带网摩擦气囊：由树胶管、气囊及线网组成，树胶管较软，很少擦伤咽部黏膜是其优点。

2）单腔塑料管摩擦气囊：塑料管不易盘绕，有利于进网时迅速推进，较易通过贲门。

3）76型食管细胞采集器：优点是体积小，较少引起受检者的恶心感和损伤，使用操作方便。

4）77微型食管细胞采集器：线网由氨纶线机织而成，受检者的恶心感和损伤较少。

5）贲门细胞采集器：在上述食管细胞采集器的基础上，将线网和气囊加大，可容纳60ml气体，有利于采集到较多细胞。操作者让受检者将带有线网的气囊吞入，直至贲门，再充气调节气囊大小，每间隔约5cm，上下提拉2~3次，使之与食管黏膜接触摩擦，收集细胞。

（4）食管新型细胞收集器采集法：一种新型的食管细胞富集器，采用高分子材料制作而成，外观呈胶囊状，进入人体后外层胶囊溶解，里层柔软的富集器可迅速扩散10倍，取出过程中，富集器表面在食管内膜迅速采集细胞，可获取千万级以上食管细胞，几分钟即可快速检测食管、胃食管交接处以及口咽部细胞标本。操作者嘱筛查人员吞咽下带有细绳的胶囊，细绳留于体外。吞下的可食用胶囊壳溶解后，柔软的细胞富集器不断扩散，等待2min后，操作者轻轻拉出富集器。在取出过程中,细胞富集器可以过滤黏液,吸附性极强,其表面可迅速采集细胞,此法目前仍在推广中。

**2. 标本运送** 食管脱落细胞标本采集后尽快送临床实验室检查。

**(二)涂片制备与染色**

**1. 涂片制备** 食管脱落细胞的制备方法一般有以下 4 种。

(1)纤维食管镜取材法将摩擦物直接在玻片上涂抹制片。

(2)洗液浓集法采用离心的方法取沉淀物制片。

(3)食管拉网法取出网囊后,将管网垂直向下,用吸水纸将网囊前端的黏液轻轻蘸去,再将网囊整个表面的擦取物均匀涂在载玻片上,特别注意涂取那些有血丝的部分。

(4)食管新型细胞收集器采集标本后,采用液基法制片,也可以直接涂片。

**2. 涂片染色** 主要有瑞 - 吉、巴氏及 HE 染色法,见第一章第五节相关内容。

### 三、显微镜检查与结果报告

**(一)显微镜检查**

见第一章第六节相关内容。

**(二)结果报告**

见第一章第六节相关内容。

### 四、质量保证

**1. 标本采集**

(1)在纤维食管镜取材或拉网取材时,如果内镜或 X 线检查显示某处有可疑病变,应在该部位反复充气摩擦收集细胞,以提高检查阳性率。

(2)洗液浓集法收集细胞时,要注意离心的转速和时间,转速太高容易使细胞破碎。各医院离心转速并未统一,病理学专家建议 1 500~3 000r/min 离心 5min 为宜。

**2. 标本运送与接收** 标本采集后应尽快送检,最迟不得超过 2h。标本接收时须核对标本信息,检查标本质量;对于不合格标本,执行标本拒收程序或让步检验。

**3. 涂片制备与染色** 标本涂片后应立即固定。因食管标本涂片中黏液较多,一般使用乙醚乙醇固定效果较好。涂片浸入固定液中 10~15min 后即可染色。须注意防止固定后涂片干燥,应在乙醇固定液湿润时立即进行染色。

**4. 结果报告** 细胞学诊断结果需要与 X 线诊断相对照,不一致时应复查。如果 X 线检查为阳性,而复查涂片仍未查见癌细胞,应做纤维食管镜取活检或刷检进行诊断。

### 五、临床应用

食管脱落细胞检验主要用于食管良、恶性疾病的诊断与鉴别诊断。

**1. 诊断食管炎性疾病** 食管可因致病菌、强酸强碱等化学物质、反流的胃液和过热的食物等因素引起炎症,表现为食管充血、渗出和水肿,食管黏膜表面可有渗出的白细胞和血浆蛋白,严重时伴有不同程度的坏死。此时涂片可见大量炎性细胞,如中性粒细胞、淋巴细胞、浆细胞及组织细胞等,同时可出现底层鳞状上皮细胞,偶见成团细胞,但成团细胞无胞核增大,不浓染,可与癌细胞相鉴别。

2. **筛查与诊断食管癌**　食管癌是食管最常见的恶性肿瘤,主要发生于食管中 1/3 段,占半数以上,其次为下 1/3 段,约占 1/3,而上 1/3 段最少见。组织学上,食管恶性肿瘤以鳞状细胞癌最多见,占 95% 以上,腺癌少见,仅占 2%~3%,未分化癌罕见。

食管癌筛查的主要目的是降低其人群死亡率和发病率,因此,应将早期食管癌及上皮内瘤变(或异型增生)作为主要筛查目标。《中国食管癌筛查与早诊早治指南(2022 年)》中提出,推荐使用食管新型细胞收集器进行内镜前食管癌初筛(强推荐,证据分级:中),采取细胞学初筛与内镜确诊相结合的方案。细胞学检查虽然灵敏度、特异度相对较低,但操作简单、费用低,在一定程度上可以筛查出真正的高风险人群,提高内镜筛查的检出率和筛查效率。

(刘 文　尹小毛)

# 第二节　非肿瘤性病变食管脱落细胞检验形态学

## 一、食管正常脱落细胞

### (一)鳞状上皮细胞

正常食管涂片以中层鳞状上皮细胞为主,表层鳞状上皮细胞只占涂片细胞的 10%~15%,很少见到基底层鳞状上皮细胞。正常中层细胞核的大小是判断食管上皮细胞是否增生的标尺,也是食管上皮细胞增生分级的判断标尺。中层细胞发育成熟,则核的结构清晰、无衰变。不同增生级别细胞核的增大程度在组织切片与细胞涂片中相似。

### (二)柱状上皮细胞

食管柱状上皮细胞是黏膜或黏膜下层腺体的细胞成分,正常情况下不易脱落,很少看到。当标本混有痰液时,可见纤毛柱状上皮细胞。

当食管细胞收集器或纤维内镜刷片采集到胃贲门细胞时,可见胃黏液柱状细胞。胃黏液柱状细胞的形态学特点:呈锥形,含黏液多时胞质着色浅而透明,有时短锥形柱状细胞成片脱落,在涂片中集合成团(图 10-2)。

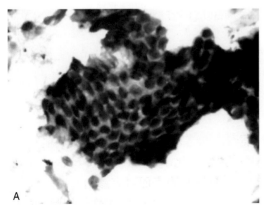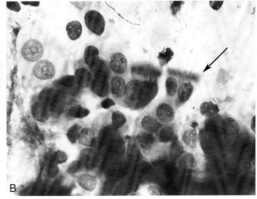

**图 10-2　胃黏液柱状细胞**

A:细胞成片脱落(巴氏染色,×400);B:箭头所示为柱状上皮细胞(瑞 - 吉染色,×1 000)。

**（三）其他非上皮细胞**

1. **尘细胞** 吞入痰液所致。

2. **血细胞** 可见红细胞、中性粒细胞、淋巴细胞、浆细胞、嗜酸性粒细胞、组织细胞等，出血或炎症等所致。

3. **其他** 肌纤维和植物细胞，以及来自食物中的肉类和蔬菜等。

**（四）正常食管刷片标本涂片特征**

随着纤维内镜的广泛应用，消化道细胞学刷片标本也不断增多，食管刷片的细胞学特点如下。

1. 刷片中的细胞主要是表层和中层鳞状上皮细胞，通常以大而平铺的细胞片、小的细胞团出现，仅有少量细胞单个散在。

2. 表层鳞状细胞呈多角形，有丰富的嗜酸性胞质，有的细胞中含有角质颗粒；胞核小而固缩，位于细胞中央。中层细胞胞质呈嗜碱性，胞核较表层细胞稍大，染色质呈细颗粒状，核仁不明显。

3. 如果刷取标本时用力过大，偶尔会出现外底层细胞，该类细胞常散在出现，胞质致密蓝染，核质比大，核为圆形或椭圆形，染色质细致。

4. 食管刷片中很少见到腺细胞，如果在距食管末端1~2cm处取材，可能出现腺细胞。

5. 有时刷片中还可见到一些污染成分，如气管的纤毛柱状细胞和吞噬细胞，食物残渣以及口腔细菌等。

## 二、常见非肿瘤性疾病食管脱落细胞学特点

**（一）食管良性病变**

食管常见良性疾病包括慢性食管炎、Barrett食管炎、食管白斑症、食管憩室、食管失弛缓症、反流性食管炎和食管良性狭窄。

1. **慢性食管炎** 国内外文献报道，在食管癌的高发区域，慢性食管炎的发病率亦相对较高，食管癌患者食管黏膜的非癌区均有不同程度的慢性炎症。食管炎的诊断应根据细胞学检查、内窥镜检查、X线检查、临床症状和组织活检等来综合分析。

食管炎较为肯定的诊断标准是食管腺管上皮脱落细胞与炎症细胞混杂出现。慢性食管炎脱落细胞的形态学特点：①涂片中各处均散在分布着炎症细胞，外底层细胞增多；②在成片脱落上皮细胞之间有散在的炎症细胞，上皮细胞之间的间隙也明显增宽，提示上皮组织的炎性水肿；③在炎症细胞广泛分布的同时，有组织和细胞的坏死物质、纤维素性渗出物、结缔组织纤维碎片或红细胞等，表明食管黏膜有糜烂或溃疡。

2. **Barrett食管炎** 食管腺癌在我国很少见，但在西方国家却很常见，且发病率不断上升。Barrett食管是食管下段的鳞状上皮被柱状上皮覆盖，又称巴雷特食管，大部分的食管腺癌起源于此。普遍认为Barrett食管是获得性的，与反流性食管炎相关。

Barrett食管炎细胞的形态学特点：①涂片中见大量腺细胞，细胞呈大片状排列；②细胞呈蜂窝状或栅栏状排列，细胞群边缘整齐；③细胞界限清楚，细胞核间的距离一致；④细胞核为圆形或椭圆形，大小一致，染色质细致，核膜光滑，核仁不明显；⑤细胞群中有诊断性的

杯状细胞;⑥涂片背景干净。

**（二）食管鳞状上皮不典型增生**

正常食管上皮约有 25 层细胞,各层细胞与上皮表面呈平行排列。上皮细胞增生时细胞层次增多,可为 50 层以上,增生细胞与上皮表面呈垂直排列。单纯性增生时,上皮细胞的成熟程度基本正常;异常增生时,上皮细胞显示出不成熟的改变,胞核比正常同层细胞核大,核染色质增多。核的大小反映了增生的程度,核增大意味着上皮细胞成熟迟缓,核内 DNA 增加是癌前增生极为重要的标志。

鳞状上皮不典型增生是一组癌前病变,已被证实是食管鳞癌发生的组织学基础。组织学上,不典型增生即异型增生。食管黏膜鳞状上皮不典型增生的组织学诊断标准与其他部位同类病变相同,即病变的上皮细胞核质比增大,细胞核出现不同程度异型性,核染色质粗糙、浓染,核分裂象活跃;异型增生的上皮细胞极性消失,排列紊乱。不典型增生根据病变在上皮层内累积的不同程度分为三级,并据以评价癌前病变的严重程度。

**1. 轻度不典型增生**　异型增生细胞不超过上皮全层的下 1/3。细胞核 DNA 倍体分析主要为二倍体,部分为增殖倍体。轻度不典型增生为可逆转性病变。

细胞形态学特点:细胞单个散在或成片排列,细胞边界清晰;不正常的核一般限于中表层鳞状上皮细胞,核增大,大小和形状不同,染色质增多,核质比例升高,可有双核或多核;核膜或清晰可见、有轻微不规则,或因染色结构模糊不明显(图 10-3A)。

**2. 中度不典型增生**　异型增生细胞累及中层上皮,偶尔出现在表层上皮,但病变主要局限于中层上皮或不超过全层的下 2/3。细胞核 DNA 倍体分析主要为增殖倍体,可见非整倍体。食管癌高发区人群中度不典型增生病变的发生比例显著高于一般人群,应视为密切随诊人群。

细胞形态学特点:表层细胞分化成熟,排列规则;细胞核明显增大,核大小不一;染色质明显增多,颗粒变粗、分布均匀;核膜略厚,但规则(图 10-3B)。

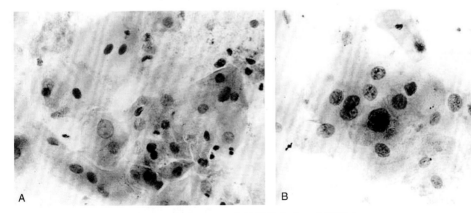

图 10-3　食管鳞状上皮不典型增生

A:轻度不典型增生(巴氏染色,×400);B:中度不典型增生(巴氏染色,×400)。

**3. 重度不典型增生** 为尚未突破基底膜的上皮全层癌变,是真正意义上的几乎不可逆转的癌前病变。组织学表现:上皮全层或几乎全层被异型增生的细胞所取代,有时表面仍可见分化成熟的表层细胞;上皮基底膜结构完整清晰。细胞核 DNA 倍体分析以增殖倍体为主,但非整倍体明显增多。

细胞形态学特点:细胞单个散在、成片或成团排列(图 10-4);核增大程度与轻度不典型增生相同或较小,胞质量少,核质比显著升高,核膜不规则,染色质增粗,均匀分布;角化型细胞可以有明显的多形性改变,核深染、不规则,很难与角化型鳞癌区别;核异常主要发生在中层或底层细胞,也可以出现在角化细胞。

图 10-4 食管重度不典型增生(HE 染色,×400)

### (三) 癌前病变与上皮内瘤变

癌前病变属组织病理学概念,是指相应的病理变化比正常组织或其他病理改变更易发生癌变。上皮内瘤变是各种上皮来源肿瘤的癌前病变,与异型增生(又称不典型增生)是同义词,是指基底膜以上的上皮出现一种非浸润性肿瘤性改变,其细胞形态和排列方式有明显的异型性,在遗传学上也存在基因克隆性改变,在生物学行为上具有潜在的侵袭性。世界卫生组织肿瘤组织学分类将上皮内瘤变的概念引入胃肠道癌前病变和早期癌的诊断,拟代替异型增生等名称。

食管鳞癌癌前病变,根据细胞异型增生的程度和上皮累及的深度分为低级别上皮内瘤变和高级别上皮内瘤变。低级别上皮内瘤变(LGIN)相当于轻、中度异型增生,高级别上皮内瘤变(HGIN)则相当于重度异型增生及原位癌。LGIN 指异型细胞局限在上皮下 1/2 以内,HGIN 指异型细胞累及上皮下 1/2 及以上。部分中国病理学家仍主张将食管鳞癌的癌前病变分为轻、中、重度异型增生三级,建议病理报告中同时列出两种分级标准的诊断结论。

食管癌的发生发展符合从上皮内瘤变(异型增生)到浸润性癌的一般过程。食管癌筛查的主要目的是降低其人群死亡率和发病率,因此应将早期食管癌及上皮内瘤变(或异型增生)作为主要筛查目标。

(代 洪 张 鑫)

## 第三节　肿瘤性病变食管脱落细胞检验形态学

食管癌指从下咽到食管胃结合部之间食管上皮来源的癌。

### 一、食管鳞状细胞癌

#### （一）早期食管癌

早期食管癌指局限于食管黏膜和黏膜下层的肿瘤,不伴淋巴结转移,包括原位癌、黏膜内癌和黏膜下癌。临床无明显症状。

细胞形态学特点:因发展阶段不同,形态有所不同。①上皮底层癌变,癌细胞在上皮层基底部,所采集到的细胞为表面的异常增生和近癌细胞,后者胞质较丰富,核增大,核形较规整,染色质颗粒不是很明晰。②原位癌,癌变发展到上皮全层,在涂片中可见到典型的癌细胞(图10-5),胞质较少,核增大,着色较深,染色质颗粒增粗。

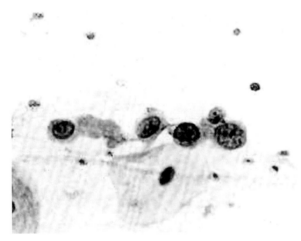

图10-5　食管原位癌(巴氏染色,×400 )

#### （二）食管鳞状细胞癌

食管鳞状细胞癌(鳞癌)是食管鳞状上皮细胞分化的恶性肿瘤,占食管癌95%以上。食管鳞癌主要发生于食管中段以及下1/3处,仅有10%~15%发生于食管上1/3处。晚期食管癌组织分化程度不一,涂片中单个鳞癌细胞的分化程度亦不一致,而且癌组织表面细胞的分化程度与浸润深部组织的癌细胞分化程度也常不一致。根据晚期食管鳞癌涂片中癌细胞的分化程度及晚期癌组织学基础,涂片中的鳞癌细胞分化程度可分为3型。

**1. 高分化鳞癌细胞**　分化好的鳞癌细胞体积巨大,呈多边形、纤维形、蝌蚪形,角化型细胞呈梭形或不规则圆形,癌细胞多散在分布。胞质丰富,巴氏染色呈灰蓝色、粉红色、橘红色或深黄色(HE染色胞质呈深红色或淡玫瑰红色),可见空泡,界限模糊不清。核明显增大、畸形,有明显凹陷或凸出,核染色质呈浓密块状或脑回状,核仁大而明显(图10-6)。高分化鳞癌可见角化癌珠,多在浸润癌时形成,极少出现在癌的浅表部分。因此,这种角化变形的癌细胞可作为诊断晚期鳞癌的指标。

2. **中分化鳞癌细胞**　为无角化鳞癌,癌组织中无明显癌珠形成。细胞相当于外底层癌细胞大小(图 10-7),呈多角形、圆形或不规则形,胞质量稍多,巴氏染色多呈蓝色(HE 染色呈深红色),胞核深染。

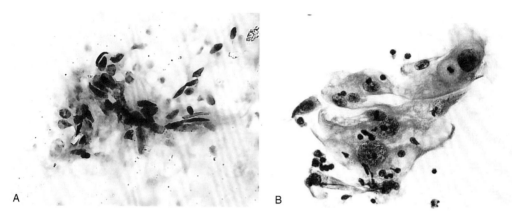

图 10-6　高分化鳞癌细胞

A:HE 染色,×400;B:巴氏染色,×400。

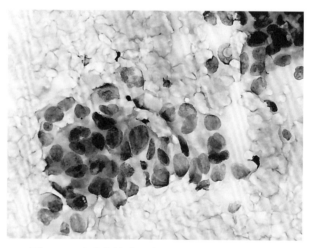

图 10-7　中分化鳞癌细胞( 瑞 - 吉染色,×1 000 )

3. **低分化鳞癌细胞**　癌细胞成堆或散在分布;分化差的癌细胞体积较小,外形呈不规则圆形、卵圆形或梭形;胞质量少,巴氏染色呈灰蓝色(HE 染色呈深红色),部分细胞呈裸核样;核较大,为圆形且居中,核染色质深染、不均,核膜无明显增厚,核仁隐约或清晰可见(图 10-8)。分化差的鳞癌细胞须与炎症变性的鳞状上皮细胞鉴别,后者细胞核也有增大、畸形,易误认为癌细胞,但其核的异型性没有达到恶性标准。

## 二、食管腺癌

食管腺癌（adenocarcinoma of the esophagus）主要起源于食管下 1/3 的 Barrett 黏膜，偶尔起源于上段食管的异位胃黏膜，或黏膜和黏膜下腺体。占食管癌的 2%~3%，根据分化程度分为两型。

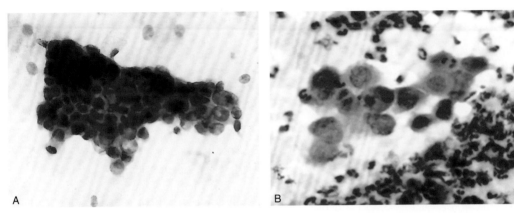

图 10-8 低分化鳞癌细胞（HE 染色，×400）

1. **高分化腺癌** 癌细胞成堆、成群或呈腺腔样、乳头状、花瓣状排列。癌细胞大，多呈不规则圆形或椭圆形，少数有畸形。胞质丰富，为嗜碱性，巴氏染色呈深蓝或灰蓝色，内含黏液空泡。核明显增大，为正常的 2~3 倍或更大，多呈圆形或椭圆形，有轻到中度核畸形，核偏位，核常被巨大黏液空泡挤在一侧，形成印戒样结构。核染色质深染不均，核膜清楚，核仁巨大、清楚，常为一个。其形态见图 10-9。

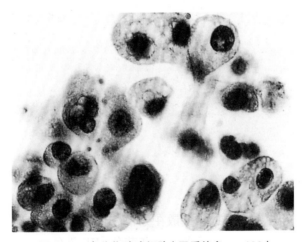

图 10-9 高分化腺癌细胞（巴氏染色，×400）

2. **低分化腺癌** 癌细胞成堆或成群分布，界限不清，相互重叠，极性紊乱，可见典型腺腔样结构。细胞体积较小，约相当于内底层细胞大小，多呈圆形、不规则类圆形或多边形；胞质少、呈嗜碱性,巴氏染色呈灰蓝色或暗紫红色。胞核大,呈圆形、椭圆形或不规则形,大小不等,偏位。核染色质浓集不均,核膜增厚,核仁大而清楚,有畸形(图 10-10)。

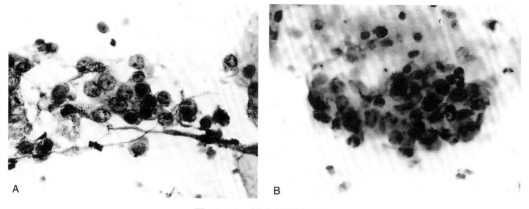

图 10-10　低分化腺癌细胞

A:巴氏染色,×400;B:HE 染色,×400。

　　食管腺癌诊断中要注意下列问题:①分化差的腺癌细胞须与正常胃贲门的黏液柱状细胞鉴别。在炎症情况下,柱状细胞的核可以增大,并有核仁,易误认为癌细胞,但胃黏液柱状细胞形态呈锥形,常成片脱落,排列呈蜂窝状。②分化差的腺癌须与分化差的鳞癌鉴别。二者的鉴别有助于判断癌肿的部位是在食管还是在胃的贲门部(也有少数食管腺癌)。分化差的鳞癌细胞相当于底层细胞大小,可成团脱落,胞质较少,无角化现象,核圆而深染,大小不一致,染色质比腺癌粗,核内可有大核仁,少数细胞胞质内可见退化空泡。在涂片中找到典型的鳞癌或腺癌细胞可以做出鉴别。

### 三、其他肿瘤

**1. 小细胞未分化癌**　少见,可发生在食管或贲门部。

**2. 肉瘤细胞**　极少见,肉瘤细胞常散在分布;体积大,畸形;胞质丰富,空泡多见;核多呈圆形或椭圆形,核染色质致密,分布均匀,呈粉红色,核仁清楚可见;可见浆质体及异常核分裂象。

（代　洪　刘首明）

# 第四节　案 例 分 析

　　**1. 患者资料**　男性,50 岁,健康体检做食管纤维镜刷片检查。被检者无吞咽不畅,无呕血、黑便,无反酸、呕吐,无声音嘶哑、饮水呛咳等症状。精神、睡眠可,大小便无明显异常,体重未见明显变化。既往史:否认高血压、冠心病、糖尿病病史,否认肝炎、结核病史。否认外伤及输血史,无过敏史。个人史:吸烟 20 年,20 支 / 日,已戒烟 5 年。无饮酒史。家族史:父亲死于食管癌,否认其他家族性及遗传性疾病史。

　　体格检查:无异常。实验室检查:无异常。影像学检查:腹部 B 超无异常,肺部 CT 无异常。

2. **形态学检查**　食管镜刷片、HE 染色。显微镜检查：可见异常细胞，该类细胞核增大 2 倍左右，但胞质量减少，核质比例升高；核畸形、深染，染色质增多、均匀分布；核膜不规则，无核仁（图 10-11）。

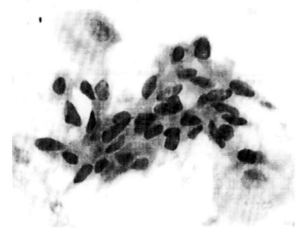

图 10-11　食管镜刷片，HE 染色，×400

3. **形态学报告**　高级别上皮内瘤变（重度非典型增生）。
4. **临床诊断**　食管癌前病变。
5. **讨论分析**　患者有食管癌家族史，且生活在食管癌高发地区，患者无临床症状，但通过食管镜刷片细胞学检查，发现核增大 2 倍左右的异常细胞，核质比升高，核有畸形、深染，依据细胞形态考虑食管高级别上皮内瘤变（重度非典型增生）。结合组织病理学检查结果，最终确诊为食管癌前病变。

食管癌筛查的主要目的是降低其人群死亡率和发病率，因此，应将早期食管癌和高危癌前病变作为筛查的主要目标。经大规模人群研究证实，筛查发现并处理食管癌癌前病变可降低食管癌的人群发病率。

（代　洪　刘首明）

**思考题**

1. 食管脱落细胞有哪些采集方法？
2. 食管脱落细胞结果如何报告？
3. 什么是 Barrett 食管炎？其细胞形态学有哪些特点？
4. 什么是食管鳞癌癌前病变？
5. 食管上皮细胞非典型增生的分级及形态学特点是怎样的？

# 第十一章

# 细针吸取细胞检验形态学

## 第一节 概　述

细针吸取细胞学（fine needle aspiration cytology）是指用细针穿刺病变器官或肿块，抽吸出少量细胞作涂片染色检查。主要用于体表肿块，对各种良恶性疾病都有很高的临床诊断价值。穿刺抽取的细胞完全是人为的"脱落"细胞，其诊断的方法和价值与自然脱落细胞类似，故归属于脱落细胞学范围。常用细针穿刺的部位有体表肿大的淋巴结、乳腺肿块、皮下软组织肿块、甲状腺、涎腺等，对肺、肝、胰等深部脏器的肿块则在影像引导下进行穿刺。

### 一、标本采集与运送

（一）采集器材

1. **针头**　肿块性质不同，选用的针头大小长短有差异：①小的皮下肿块宜用小针头；②乳腺、淋巴结、甲状腺等体表肿块，一般选用 7~8 号、长 2.5cm 的针头；③深部针吸则需 7~8 号、长 2.5~20cm 的针头。④较硬的肿块纤维组织多，细胞不易被吸出，可选用较大口径针头，如 8 号或 9 号。

2. **其他**　10ml 一次性注射器、小试管、载玻片、生理盐水等。

（二）采集操作流程

1. **负压抽吸法**　选择穿刺部位→消毒→固定肿块→穿刺进针→回抽注射器针栓→保持负压在肿块内快速多方向抽吸→去负压后拔针→分离针头与针筒→回抽针栓→安装针头→将针头内抽吸物推出一小滴于清洁载玻片上→制片（同时将针头在装有生理盐水的小容器内反复冲洗，以获取更多的细胞，离心后制片）。

2. **无负压抽吸穿刺法**　此方法由于穿刺过程中不需要使用注射器，因此与负压抽吸法有所区别：将针头直接刺入肿块，以不同角度来回快速提插、移动针头，获取标本。

（三）标本运送

临床上常由细胞室的工作人员或临床医生直接穿刺取样、制片、固定，少数液体较多、细胞较少的标本则可加入细胞保存液中保存，再采用液基制片。

（四）质量保证

1. **针头**　选择合适的针头，对获得足够细胞标本材料非常重要，因此，必须准确判断肿块位置、大小、性质、硬度、深度等，然后选择合适大小的针头。值得注意的是，对恶性肿瘤，针头口径以小号为宜，如 6~7 号针头；甲状腺血管丰富，易出血，针头不宜太粗；对于囊肿，可选择 8 号针头，以便吸尽囊肿内容物。

**2. 注射器**　①必须干燥,以免引起细胞变性坏死而影响诊断。②注射器针栓与针筒不可漏气。

**3. 载玻片**　清洁、干燥、无油污,厚度为 1.0mm,一端为毛玻璃,以便记录患者及穿刺信息。

**4. 穿刺针吸**　要注意肿块的性质和所在部位的针吸操作。

（1）囊肿:针吸囊肿时尽量将其内容物吸净,如果液体过多,可更换大号注射器。此外,应对其边缘部位(或囊壁部分)穿刺取材,以获得有代表性的诊断细胞。

（2）靶器官供血丰富:如甲状腺或血管丰富的肿瘤,须选用小针头(6~7 号),动作轻柔。如有较多血液吸出则针吸宣告失败,须更换吸取部位重新吸取。

（3）深部脏器肿块必须在影像引导下完成针吸。几种特殊肿块的穿刺方法见图 11-1。

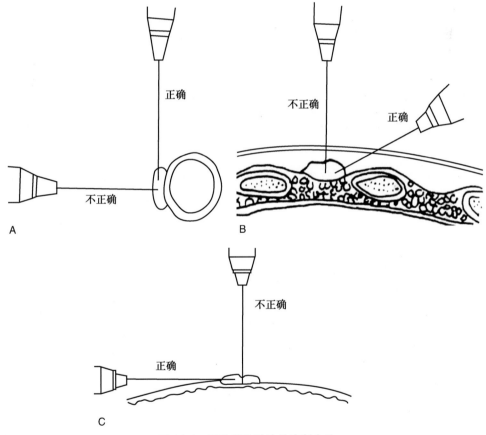

图 11-1　三种特殊肿块的穿刺方法
A:邻近血管的肿块;B:胸壁上的肿块;C:皮内肿块。

## 二、涂片制备与染色

（一）涂片制备

**1. 直接涂片**　为穿刺细胞形态学分析常用标本制备方法。

（1）推片法:将标本滴在玻片的近磨砂端,按照血涂片手工制备方法制成一张细胞涂片。

（2）压拉涂片法：将标本滴在载玻片近磨砂端，另取一张干净的玻片放在含有材料的玻片上，与标本重叠，然后双手将两张玻片向相反的方向快速拉开，如此即制成两张涂片。

（3）印片法：将玻片在病变部位轻轻按压即可，或将切取的病变组织块，用小手术刀切开，立即将切面平放于玻片上，轻轻按印。

2. **液基制片**　适用于量多而细胞稀少的穿刺标本，详见第一章第四节。

（二）固定与染色

1. **固定**　常用固定方法包括湿固定和干固定。

（1）湿固定：涂片制备好立即放置在乙醚乙醇或95%乙醇固定液中，用作巴氏染色或HE染色。

（2）干固定：涂片制备好后在空气中快速挥干，自然干燥，用作瑞氏染色或瑞-吉染色。

2. **染色**　针吸细胞学涂片常用HE、巴氏、瑞氏、瑞-吉染色，详见本书第一章第五节。

（三）质量保证

1. **涂片制备**

（1）标本被稀释：穿刺标本被血液或其他液体稀释，则可将标本挤在几张载玻片上，取含组织碎片多的载玻片将其倾斜，使组织碎片留在中央，液体流向一侧，另取推片将标本移开，将标本制备在另一张载玻片上。此过程可反复进行，制备出多张涂片，见图11-2。

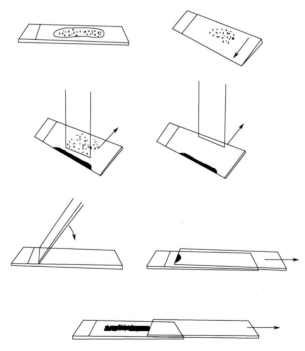

**图 11-2　标本被稀释时的处理方法**

（2）标本中含有组织块：如果针吸力足够，常能吸出小组织块，此时将小组织块立即放入10%甲醛溶液内固定，送病理科做石蜡切片，进行病理组织学检查。

2. **固定与染色**　染色方法不同，采用的固定方法也有所差异。如HE和巴氏染色采用湿固定,而瑞氏、瑞-吉染色采用干固定。

## 三、显微镜检查与结果报告

### (一)显微镜检查
显微镜检查相关内容见第一章第六节。

### (二)结果报告
结果报告相关内容见第一章第六节。

## 四、适应证及禁忌证

### (一)适应证
细针吸取细胞学检查主要用于良恶性肿块的诊断与鉴别,肿块无论在身体何处,只要在安全条件下(避开胸腔、腹腔、颈部大血管),且细针可达之处,均可作为其适应证。

1. 肿大的浅表淋巴结。

2. 皮肤、皮下及其他部位可触及的软组织肿块。

3. 骨、软骨及关节部位的肿块。

4. 口腔、鼻腔、眼球及球后、甲状腺、乳腺、睾丸、附睾、前列腺、肛门、直肠等部位的可触及肿块。

5. 腹腔肿块,如肝脏、胰腺、肾脏、腹腔内、腹膜后及盆腔内等肿块,可在B超或CT引导下进行穿刺。

6. 胸腔肿块,如肺、纵隔及胸膜等部位肿块,在X线和CT引导下进行穿刺。

7. 各种内镜下所见到的肿块或新生物等。

### (二)禁忌证
细针吸取细胞学检查的禁忌证极少,特别是体表病变的细针穿刺活检基本上无禁忌证。但如果做粗针穿刺,或是深部病变的穿刺,仍须慎重选择适应证。

1. 严重肺功能不全者、不能控制咳嗽者禁做甲状腺和胸腔穿刺。

2. 出血性疾病、血管结构异常、血管肉瘤患者禁做。

3. 长期使用抗凝药物治疗的患者禁做深部肿块穿刺。

4. 对不能配合、过分敏感及焦虑的患者尽量避免检查。

5. 包囊虫病患者穿刺可引起严重反应或致死性过敏反应,应避免。

## 五、评价

细针吸取细胞学是一种简便易行,又可以在一定程度上达到病理学确诊的方法,其主要优点:①操作简便易行,大多情况下不需要特殊设备,也不需要特殊固定和染色方法,检查程序已基本标准化;②患者损伤很轻微,绝大多数不必在麻醉下进行操作,大多数患者(深部病变除外)不需要做术前准备,不必住院,局部不需要缝合,不遗留痕迹,必要时可反复进行操作;③对深部病变,如位于肺、纵隔、腹膜后区器官或组织、脑、眼球后区等难以进行切取活检的部位,针吸细胞学检查有其独特的优越性,在影像学检查定位和引导下用针吸细胞学检查可以获得必要的标本;④诊断准确率在近年来有很大的提高,对良、恶性病变的诊断准确性接近于组织学诊断;⑤针道种植转移罕见,对患者预后无影响;⑥吸出物为活组织,可用作生物学及细胞培养等检测,有助于诊断;⑦费用低廉。

(刘　艳　李　锐)

# 第二节　淋巴结细针吸取细胞检验形态学

## 一、概述

### (一)解剖学与组织学基础

1. **解剖学**　淋巴结呈卵圆形或肾形,大小不等,一侧隆突,表面有薄层致密结缔组织构成的被膜,有数条输入淋巴管进入,另一侧凹陷,称为门部,有血管和输出淋巴管。

2. **组织学**　淋巴结分为间质(或称支架)和实质两部分,间质由被膜、小梁及网状组织组成,被膜和门部的结缔组织伸入淋巴结实质,形成相互连接的小梁,构成淋巴结的粗支架。在小梁之间为淋巴组织和淋巴窦,为淋巴结的实质,由皮质、髓质组成,见图 11-3。

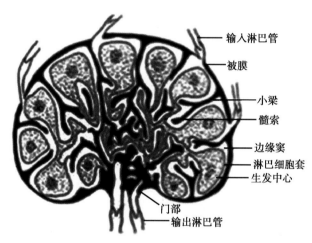

图 11-3　淋巴结结构示意图

(1)皮质:位于被膜下方,由浅层皮质、副皮质区及皮质淋巴窦构成,各部的结构与厚度随免疫应答反应状态不同而有很大变化。

1)浅层皮质:包括淋巴小结和淋巴小结之间弥散的淋巴组织,主要含有 B 淋巴细胞,亦含有一定量的 Th 细胞(辅助性 T 细胞)、滤泡树突状细胞、巨噬细胞。

2)副皮质区:位于皮质的深层,主要由 T 淋巴细胞组成。当免疫功能活跃时,该区的细胞核分裂象增多,出现许多转化的淋巴细胞和 T 免疫母细胞。副皮质区有很多高内皮微静脉,内皮细胞胞质丰富,核偏大,染色质呈空泡状,核仁明显。

3)皮质淋巴窦:主要为被膜下淋巴窦,通过深层皮质单位间的狭窄通道与髓质淋巴窦相连,淋巴窦内有较多的巨噬细胞和淋巴细胞,淋巴在窦内缓慢流动,有利于巨噬细胞清除抗原。

(2)髓质:由髓索及髓窦组成。

1)髓索:相互连接的索条状淋巴组织,与副皮质相连。髓索互相连接成网状,含有 B

细胞、T 细胞、浆细胞、巨噬细胞和树突状细胞。

2）髓窦：髓内的淋巴窦相互连接成网，与皮质淋巴窦相通，髓窦常含较多的巨噬细胞。

## （二）标本采集与制备

### 1. 标本采集

（1）部位选择：应在用药前或放疗前进行穿刺检查。一般选择明显肿大、新出现、无溃疡面、无放疗或手术瘢痕的淋巴结，尽量不在同一部位再做穿刺。

（2）穿刺方法：由临床医生或病理医生采集。核对临床信息→检查淋巴结→常规消毒→固定淋巴结→穿刺→按压止血。

### 2. 标本制备

（1）传统涂片：由穿刺者完成。将穿刺吸出物推挤至载玻片上，用针头将标本摊开涂片或采用压拉涂片法。

（2）液基涂片：注射器自液基保存瓶中吸取保存液冲洗针头及针筒，反复数次，将标本转移至细胞保存瓶内，用液基制片法制成涂片。

### 3. 标本固定及染色　涂片制备好后应及时固定、染色，淋巴结穿刺多采用干固定、瑞 - 吉染色，详见第一章第四、五节相关内容。

## （三）显微镜检查与结果报告

### 1. 显微镜检查　见第一章第六节相关内容。

### 2. 结果报告

（1）直接报告法：见第一章第六节相关内容。

（2）描述性诊断报告法：见第一章第六节相关内容。

## （四）质量保证

### 1. 标本制备　涂片时不宜反复多次涂抹，避免细胞破碎，影响诊断。

### 2. 诊断报告　细胞学诊断结论与临床明显不符，或治疗后观察与细胞学诊断有矛盾时，应重新取材或定期复查，动态观察。许多肿瘤细胞特性不明显，须联合应用现代病理诊断技术，如免疫化学染色、特殊染色、流式细胞术、细胞 DNA 图像分析、电镜及其他分子生物学技术等，使细胞学诊断更加精准。

## （五）临床应用

凡原因不明的各种淋巴结肿大均可考虑穿刺，以减少或避免不必要的淋巴结活检，初步诊断肿物是良性或恶性病变，同时对一些有特异性诊断特征的病变进一步分型或判断转移性肿瘤的来源。

## 二、淋巴结细针吸取正常细胞形态

淋巴结内的细胞是不同功能和不同分化阶段细胞的混合体，这些细胞形态相似，不易区分，通常需要用免疫组化的方法才能鉴别。针吸细胞学涂片中，根据细胞的形态学特征，可将细胞进行初步识别。

### （一）淋巴细胞系统

淋巴结内 T 细胞约占淋巴细胞总数的 75%，B 细胞占 25%，另有极少量的大淋巴细胞。T 细胞和 B 细胞均属小淋巴细胞，形态上很难区别。

### 1. 原淋巴细胞　又称淋巴母细胞。胞体 10~18μm，为圆或椭圆形。胞质少，呈蓝色或

淡蓝色,有明显的核周淡染区,无颗粒。核占细胞的极大部分,居中或偏位,呈圆或椭圆形,核边浓厚,染淡紫红色;核染色质呈细点状,均匀分布于核中;核仁有 1~2 个。

2. **幼淋巴细胞** 又称前原淋巴细胞,一般较原淋巴细胞略大。胞质量稍多,呈透明淡蓝色,有时可见少量嗜天青颗粒,散在分布。核圆,染色质略粗、紧密,可见浓集处,染深紫红色,核仁多不明显。

3. **淋巴细胞** 有大小两种,与血液中淋巴细胞基本相同。

（二）浆细胞系统

浆细胞来源于 B 淋巴细胞,可以产生特异性抗体,参与体液免疫。

1. **原始浆细胞** 胞体直径 14~18μm,多呈圆或椭圆形。胞质量多,染深蓝色,不透明,时有空泡,核附近较淡染,无颗粒。核为圆形,居中或偏位,核染色质呈粗颗粒网状,染紫红色,核仁有 2~5 个。

2. **幼稚浆细胞** 胞体直径 11~14μm,多呈椭圆形。胞质量多,染深蓝色,不透明,通常近核处有淡染区,有时有空泡及少数嗜天青颗粒。胞核呈圆形或椭圆形,居中或偏位,核染色质较原始浆细胞粗糙紧密,开始聚集,染深紫红色,核仁基本消失,有时隐约可见。

3. **浆细胞** 胞体直径 6~10μm,呈圆形或椭圆形。胞质丰富,染蓝色或蓝紫色,有泡沫感,近核处有明显的淡染区,胞质内常有小空泡。胞核明显缩小,偏于细胞一侧,核染色质浓密成块,排列成车轮状或打碎的墨块状,无核仁（图 11-4）。

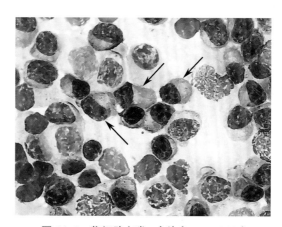

图 11-4 浆细胞（瑞 - 吉染色,×1 000 )

（三）组织细胞与树突状细胞

1. **组织细胞** 单核细胞进入组织后转化而成,当其吞噬异物或细胞碎片后称为巨噬细胞。巨噬细胞胞体大,直径 15~50μm,多呈不规则形,有泡沫状或纤维状伪足。胞质量丰富,内含多量空泡及吞噬的细胞或细胞碎片。胞核相对较小,呈圆形、椭圆或不规则形,染色质呈粗糙网状,为淡紫红色,核仁小或无（图 11-5）。

2. **树突状细胞** 是一类具有捕捉抗原和提呈抗原功能、细胞表面有许多树状突起的细胞,包括朗格汉斯细胞、并指状树突细胞、滤泡树突状细胞和纤维母细胞性树突细胞。

（1）朗格汉斯细胞:它存在于淋巴滤泡内,主要分布于表皮。细胞中等大小,直径 10~12μm,胞质量中等,呈淡嗜伊红色,核扭曲或分叶,染色质细致,核仁小而不明显,电镜下胞质内有特征性颗粒（Birbeck）,细胞表面有许多突起。

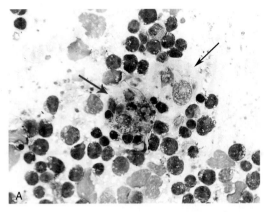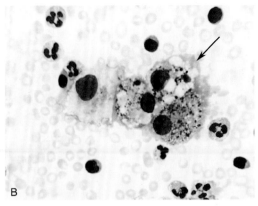

图 11-5　巨噬细胞

A:瑞吉染色,×1 000;B:瑞 - 吉染色,×1 000。

（2）并指状树突细胞:主要分布于淋巴结和扁桃体的副皮质区、滤泡间区的 T 细胞区,在脾脏则分布于动脉周围淋巴鞘。在光镜下与朗格汉斯细胞相似,胞质丰富而淡染,在电镜下细胞表面有许多长的指突状、互相交错的突起。核形极不规则,有分叶或折叠,染色质细腻,可见小核仁。

（3）滤泡树突状细胞:主要分布于淋巴结及其他淋巴器官滤泡和生发中心的 B 细胞区,细胞体积中等,约为小淋巴细胞的 3 倍大小。胞质量多,淡染,边界不清,可见星状突起,电镜下细胞表面可见许多细长而复杂的突起,互相连接成网,将 B 细胞缠绕在其中。胞核为圆形、卵圆形或稍长,染色质细腻、均匀,核仁小而明显。

（4）纤维母细胞性树突细胞:分布于髓质淋巴窦,能形成网状纤维,无吞噬功能。细胞为长梭形,胞质淡染,胞核为长梭形或椭圆形,染色质呈粗网状。

**（四）其他细胞**

**1. 成纤维细胞**　又称纤维母细胞,位于纤维索内及血管周围,在病理状况下可以增生。

**2. 血管内皮细胞**　较小的血管,特别是后小静脉的内皮细胞有特殊功能,可将血液中的淋巴细胞转送入淋巴结的实质内。在许多淋巴结的病理状况下易出现增生反应。

**3. 肥大细胞**　细胞呈圆形、椭圆形或不规则形,胞质丰富,含有较多粗大的嗜碱性颗粒,核为圆形或椭圆形,染色质致密均匀。

## 三、增殖与转化过程中的各种淋巴细胞形态

不同类型的淋巴结反应性增生可累及淋巴结的不同区域,要正确诊断各类型淋巴结反应性增生,首先必须识别各转化阶段的淋巴细胞。下面总结淋巴细胞在其增殖与转化过程中的各种细胞的形态学特征。

**1. 小圆形细胞**　是成熟的非活性淋巴细胞,有的可以产生抗体（记忆细胞）,有的不具备产生抗体能力而等待转化。小圆形细胞是最小的淋巴细胞,胞质少,但有时可见小彗星样尾状胞质,呈淡蓝色,细胞核为圆形,染色质致密深染,无核仁。

**2. 小裂细胞**　是淋巴细胞转化的第一阶段细胞,大小为小淋巴细胞的 1~2 倍,胞质少,呈浅蓝色,核为圆形或有深的核裂,核着色比小圆形细胞稍淡,染色质呈粗块状,无明显

核仁。

3. **大裂细胞** 大裂细胞比小裂细胞稍大，与正常组织细胞相似或稍大于组织细胞。胞质少，胞质、染色质、核膜的特点均与小裂细胞相似。

4. **小无裂细胞** 正常淋巴结涂片中极少见，因为该细胞具有快速核分裂活性，很快即转化为下一阶段的细胞。若能观察到，胞体为小淋巴细胞的 2~3 倍，胞质着色偏深，常有空泡，核为圆形或卵圆形，染色质呈细颗粒状，通常有 1~3 个小的核仁。

5. **大无裂细胞** 细胞大小与组织细胞相似或稍大，胞质略嗜碱，境界不清楚，胞质呈浅蓝色、环状，围绕核一周，核为圆形或卵圆形，无沟裂，染色质呈细颗粒状，有小而嗜碱性的核仁 1~3 个。

6. **曲核细胞** 是 T 细胞转化阶段细胞，细胞大小差别较大，体积小的类似于小裂细胞，大的近似于组织细胞。胞质较少、淡染。核形状不规则，呈扭曲状，核染色质呈细颗粒状，可见小核仁。曲核细胞一般见于恶性肿瘤，罕见于正常或良性病变。

7. **免疫母细胞** 与小无裂细胞相似，分裂活跃。B 免疫母细胞胞体较大，产生免疫球蛋白；细胞质丰富，着深蓝色；核较大，染色质呈细颗粒状，1~2 个明显的核仁常位于核中央。T 免疫母细胞胞质较少，呈淡蓝色或透明状。

8. **浆细胞样淋巴细胞** 由免疫母细胞衍变而来，细胞形态介于小淋巴细胞与浆细胞之间，体积比成熟淋巴细胞稍大，胞质似浆细胞，胞核为圆形或不规则，染色质粗糙、致密（图 11-6）。常见于反应性增生的早期，晚期少见。

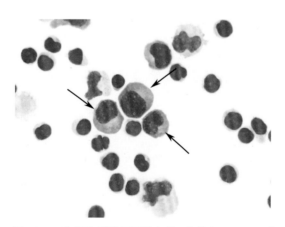

图 11-6 浆细胞样淋巴细胞（瑞 - 吉染色，×1 000）

### 四、淋巴结非肿瘤性病变细针吸取细胞形态

#### （一）急性淋巴结炎

急性淋巴结炎多为化脓菌沿淋巴管侵入淋巴结或局部的感染灶蔓延至淋巴结，引起的淋巴结急性化脓性感染性疾病。

细胞学特点：急性炎症初期穿刺物呈轻度混浊的液体，涂片可见大量坏死颗粒及细胞碎片，混有淋巴细胞和中性粒细胞；后期穿刺液为血性或灰黄色脓性，在细胞碎片的背景中，见大量退变的中性粒细胞，部分病例可见数量不等的巨噬细胞，见图 11-7。

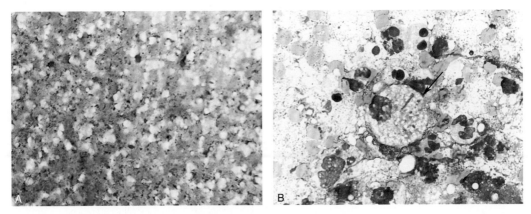

图 11-7　急性淋巴结炎

A：蛋白背景伴大量细胞碎片（瑞 - 吉染色，×1 000）；B：巨噬细胞（瑞 - 吉染色，×1 000）。

### （二）亚急性坏死性淋巴结炎

亚急性坏死性淋巴结炎又称组织细胞坏死性淋巴结炎或菊池病，是一种炎性免疫反应性疾病，其病因尚未清楚，可能与病毒或变态反应有关。

细胞学特点：有大量反应性增生的组织细胞，核呈卵圆形、分叶状或新月状，胞质内常见吞噬的核碎片，另见较多核碎裂、固缩、溶解等坏死性物质，无中性粒细胞浸润，见图 11-8。

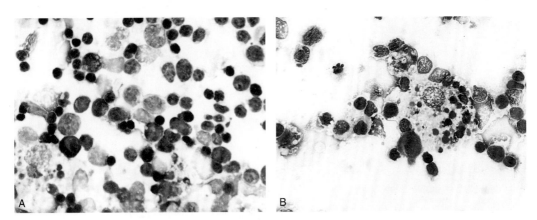

图 11-8　亚急性坏死性淋巴结炎（瑞 - 吉染色，×100）

### （三）慢性淋巴结炎

**1. 淋巴结反应性增生**　是淋巴结良性疾病，多由局部慢性感染所致。

（1）细胞学特点：多数淋巴细胞呈弥漫分布，可形成少数拥挤重叠的小细胞团。淋巴细胞具有多样性，以小淋巴细胞为主（图 11-9A），可见不同转化阶段的淋巴细胞（图 11-9B~ 图 11-9C），巨噬细胞、中性粒细胞及嗜酸性粒细胞不同程度增多。原淋巴细胞反复分裂不断变化，成为淋巴细胞而被推向周边部位，各阶段淋巴细胞以原淋巴细胞为中心聚集存在（图 11-9D）。

（2）分型

1）根据增生细胞的主要成分分型：分为 3 型，包括 B 细胞为主型、T 细胞为主型和组织细胞为主型。

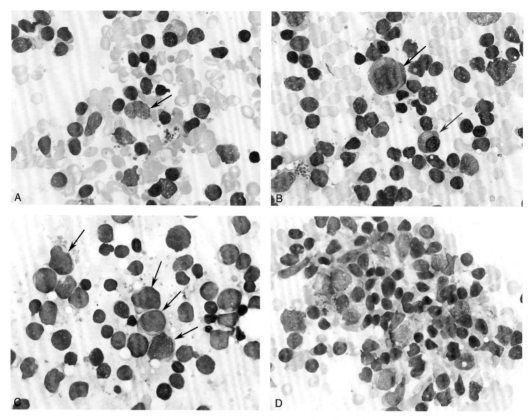

图 11-9　淋巴结反应性增生（瑞 - 吉染色，×1 000）

A：小淋巴细胞为主，组织细胞（箭头所指）少量；B：免疫母细胞（黑色箭头所指）和浆细胞（红色箭头所指）；C：原淋巴细胞（箭头所指）；D：各阶段淋巴细胞聚集。

2）根据增生部位分型：分为 3 型。①滤泡增生型，最常见，淋巴滤泡明显增多，主要位于皮质。涂片内细胞丰富，大小和形态明显不同，但一般以淋巴细胞为主，代表生发中心的树突状细胞、中心细胞、中心母细胞和巨噬细胞混杂其中。②窦性增生型，较为多见，多数为窦组织细胞增生，淋巴窦明显扩张。涂片主要为小淋巴细胞和大量巨噬细胞，巨噬细胞可以为单核或多核，胞质丰富，呈泡沫状，核为圆形、卵圆形或肾形，染色质呈细颗粒状，有小核仁，常见吞噬核碎片，并可伴有浆细胞。③弥漫增生型，较少见，窦、索、血管和滤泡等淋巴组织弥漫性增生。涂片主要为免疫母细胞、巨噬细胞和小淋巴细胞等，可伴有浆细胞、中性粒细胞、嗜酸性粒细胞和巨噬细胞。如涂片几乎完全由散在小淋巴细胞组成时，应注意排除小淋巴细胞性淋巴瘤。

**2. 巨淋巴结增殖症**（Castleman disease，CD）　是一种原因不明的良性淋巴增生性疾病 / 病变，首先由 Castleman 于 1954 年报道，故又称为 Castleman 病。

细胞学特点：由各种淋巴样细胞混合而成，主要为小淋巴细胞、免疫母细胞、浆细胞和组织细胞，伴有血管内皮细胞、巨噬细胞、中性粒细胞及嗜酸性粒细胞。

**（四）特异性淋巴结炎**

某些致病因子引起的淋巴结增生反应比较特殊，具有特异性细胞和细胞排列，形成境界清楚的结节状病变,称为特异性炎或肉芽肿性病变,如结核病、弓形体病、猫抓病、结节病等,其中以结核最常见。

**1. 结核性淋巴结炎** 又称淋巴结结核,是一种由结核分枝杆菌引起的感染性疾病。

细胞学特点:以干酪样坏死、类上皮细胞和朗格汉斯细胞为特征。类上皮细胞呈卵圆形,可单个散在或呈合体状,胞质丰富,分界不清,细胞核似黄瓜样、鞋底样,也可呈圆形或卵圆形,染色质细致,可呈空泡状,有1~2个小核仁(图11-10A)。朗格汉斯细胞主要由类上皮细胞融合而成,细胞体积大,直径可达300μm,核可达数十个或更多,呈花环状或马蹄形排列于胞质周边,核形态与类上皮细胞相同(图11-10B)。

细胞学涂片因病变时期不同而有不同特征:①以干酪样坏死为主,穿刺时抽出较多的黏稠淡黄色物,涂片可见大量坏死组织(图11-10C)和细胞碎片,小淋巴细胞、类上皮细胞易见,有时可见朗格汉斯细胞及其他炎性细胞;②以增生为主,涂片中见大量小淋巴细胞、组织细胞、类上皮细胞、朗格汉斯细胞等。

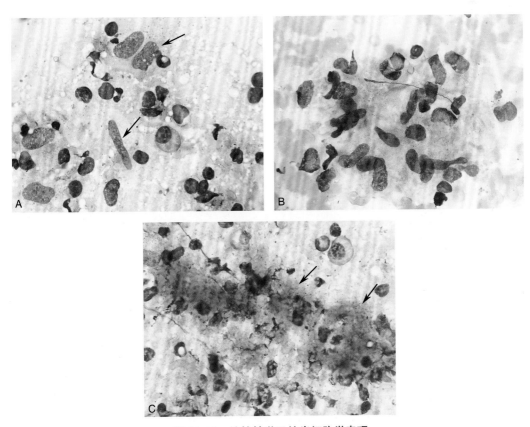

**图 11-10 结核性淋巴结炎细胞学表现**
A:类上皮细胞(瑞-吉染色,×1 000);B:朗格汉斯细胞(瑞-吉染色,×1 000);C:坏死组织(瑞-吉染色,×1 000)。

表11-1说明了淋巴结干酪性坏死、化脓性坏死、淋巴瘤性坏死、癌性坏死的不同特征。

表 11-1　淋巴结干酪性坏死、化脓性坏死、淋巴瘤性坏死、癌性坏死的鉴别

| 鉴别点 | 干酪性坏死 | 化脓性坏死 | 淋巴瘤性坏死 | 癌性坏死 |
| --- | --- | --- | --- | --- |
| 穿刺液外观 | 灰污黄色、黏稠 | 绿色脓液、有臭味 | 灰黄或灰绿色、黏稠 | 灰黄色豆腐渣样 |
| 细胞学特征 | 散在或成簇的类上皮细胞或朗格汉斯细胞 | 大量脓细胞 | 散在的影细胞伴淋巴瘤细胞 | 成堆已退化的癌细胞及少量完整的癌细胞 |

**2. 猫抓病**　又称良性淋巴网状内皮细胞增生症,是一种亚急性局部肉芽肿性淋巴结炎。多数患者发病前有被猫咬、猫抓或猫舔的接触史,故称为猫抓热、猫抓病或猫搔病,是被猫抓伤或咬伤后感染巴尔通体(一种革兰氏阴性杆菌)引起的感染性疾病,以皮肤病变及局部淋巴结肿大为主要特征的一种自限性疾病。

细胞学特点:穿刺吸出物多为油脂性黄色黏稠物。涂片中见大量类上皮细胞、各种转化阶段的淋巴细胞、中性粒细胞和少量多核巨细胞。背景可见坏死性物质和细胞碎片,并可见吞噬碎片的巨噬细胞。

### 五、淋巴结肿瘤细针吸取细胞形态

淋巴结恶性病变主要包括两大类:恶性淋巴瘤和转移性肿瘤。

#### (一)恶性淋巴瘤

恶性淋巴瘤(malignant lymphoma, ML)是一组起源于淋巴结或其他淋巴组织,淋巴细胞及其前体细胞克隆性增生而形成的恶性肿瘤。根据肿瘤细胞的特点和肿瘤组织的结构成分,可分为霍奇金淋巴瘤(Hodgkin lymphoma, HL)和非霍奇金淋巴瘤(non-Hodgkin lymphoma, NHL)。同时因某些淋巴瘤和淋巴细胞白血病无本质区别而临床表现不同,二者为同一疾病的不同发展阶段,故将淋巴细胞白血病和淋巴瘤归在一起分类。淋巴瘤的病理诊断须综合应用形态学、免疫组织化学、遗传学和分子生物学技术以及流式细胞术等,尚无一种方法可以单独定义为“金标准”。

**1. 非霍奇金淋巴瘤**　非霍奇金淋巴瘤是较霍奇金淋巴瘤更常见的一大类淋巴系统恶性增殖性疾病。临床多表现为无痛性、进行性淋巴结肿大,多见颈部或锁骨上淋巴结,其次为腋窝和腹股沟淋巴结,也可累及纵隔、肠系膜和腹膜后等深部淋巴结。

非霍奇金淋巴瘤按细胞来源分为 B 细胞淋巴瘤、T 细胞和 NK 细胞淋巴瘤。以成熟 B 细胞肿瘤占绝大多数,T 和 NK 细胞肿瘤约占所有 NHL 的 12%。

(1)淋巴母细胞淋巴瘤(lymphoblastic lymphoma, LBL):前体淋巴细胞来源的高侵袭性 NHL, LBL 与急性淋巴细胞白血病(acute lymphoblastic leukemia, ALL)为同一疾病的不同时期。①细胞学特点:瘤细胞呈单一性,细胞大小不一,核质比高,胞质量中等,呈蓝色,偶见空泡或粗大的嗜苯胺蓝颗粒;核呈圆形或不规则形,可见凹陷、折叠和切迹,染色质粗细不均,有时可见核仁;核分裂象多见,涂抹细胞易见。②免疫表型:B-LBL 为 sIg(－)、cIg(＋)、CD10(＋)、CD19(＋)、CD20(＋/－)、PAX5(＋);T-LBL 为 CD3ε(＋/－)、CD2(＋)、CD4(＋)、CD8(＋)、CD1α(＋/－)、CD7(＋)。

(2)成熟 B 细胞肿瘤

1)小淋巴细胞性淋巴瘤/慢性淋巴细胞性白血病(small lymphocytic lymphoma/chronic

lymphocytic leukemia, SLL/CLL）: CLL 和 SLL 是同一种疾病的不同表现, SLL 通常无白血病样表现, CLL 则以骨髓和外周血受累为主。①细胞学特点: 涂片中细胞增多, 以单一的类似成熟的小淋巴细胞为主, 比正常淋巴细胞稍大, 胞质量少, 呈淡蓝色, 核质比高, 核为圆形, 染色质浓集、呈块状, 核仁不明显, 核分裂象罕见（图 11-11）。可见幼稚淋巴细胞和胞体大、胞质丰富的淋巴细胞; 无浆细胞样细胞或浆细胞, 无含吞噬物的巨噬细胞和滤泡树突状细胞。②免疫表型: CD19（＋）、CD5（＋）、CD23（＋）、CD20（弱＋）、CD43（+/−）、CD10（−）、CyclinD1（−）。

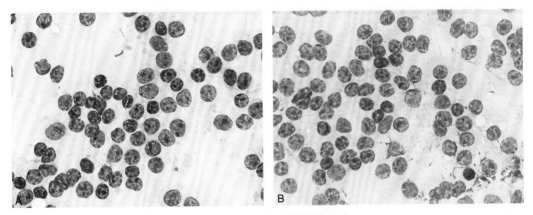

**图 11-11　小淋巴细胞性淋巴瘤**
A: 瑞 - 吉染色, ×1 000; B: 瑞 - 吉染色, ×1 000。

2）弥漫性大 B 细胞淋巴瘤（diffuse large B cell lymphoma, DLBCL）: 是 NHL 中最常见的类型, 临床表现多样。①细胞学特点: 非特殊类型弥漫性大 B 细胞淋巴瘤最常见的形态学亚型包括中心母细胞型、免疫母细胞型和间变型。中心母细胞型、免疫母细胞型涂片中瘤细胞为单一、异型的大淋巴细胞群, 瘤细胞核为大于 2 个小淋巴细胞核的大小, 可见胞质内的包涵体及含吞噬小体的巨噬细胞, 见图 11-12。间变型表现为非常大的淋巴样细胞, 细胞核多形性明显, 常由中心母细胞、免疫母细胞和间变细胞混合组成, 而不是单一的细胞群。②免疫表型: CD19（＋）、CD20（＋）、PAX5（＋）、CD3（−）。

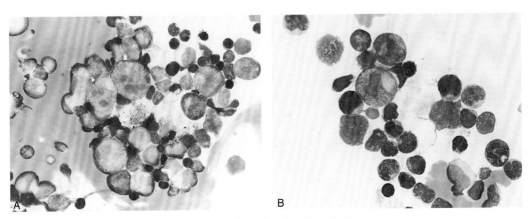

**图 11-12　弥漫性大 B 细胞淋巴瘤**
A: 胞体大, 胞质量少, 核质比高（瑞 - 吉染色, ×1 000）; B: 染色质细致, 核仁明显（瑞 - 吉染色, ×1 000）。

3）套细胞淋巴瘤（mantle cell lymphoma, MCL）：常伴骨髓和外周血浸润。①细胞学特点：以小或中等大小的淋巴细胞为主，胞质少或极少，核呈圆形或不规则，染色质细腻，核仁不明显，核分裂象少见，无免疫母细胞，见图 11-13。②免疫表型：CD5（+）、CyclinD1（+）。

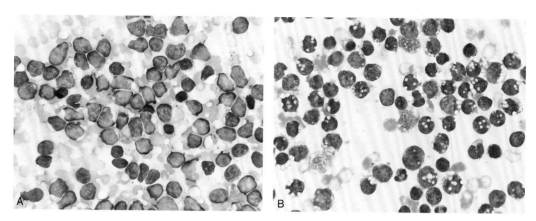

图 11-13 套细胞淋巴瘤

A：胞体偏小（瑞 - 吉染色，×1 000）；B：胞质量少，可见小空泡（瑞 - 吉染色，×1 000）。

4）滤泡性淋巴瘤（follicular lymphoma, FL）：主要表现为多发淋巴结肿大，亦可累及骨髓、外周血等。①细胞学特点：是主要由中心细胞和中心母细胞构成的异质性淋巴细胞群。低级别滤泡性淋巴瘤以小裂中心细胞为主，为小到中等大小的细胞，核形不规则、扭曲或核膜有切迹，染色质呈粗颗粒状，核仁小或隐约可见。高级别滤泡性淋巴瘤可见较多中心母细胞，核为圆形，染色质呈空泡状，有 1~3 个核仁。有时可见肿瘤性滤泡中心，星空现象缺乏或不明显。②免疫表型：CD19（+）、CD20（+）、CD22（+）、CD79 α（+）。

5）淋巴浆细胞性淋巴瘤（lymphoplasmacytic lymphoma, LPL）：是罕见的低度恶性淋巴瘤，由小 B 细胞、浆细胞样淋巴细胞和浆细胞组成的惰性淋巴瘤。①细胞学特点：瘤细胞主要为小淋巴细胞和分化较差的淋巴细胞，另见大量浆细胞样淋巴细胞、浆细胞和少许免疫母细胞。浆细胞样淋巴细胞较成熟淋巴细胞稍大，胞质比小淋巴细胞丰富，呈嗜碱性，核偏位，染色质呈粗颗粒状，核仁不明显，部分胞质中可见 PAS 阳性球状包涵物。少数可见 Russell 小体。②免疫表型：CD19（+）、CD20（+）、CD22（+）、CD79 α（+）、CD5（-）、CD10（-）、CD23（-）、FMC7（+）、BCL-2（+）、BCL-6（-）、PAX5（+）。

6）Burkitt 淋巴瘤（Burkitt lymphoma, BL）：是一种高度侵袭性的 NHL。BL 分为地方型、散发型和免疫缺陷相关型共 3 种临床变异型。地方型 BL 大多数与 EB 病毒感染有关。①细胞学特点：形态一致、中等大小的淋巴细胞群，细胞大小为小淋巴细胞的 1.5~2 倍。核质比低，胞质丰富，呈强嗜碱性，含有多量明显空泡，核为圆形，染色质呈粗颗粒状，可见 2~5 个核仁，多为中位，见图 11-14。可见多量胞质中含有彩色小体的巨噬细胞，形成"星空"现象。常伴坏死碎屑和核分裂象。②免疫表型：sIgM 单一轻链（+）、CD19（+）、CD20（+）、CD22（+）、c-Myc（+）、CD10（+）、BCL-6（+）、BCL-2（-）、CD5（-）、CD23（-）、MUM-1 和 TdT（-）。

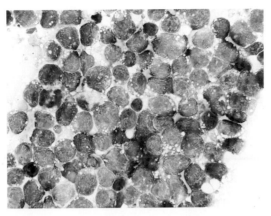

图 11-14　Burkitt 淋巴瘤（瑞 - 吉染色，×1 000）

（3）成熟 T/NK 细胞肿瘤

1）间变性大细胞淋巴瘤（anaplastic large cell lymphoma，ALCL）：发展迅速，常有皮肤侵犯。①细胞学特点：以明显多形性的大细胞为主，呈圆形、椭圆或不规则；胞质丰富，呈空泡状；核形态不规则，为多叶或环形核，或标志性大细胞核偏向一侧，呈肾形或马蹄形，可见核周空晕。染色质为粗块状，核仁呈明显嗜酸性。可见 R-S 样细胞、核分裂象。②免疫表型：CD30（+）、CD15（-）。

2）外周 T 细胞淋巴瘤，非特殊类型（peripheral T-cell lymphoma，unspecified，PTCL，NOS）：起源于胸腺后成熟 T 淋巴细胞的高度侵袭性淋巴瘤。①细胞学特点：由大小不一、多形性的细胞所组成，胞质较多，但数量不一，并可见空泡；核呈多形性，核膜不规则，染色质呈颗粒状，核仁不明显，核分裂象多见。另见小淋巴细胞、嗜酸性粒细胞、浆细胞和大 B 细胞混杂的炎性背景，见图 11-15。②免疫表型：CD3（+）、CD4（+）、CD5（+）、CD45RO（+）、CD7（-）、CD8（-）。

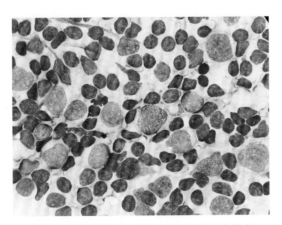

图 11-15　外周 T 细胞淋巴瘤，非特殊类型（瑞 - 吉染色，×1 000）

3）成人 T 细胞白血病 / 淋巴瘤（adult T-cell leukemia/lymphoma，ATLL）：与一种反转录病毒 HTLV-1 的感染有关，可出现皮肤病变。①细胞学特点：细胞为中等到大的多形淋巴细胞。胞质为中等量，嗜碱性深染。核呈明显多形性，扭曲、畸形或分叶状，核凹陷很深，呈二叶或多叶,或折叠成花瓣形、脑回状,染色质浓聚,核仁清晰,也称花细胞(flower cell)。②免疫表型:CD4(+)、CD3(+)、CD9(+),CD25(IL-2R)(+)、CD8(-)。

4)蕈样肉芽肿/Sézary综合征:一种成熟的T细胞淋巴瘤,临床表现为多发性皮肤红斑、斑块和瘤样结节。①细胞学特点:瘤细胞小至中等大,核形态不规则,核仁大。典型的小淋巴瘤细胞胞核有曲折,染色质呈脑回样;少数大细胞也具有脑回样核,但不明显。背景可见小淋巴细胞和嗜酸性粒细胞的炎性浸润。②免疫表型:CD3(+)、CD4(+)、CD5(+)、CD45RO(+)、CD7(-)、CD8(-)。

5)结外NK/T细胞淋巴瘤,鼻型(extranodal NK/T-cell lymphoma, nasal type, ENKTL):主要发生在结外,鼻腔是最常见的原发部位,是EB病毒相关淋巴瘤。①细胞学特点:细胞形态多样,可以是小、中、大或间变细胞;胞质为中等量,内可见嗜天青颗粒;核膜不规则,核仁小或不明显。②免疫表型:CD2(+)、CD3(+)、CD56(+)、TIA-1(+)、Granzyme B(+)、EBV-EBER(+)。

**2. 霍奇金淋巴瘤** 又称霍奇金病(Hodgkin lymphoma, HL),占所有淋巴瘤的10%~20%。临床上90%为无痛性、进行性淋巴结肿大,以颈部淋巴结最常见,随病情进展可逐渐由近及远扩散到其他淋巴结区域。2022年修订的WHO分类将霍奇金淋巴瘤分为经典型霍奇金淋巴瘤(CHL)和结节性淋巴细胞为主型霍奇金淋巴瘤(NLPHL),其中前者又分为四个亚型:结节硬化型(NSCHL)、混合细胞型(MCCHL)、淋巴细胞消减型(LDCHL)和淋巴细胞丰富型(LRCHL)。

HL起源于生发中心的B淋巴细胞,形态学特征表现为正常组织结构破坏,在混合性细胞背景中散在异型大细胞,如典型R-S细胞(图11-16A)及变异型R-S细胞。典型的R-S细胞表现为:①体积大,直径25~100μm,呈圆形、椭圆形或不规则形;胞质丰富,呈蓝色、浅蓝色或嗜多色性,可见少量空泡。②核呈椭圆形或肾形,有双核,两个核常面对面排列,称为"镜影细胞"(mirror image cell),或者有多个核(称HRS细胞);染色质沿核膜聚集,呈网状、条索状或块状。③核内有一大而明显的嗜酸性核仁,为5~10μm,最典型的是核仁周围有空晕。具有上述形态特征的单个核的瘤巨细胞称为Hodgkin(H)细胞(图11-16B),频繁出现亦提示HL可能。

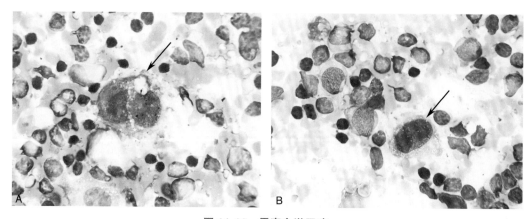

**图11-16 霍奇金淋巴瘤**

A:R-S细胞(瑞-吉染色,×1000);B:Hodgkin(H)细胞(瑞-吉染色,×1000)。

变异型 R-S 细胞常见于 HL 某些亚型,有 3 种:①腔隙型 R-S 细胞,又称"陷窝细胞",瘤细胞体积大,胞质收缩至核膜附近,呈透明、空隙状,腔隙的形成和宽窄与固定液、染色有关,因胞质中含有脂质,被脱水剂溶解,呈透明状,可为单核或多叶核,核仁较小,嗜酸或嗜碱。②多核瘤巨细胞(图 11-17),又称畸形 R-S 细胞,瘤细胞体积巨大,形态极不规则,细胞核大,染色质粗,常可见巨大明显的嗜酸性包涵体样核仁,核分裂象多见,常见多极核分裂。③LP 细胞(lymphocyte predominant cells),又称淋巴细胞为主型细胞,瘤细胞散在、巨大,胞质淡染,核大,常呈重叠或分叶状,染色质稀少,为多个小的嗜碱性核仁,呈爆米花样,故称"爆米花"细胞(popcorn cells)。

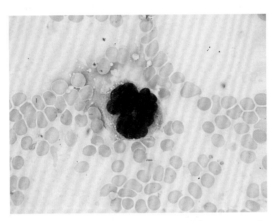

图 11-17　多核瘤巨细胞(瑞 - 吉染色,×1 000)

(1)经典型霍奇金淋巴瘤:仅靠细针吸取细胞学涂片很难区分 CHL 的具体分型。

1)淋巴细胞丰富型:在大量小淋巴细胞和数量不等的组织细胞的背景中,有 R-S 细胞和 H 细胞散在分布,一般缺乏中性粒细胞和嗜酸性粒细胞。

2)结节硬化型:涂片中细胞不多,除了 R-S 细胞以外,背景为成纤维细胞、嗜酸性粒细胞和胶原碎片。R-S 细胞主要为腔隙型。

3)混合细胞型:涂片中细胞丰富,形态各异,典型者有丰富的嗜酸性粒细胞。在淋巴细胞、嗜酸性粒细胞、组织细胞和浆细胞等各种炎细胞的背景中,出现多量散在分布的典型 R-S 细胞和 H 细胞。

4)淋巴细胞消减型:在少量淋巴细胞背景中有多量的 R-S 细胞和 H 细胞。

(2)结节性淋巴细胞为主型霍奇金淋巴瘤:细胞学诊断 NLPHL 非常困难,甚至是不可能的。肿瘤细胞为淋巴细胞为主型细胞(LP 细胞),背景可见混杂的淋巴细胞,包括大量小 T 淋巴细胞和小 B 淋巴细胞。

**(二)淋巴结转移癌**

淋巴结转移性肿瘤主要包括上皮转移癌、肉瘤、恶性黑色素瘤等,以上皮转移癌最常见。上皮性恶性肿瘤以淋巴道转移为主,肉瘤或其他恶性肿瘤以血行转移为主,也可转移至淋巴结。常伴有原发灶的临床表现和既往史。肿大的淋巴结质地变硬,常因发生周围组织浸润而固定。任何器官或解剖部位恶性肿瘤的引流淋巴结常是最先发生淋巴结转移的部位,因此淋巴结的位置和肿瘤细胞的类型往往能提示恶性肿瘤的原发灶。

　　淋巴结转移癌穿刺涂片细胞学特点：①淋巴结结构破坏，可见大量成堆、成群或散在分布的癌细胞。②成群的癌细胞多少不一，有数个及数十个不等，重叠拥挤，排列紊乱。③癌细胞常与变性坏死的中性粒细胞及其他细胞残核碎片混杂在一起。④淋巴细胞数量减少。在转移癌的初期，仍以小淋巴细胞增生为主，但在涂片的边缘或某一部位，可查到少量的癌细胞。后期广泛转移时，涂片以癌细胞为主要成分，淋巴细胞数量明显减少。⑤各种转移癌因组织来源不同也各具特点。

　　**1. 鳞状细胞癌**　分为非角化型和角化型，癌细胞的特征取决于分化程度。

　　（1）非角化型鳞状细胞癌：①细胞为圆形或卵圆形，呈合胞体样排列或散在分布。②胞质厚实且界限较清楚。③核增大明显，核质比失常，核大小不一、形态不规则、多居中，核膜不规则，染色质呈粗颗粒状、分布不均、深染，核仁明显。④背景有时可见肿瘤素质，如坏死性碎屑成分。见图11-18。

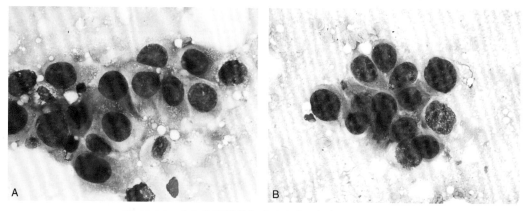

图 11-18　非角化型鳞状细胞癌（瑞 - 吉染色，×1 000）

　　（2）角化型鳞状细胞癌：①细胞多散在或松散聚集排列（图11-19A），亦可成团分布（图11-19B）。②细胞大小和形态差异性明显，表现为多形性，如蝌蚪形、纤维形（图11-19C）或不规则形。③胞质丰富，可有角化，染淡蓝色。④核大小、形态多样，可见多核肿瘤细胞（图11-19D），核膜不规则，染色质呈块状或固缩炭状、分布不均，核仁不明显。⑤背景可见肿瘤素质。

　　**2. 腺癌**　癌细胞常保留原发癌的形态和功能。细胞涂片特征：①细胞多成团排列，相互重叠，呈三维立体结构，亦可单个散在分布。②细胞为圆形、卵圆形或不规则形。③胞质量丰富或偏少，其内可见大小不等的黏液空泡，着色不均，故染色后可呈空泡样或不均匀的云雾状。④核为圆形或卵圆形，常偏位，核膜不规则，染色质呈颗粒状，分布不均，多靠核膜聚集，核仁清晰，可见双核或多核。见图11-20。

　　**3. 小细胞癌**　细胞涂片特征：①细胞单个散在或成小堆，常呈镶嵌样排列，可呈脊骨样、桑葚状排列。②细胞体积小，约为淋巴细胞的2倍。③胞质极少，有时可呈裸核样。④核深染，形态不规则，有时呈水滴状或燕麦状，染色质增粗且分布不均，呈"椒盐"样，核仁不明显。见图11-21。

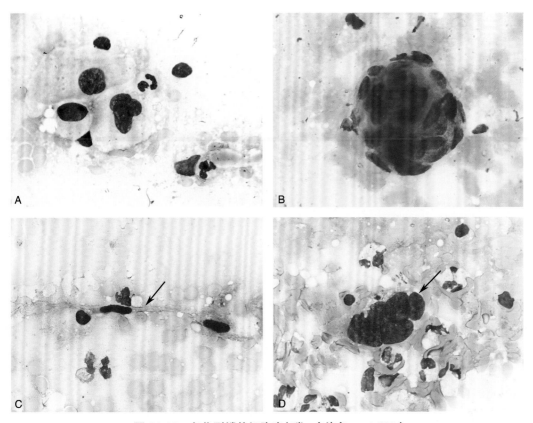

**图 11-19　角化型鳞状细胞癌(瑞-吉染色,×1 000)**
　　A:鳞癌细胞聚集成堆(瑞-吉染色,×1 000);B:成团分布(瑞-吉染色,×1 000);C:纤维形鳞癌细胞;D:多核鳞癌细胞。

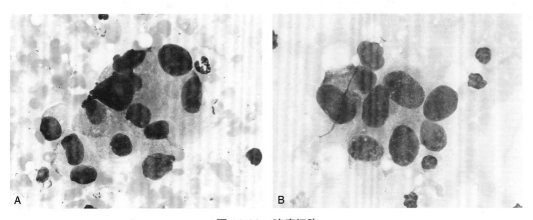

**图 11-20　腺癌细胞**
A:胞体大小不等,成团排列(瑞-吉染色,×1 000);B:胞体偏大,细胞边界不清(瑞-吉染色,×1 000)。

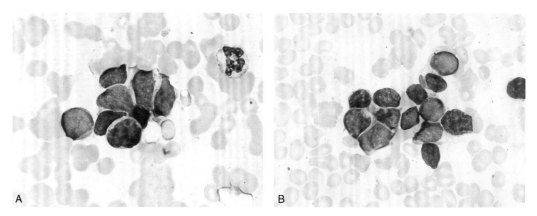

图 11-21 小细胞癌细胞

A:细胞体积小,边界不清(瑞-吉染色,×1 000);B:胞质量极少,染色质细腻(瑞-吉染色,×1 000)。

### (三)恶性黑色素瘤

恶性黑色素瘤大部分发生于皮肤,淋巴结转移十分常见。瘤细胞有上皮样、梭形、气球样细胞和单核或多核瘤巨细胞等类型,其中以上皮样细胞黑色素瘤最常见,其次是梭形细胞黑色素瘤。患者常有黑痣手术史或伴黑痣恶变、破溃病灶,临床可见单个或多个淋巴结肿大。针吸标本抽吸物大部分为咖啡色、灰色或黑色,少数为血性。

**1. 上皮样细胞黑色素瘤** 细胞涂片特征:①细胞数量较多、弥漫分布。②细胞大小不一致,呈低柱状或椭圆形。③胞质量中等,内可见数量不等的黑色素颗粒,大小、粗细不均,颗粒也可分布于核表面(图 11-22A);部分病例可见无颗粒型肿瘤细胞(图 11-22B)。④核为圆形或椭圆形,偏位,染色质呈细颗粒状,可见肥大的核仁。

**2. 梭形细胞黑色素瘤** 细胞涂片特征:①细胞形态为梭形,似成纤维细胞。②胞质丰富,内含黑色素颗粒。③核较小、呈椭圆形,可见双核,染色质呈细颗粒状,可见 1~2 个核仁,有时可见瘤巨细胞。

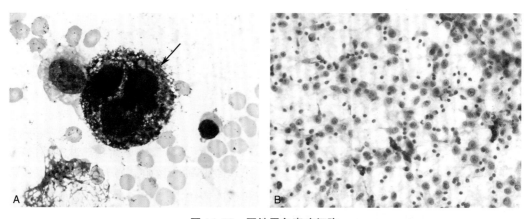

图 11-22 恶性黑色素瘤细胞

A:细胞体积巨大,胞质内可见大量色素颗粒(瑞-吉染色,×1 000);B:无颗粒型肿瘤细胞(HE 染色,×400)。

## 六、案例分析

### （一）甲状腺乳头状癌伴淋巴结转移

1. **患者资料**　患者,女,41岁,因"体检发现甲状腺结节"入院。患者自诉既往体健,于近期体检发现甲状腺结节,遂来院进一步诊治。超声检查:甲状腺左叶内径约43mm×17mm×120mm,形态饱满,回声不均匀,呈非均质融合样改变,融合后范围约46mm×125mm,无明显边界,其内可见多个强回声光斑,大小约9.6mm×17.4mm;左侧颌下及颈部大血管旁可见多个低回声,较大,位于Ⅲ区,大小约15mm×13.5mm,边界清,内回声不均,并可见强回声光斑,长约0.6mm。临床确定术前甲状腺及颈部淋巴结细针穿刺,进行细胞学评估。

2. **形态学检查**　制片方法:直接涂片。染色方法:瑞-吉染色。标本性状:淡血性物。显微镜检查:甲状腺穿刺涂片细胞量丰富,成片或成堆分布,细胞拥挤重叠,呈合胞体状(图11-23A)。淋巴结穿刺以成熟的小淋巴细胞为主,可见体积偏大的肿瘤细胞(图11-23B)。

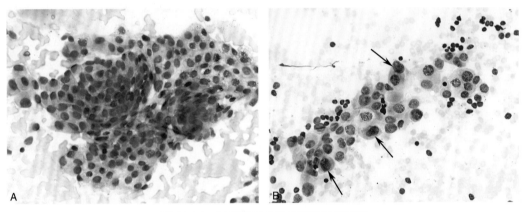

图 11-23　甲状腺乳头状癌伴淋巴结转移

A:癌细胞成团排列(甲状腺穿刺液,瑞-吉染色,×200);B:淋巴细胞背景下可见体积偏大的肿瘤细胞(淋巴结穿刺液,瑞-吉染色,×400)。

3. **形态学报告**　甲状腺左叶肿物:见甲状腺乳头状癌细胞(TBSRTC Ⅵ)。左颈淋巴结:大量淋巴细胞背景下见癌细胞(甲状腺来源)。

4. **临床诊断**　甲状腺乳头状癌伴淋巴结转移。

5. **讨论分析**　甲状腺恶性肿瘤发病率最高的是甲状腺乳头状癌,多数发生转移的病例转移至同侧颈部淋巴结,因此对于甲状腺肿大怀疑恶性的患者一定要对颈部淋巴结进行检查。本病例甲状腺穿刺细胞量较多,细胞呈乳头状排列;细胞核明显增大,拉长成卵圆或不规则形,染色质呈细颗粒状,核仁小,纵行核沟和核内假包涵体常见,同时易见到多核巨细胞。淋巴结穿刺可见大量淋巴细胞,仔细观察可见到成片的细胞团,考虑为转移的肿瘤细胞。这些均为甲状腺乳头状癌细胞比较特征性的形态改变,因此考虑是甲状腺乳头状癌伴同侧淋巴结转移。

根据细胞学涂片特征,结合超声特点,本病例诊断为甲状腺乳头状癌伴淋巴结转移。

术后组织病理诊断:左甲状腺及峡部微小乳头状癌,淋巴结见转移癌细胞。

**(二)恶性黑色素瘤淋巴结转移**

1.**患者资料**　患者,男,64岁,因"触及右腹股沟肿物10天"来院就诊。患者自诉既往体健,于近期发现右腹股沟肿物,遂来院诊治。腹股沟区超声检查:右髂前血管旁肿大淋巴结,考虑转移瘤。体格检查:右腹股沟区可触及约1cm×1cm大小淋巴结,质中等,表面光滑,活动度好。实验室生化及血液检查未见明显异常,临床申请淋巴结细针吸取细胞学检查。

2.**显微镜检查**　制片方法:直接涂片。染色方法:瑞-吉染色。标本性状:淡血性物。显微镜检查:涂片细胞比较弥散,单个散在或呈小簇状分布,胞质量丰富,胞质内可见少量黑色颗粒,核呈圆形或类圆形,略偏于一侧或居中,染色质呈细颗粒状,核仁明显,见图11-24。

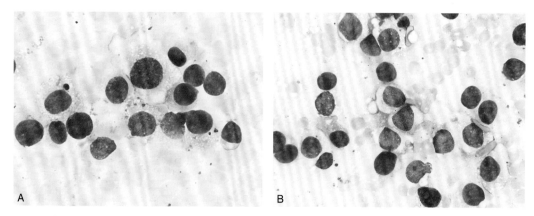

**图11-24　恶性黑色素瘤细胞**

A:细胞体积偏大,散在分布(瑞-吉染色,×1 000);B:胞核为圆形,染色质呈细颗粒状(瑞-吉染色,×1 000)。

3.**形态学报告**　可见恶性肿瘤细胞,建议免疫组化明确类型。

4.**临床诊断**　恶性黑色素瘤淋巴结转移。

5.**讨论分析**　涂片中可见到较多细胞,散在分布,细胞大小基本一致,胞质内可见数量不等的黑色素颗粒,胞核为圆形或类圆形,细胞核偏位,核仁明显。恶性黑色素瘤是一种恶性程度很高的肿瘤,患者常有点痣史,最常见的转移途径是淋巴系统的转移,引起淋巴结肿大,然后跟随血液循环转移到骨、肝脏、肺等脏器。恶性黑色素瘤细胞形态多种多样,可以类似癌细胞也可像肉瘤细胞,多数病例可见到黑色素颗粒,能给予提示作用,但亦可见到无色素型,需要借助免疫细胞化学HMB45、S-100等辅助诊断。

术后组织病理诊断:(右腹股沟肿物)符合恶性黑色素瘤淋巴结转移。免疫组化结果:HMB45(+),Melan-A(+),CK(-),Vim(+),CD34(血管+),CK7(-),Ki67(60%+),S-100(散在+),P63(-),符合恶性黑色素瘤诊断。

（孙玉鸿　龚道元）

# 第三节 乳腺细针吸取细胞检验形态学

乳腺位于体表,易发生多种病变,鉴别良性或恶性疾病是临床急需解决的问题,乳腺细针吸取细胞学检查对乳腺良恶性疾病诊断、鉴别诊断乃至治疗指导等具有重要的价值。

## 一、概述

（一）解剖学与组织学基础

1. **解剖学** 乳腺体表分为乳头、乳晕及乳腺实质部分。临床上将乳腺分为内上（A）、内下（B）、外上（C）、外下（D）、乳晕区（E）及乳腺尾区（F）6个区,见图11-25。

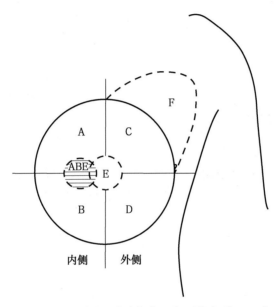

图 11-25 乳腺分区（肿物占3个区域,记为 ABE）

2. **组织学** 乳腺主要由分泌乳汁的腺泡、输出乳汁的导管以及其间的结缔组织构成。乳腺的实质被结缔组织分隔成15~20个乳腺叶,每叶又被分隔成若干乳腺小叶（乳腺终末导管小叶单元, terminal duct-lobular, TDLU）,小叶由腺泡、小叶内导管和小叶内间质组成。腺泡为单层立方或柱状上皮,腺上皮与基膜之间有肌上皮细胞。导管包括小叶内导管、小叶间导管和总导管。总导管,即输乳管,开口于乳头。小叶内导管多为单层立方上皮或柱状上皮,小叶间导管则为复层柱状上皮,总导管壁为复层扁平上皮,见图11-26。

（二）标本采集与涂片染色

1. **标本采集** 可由临床医生或病理医生采集,流程为:核对临床信息→检查乳腺肿物→常规消毒→固定肿物→穿刺→按压止血。

2. **涂片制备** 将穿刺吸出物直接涂片或制备成液基涂片,详见第一章第四节相关内容。

3. **涂片固定与染色** 干固定适用于瑞-吉染色,湿固定适用于巴氏染色及HE染色,详见第一章第五节相关内容。

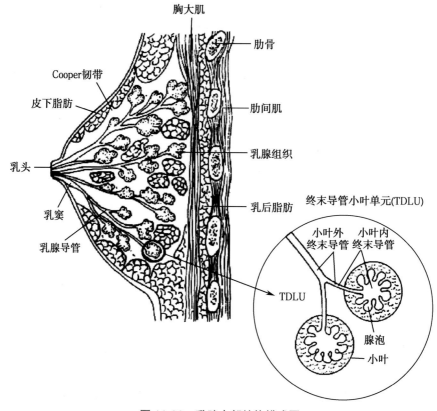

图 11-26　乳腺内部结构模式图

（三）显微镜检查与结果报告

1. **显微镜检查**　应重视临床资料，综合分析作出正确诊断，详见第一章第六节相关内容。

2. **结果报告**　可采用直接报告法和描述性诊断报告法，详见第一章第六节相关内容。

（四）质量保证

1. 乳腺增生症不易吸出细胞，可选 20ml 注射器或增加负压吸取；乳腺癌质脆易出血，针吸时应减少或无负压吸取。

2. 吸出囊液、肿物缩小后，应触诊实性成分、再次穿刺，以排除乳腺癌伴囊肿病例。

3. 纤维腺瘤中的上皮细胞常有一定异型性，易出现假阳性，应仔细观察慎重诊断。

（五）临床应用

乳腺疾病多种多样，大多数病变均有肿块形成，乳腺细针吸取细胞学检查具有重要意义，主要有以下用途：①用于乳腺良恶性疾病诊断与鉴别诊断，鉴别乳腺炎症性病变及肿瘤疾病；②用于指导治疗，失去手术机会的晚期乳腺癌患者，行细针吸取细胞学检查明确乳腺癌后，可进行放疗或化疗；③用于乳腺囊肿的治疗，针吸细胞学检查不但可明确诊断，并可达到治疗的目的。

## 二、乳腺细针吸取正常细胞形态

乳腺细针吸取细胞学涂片中，常见的正常细胞形态学特点如下。

**1. 导管上皮细胞及腺泡细胞**

（1）导管上皮细胞：多呈蜂窝状排列或单个散在分布，细胞间界限较清楚，形态和大小较一致。来自小导管上皮的细胞可以更小些。胞质呈略嗜酸性。核均一，为圆形或椭圆形，染色质均匀细致，有时可见小而模糊的核仁。上皮增生时细胞核可增大，呈轻度的异型性，见图11-27A。

（2）腺泡细胞：在正常未孕女性中罕见，孕期或哺乳期可见，细胞增大，呈圆形，有丰富的空泡状胞质，核仁清晰、深染。

**2. 双极裸核细胞**　散在或呈小簇状分布。细胞呈裸核样，无胞质，偶见带有少量梭形的纤细胞质。核为椭圆形、短梭形，有两极，见图11-27B。

**3. 顶泌汗腺化生细胞**　细胞多呈片状分布，铺砖状排列。细胞体积较大，呈圆形。胞质丰富，呈均一颗粒状。核较小，为圆形，多居中，染色质均匀细致，偶见明显核仁，见图11-27C。

**4. 泡沫细胞**　多散在分布，也可成群存在。体积较大，胞质丰富，含有丰富的小空泡，故呈泡沫状。核较小，呈圆形或卵圆形，居中或略偏位，核膜清楚，染色质细致均匀，可见小核仁，见图11-27D。

**5. 脂肪细胞**　多成团或散在。细胞体积极大，为类圆形或不规则形，细胞膜清楚。胞质非常宽阔清晰，呈空泡状，形如气球。细胞核较小，为圆形或卵圆形，常被挤压至周边，见图11-27E。

**6. 纤维性间质细胞**　多成团、成群出现。细胞呈纤细梭形，周围有红染的胶原性物质，细胞界限不清。胞质多少不一，分布于核两端。核呈梭形，细长，两端尖，见图11-27F。

**7. 其他细胞**　可见到红细胞、中性粒细胞、淋巴细胞、浆细胞、组织细胞、多核巨细胞，偶见鳞状上皮细胞等。

### 三、乳腺非肿瘤性病变细针吸取细胞形态

乳腺的炎症性病变和增生性病变发病率很高，炎症可引起上皮细胞的形态改变，而增生严重者可呈现非典型增生，癌变率较高，可谓癌前病变。因此判断病变良恶性，准确识别病变类型，对临床诊断及治疗具有重要意义。

**（一）乳腺炎性病变**

**1. 急性乳腺炎**

（1）临床特征：急性乳腺炎最常发生于产褥期。临床表现为乳腺肿胀、疼痛伴皮肤泛红、发热。诊断特征不明显时，需要排除炎性乳腺癌的可能性。

（2）形态学特点：大量中性粒细胞，可有淋巴细胞、组织细胞、巨噬细胞和坏死物，见图11-28A。上皮细胞可出现细胞核增大的非典型性改变。可进展形成乳腺脓肿，吸出物为黄色半液状黏稠脓性物，可观察到更多退变的中性粒细胞及坏死物。病程较长，可见到大量组织细胞、巨噬细胞、淋巴细胞等，则考虑诊断为慢性乳腺炎。

**2. 浆细胞性乳腺炎**

（1）临床特征：是慢性乳腺炎常见的一种类型，实质是乳腺导管扩张症。多见于乳头或乳晕下，质地硬、界限不清。后期出现纤维化，牵拉乳头，易误认为癌。

（2）形态学特点：可见大量淋巴细胞、浆细胞，同时中性粒细胞、上皮样细胞、朗格汉斯细胞、泡沫细胞也常见到，见图11-28B。小片排列的导管上皮细胞有时可见，可有轻度异型性。病程后期，炎性成分减少，纤维间质成分增加。

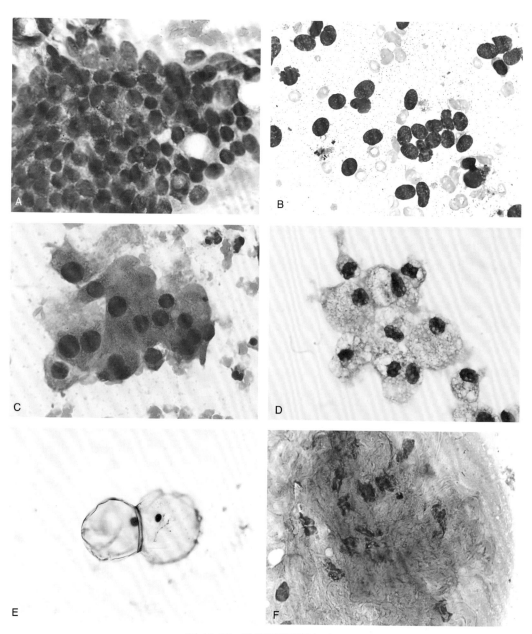

图 11-27　乳腺细针吸取细胞

A:导管上皮细胞(瑞-吉染色,×1 000);B:双极裸核细胞(瑞-吉染色,×1 000);C:顶泌汗腺化生细胞(瑞-吉染色,×1 000);D:泡沫细胞(瑞-吉染色,×1 000);E:脂肪细胞(瑞-吉染色,×1 000);F:纤维性间质细胞(瑞-吉染色,×400)。

### 3. 脂肪坏死

（1）临床特征：多有外伤或手术史。肿物边界不清，局部可有硬结。吸出物可呈黏性、油脂状。

（2）形态学特点：坏死的脂肪细胞及脂肪组织结构模糊，呈融合状，使背景呈不均匀蓝染，伴有吞噬脂质的泡沫样巨噬细胞及组织细胞。通常缺乏上皮细胞，偶有少量中性粒细胞、淋巴细胞。

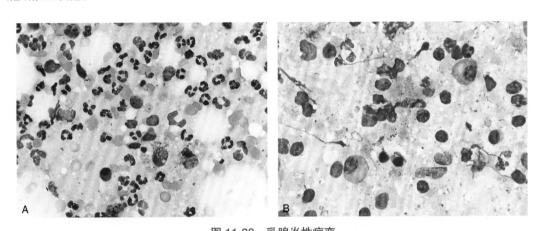

图 11-28　乳腺炎性病变

A：急性乳腺炎（瑞 - 吉染色，×400）；B：浆细胞性乳腺炎（瑞 - 吉染色，×400）。

### （二）乳腺良性增生性疾病

#### 1. 乳腺囊肿

（1）临床特征：多单发，偶见多个。常能吸出淡黄色液体，量多少不等，清亮或浑浊。液体吸出，肿物缩小或消失。

（2）形态学特点：可见多量泡沫细胞，有时亦可见顶泌汗腺化生细胞，见图 11-29A。临床可见囊肿病与乳腺癌并发的病例，因此当针吸出液体后，肿物不完全消失或无明显肿物缩小者，对其囊壁残留肿块部分必须再次针吸，同时密切随访。

#### 2. 积乳囊肿

（1）临床特征：常发生于哺乳期或哺乳后的妇女，导管阻塞扩张而积乳。吸出物为浓厚乳汁样液体，或呈牙膏状，又或呈黄褐色浓稠物。

（2）形态学特点：涂片见脂性蛋白物质及大量泡沫细胞，见图 11-29B。

#### 3. 乳腺增生

（1）临床特征：又称纤维性囊性乳腺病，是因内分泌失衡导致导管扩张的乳腺组织反应，是最常见的良性乳腺病变。临床症状为与月经周期相关的不同程度的月经前乳腺肿胀和疼痛，偶伴乳头溢液。

（2）形态学特点：导管上皮细胞紧密排列成小团片或散在，细胞为圆形或卵圆形，互不拥挤，细胞核较小，大小较一致，常可见到双极裸核细胞，见图 11-29C。涂片背景为少量蛋白液体，为淡红色的无结构物，可见脂性空泡、少量红细胞。

#### 4. 男性乳腺发育

（1）临床特征：多见于老年男性，偶见于青少年。肿块位于乳晕下，边界清楚，呈硬结状,多有压痛。

（2）形态学特点:细胞形态似女性乳腺增生,多成片分布,散在细胞较少。导管上皮细胞可出现一定的异型性,胞核稍大,染色稍深,可见小核仁,见图 11-29D。

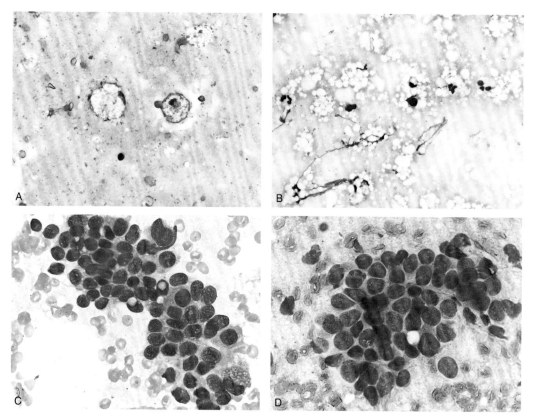

图 11-29　乳腺良性增生性疾病

A:乳腺囊肿(瑞 - 吉染色,×400);B:积乳囊肿(瑞 - 吉染色,×400);C:乳腺增生(瑞 - 吉染色,×1 000);D:男性乳腺发育(瑞 - 吉染色,×1 000)。

## 四、乳腺良性肿瘤细针吸取细胞形态

### (一)导管内乳头状瘤

1. **临床特征**　多见于中年经产妇女。常孤立单发,多在乳头部或乳晕下,一般 2cm 以下。常伴浆液性或血性乳头溢液。

2. **形态学特点**　细胞常黏着成团或大片分布,可呈乳头状排列,细胞团边界清楚、排列均整,细胞连接紧密,较少见到单个细胞。胞核可有轻度异型性,可见小核仁,亦可见到泡沫细胞、顶泌汗腺化生细胞或双极裸核细胞,见图 11-30A。多为血性背景。

### (二)纤维腺瘤

1. **临床特征**　多见于青年女性。临床为圆形或结节状肿物,界限清楚,质硬,活动度较大,直径通常为 1~5cm。

2. **形态学特点**　涂片细胞数量较多,细胞团多为紧密的大片,可呈指状、乳头状、分枝状或鹿角状,边缘排列整齐。小片细胞呈单层平铺蜂窝状,排列均整规则。细胞核为圆形或卵圆形,可稍增大,核染色质细而均一。双极裸核细胞多见,分散在涂片背景中。疏松的间质细胞团多有黏液变性,呈黏液样的基质团块,染成灰红色,见图 11-30B。

（三）腺瘤

**1. 临床特征** 单发或多发,呈结节状,中等硬度,触之活动,边界清楚。

**2. 形态学特点** 细胞多丰富,形成大小不等的细胞团。细胞形态一致,核为圆形、规则,染色质呈均匀细颗粒状,无核仁。背景多有蛋白性物质和泡沫细胞。

（四）脂肪瘤

**1. 临床特征** 肿物质软,与周围组织界限不十分清楚,生长缓慢。针刺时感觉空虚,吸出物呈油脂状。

**2. 形态学特点** 可见大量成团的脂肪细胞,几乎看不到导管上皮细胞或其他细胞。

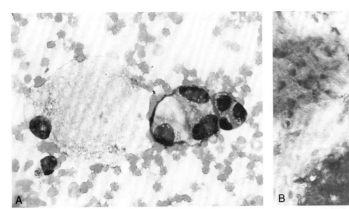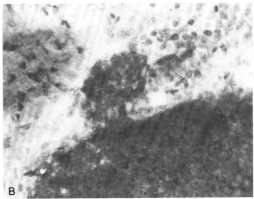

图 11-30 乳腺良性肿瘤细针吸取细胞

A:导管内乳头状瘤(瑞 - 吉染色, ×1 000);B:纤维腺瘤(瑞 - 吉染色, ×400)。

## 五、乳腺恶性肿瘤细针吸取细胞形态

（一）乳腺癌

乳腺癌是女性最常见的恶性肿瘤。最常发生的部位是乳腺的外上象限,但在有乳腺实质和副乳组织的任何地方均可发生,临床上大多表现为界限不清的肿块。乳腺癌的发病率随着年龄增大而增加,未生育、未哺乳、有家族史等危险因素与乳腺癌的发生密切相关。

乳腺癌涂片形态学特点如下。

（1）涂片细胞分布与排列:细胞量多数非常丰富,涂片满布癌细胞;细胞弥漫分布,排列紊乱,小片或散在细胞多见;细胞团排列异常,单列纵队（链状）、腺泡状、菊团状排列等常见。

（2）形态与大小:成团成片的细胞互相重叠,呈融合状;细胞增大,明显大小不等。

（3）细胞核与核仁:细胞核为类圆形或不规则形,多形性明显,可成角、分叶等,直径可为 20μm 以上,有时可见多核瘤巨细胞;癌细胞成团分布时,核失去正常的极性位置,相互拥挤、重叠,核质比例明显增加;细胞核深染,染色质粗大,聚集成网状或块状,分布不均,深浅不一,明暗不一,多贴近核膜;核膜增厚,厚薄不均;易见异常核分裂象;核仁明显增大,数目增多,呈多形性。

（4）细胞质:胞质量不一,结构致密,也可呈泡沫状。

（5）背景:常见坏死;双极裸核细胞、顶泌汗腺化生细胞缺如。乳腺增生、纤维腺瘤、乳腺癌的鉴别要点详见表11-2。

表 11-2 乳腺增生、纤维腺瘤、乳腺癌三种乳腺肿物细胞学形态特点比较

| 涂片细胞特点 | 乳腺增生 | 纤维腺瘤 | 乳腺癌 |
| --- | --- | --- | --- |
| 涂片细胞量 | 少到中等 | 中等到较多 | 多 |
| 细胞排列 | 散在或小团 | 成团,排列均匀 | 散在成团、排列杂乱,有重叠现象 |
| 细胞异型性 | 无或轻度 | 轻度 | 明显 |
| 细胞大小及差别 | 一般,差别不明显 | 稍大,差别较明显 | 大或特大（20μm 以上）,差别明显 |
| 核染色质 | 细而匀 | 较细 | 粗大,网状或块状 |
| 核分裂象 | 无 | 无 | 可见 |
| 核仁大小 | 小 | 中 | 大（5μm 以上） |
| 核仁数目 | 0~2 | 5 个以下 | 可 5 个以上 |
| 其他特点 | 涂片背景常见红细胞及蛋白液体 | 细胞团中常有双极裸核细胞 | 具有其他癌细胞特点 |

### 1. 浸润性导管癌

（1）临床特征:最常见,肿物多较硬、固定,边界不清。可伴橘皮样改变和乳头内陷。

（2）形态学特点:细胞量一般较大,细胞可形成不规则的三维细胞团、合胞体样细胞群,可见腺样结构、菊形团等。细胞体积增大,黏附性差,大量单个细胞散在分布,呈明显多形性。胞质多少不一,呈致密的颗粒状,有时可见黏液空泡。核通常较大,不规则,偏位,染色质呈粗颗粒状,分布不均,可见大小不等的明显核仁,见图 11-31A。可见血性背景,偶见坏死的细胞碎片,很少出现干净背景。一般无双极裸核细胞和间质细胞。

### 2. 浸润性小叶癌

（1）临床特征:多见于绝经前女性,无乳头溢液,多中心性和双侧性病变较导管癌多见。

（2）形态学特点:细胞量少或中等量,细胞可单个分散,或呈条索状、镶嵌状小细胞团。细胞多为卵圆形、大小较一致的小癌细胞。细胞质稀疏、透明,部分细胞可见黏液空泡。细胞核大小较一致,为圆形或卵圆形,常偏位,染色质细致淡染,核仁小而明显,见图 11-31B。

### 3. 粉刺癌

（1）临床特征:临床上往往不能触及,因体检发现,可有乳头溢液。

（2）形态学特点:细胞成片或散在,退变明显而轮廓不清,见图 11-31C。细胞核增大、不规则,染色质粗、深染;背景有大量坏死物。

### 4. Paget 病

（1）临床特征:又称湿疹样癌,临床表现为乳头糜烂、结痂。

（2）形态学特点:鳞状上皮细胞及 Paget 细胞散在分布。Paget 细胞呈椭圆形、圆形,体积较大,边界清楚。胞质丰富,透亮、淡染,有时可见大空泡。核深染、多偏位,染色质呈颗粒

状,可见核仁;可见坏死背景。

5. **黏液腺癌**

（1）临床特征:老年女性多发。吸出物多为淡红色胶冻状物。

（2）形态学特点:细胞多丰富,大多紧密相连形成细胞球,但也可呈松散的细胞团或散在,漂浮于黏液湖中,见图 11-31D。细胞为中等大小,异型性不明显,呈轻度多形性。胞质丰富,含有大量小空泡。核偏于一侧,大小形态相对一致,核仁明显;可见淡蓝色黏液背景。

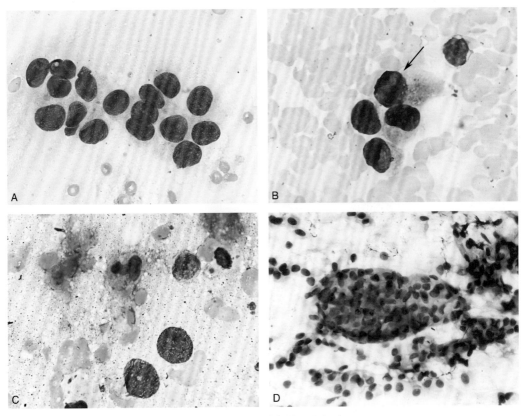

图 11-31　乳腺癌细针吸取细胞

A:浸润性导管癌(瑞-吉染色,×1 000);B:浸润性小叶癌(瑞-吉染色,×1 000);C:粉刺癌(瑞-吉染色,×1 000);D:黏液腺癌(瑞-吉染色,×400)。

（二）乳腺叶状囊肉瘤

1. **临床特征**　又称恶性叶状肿瘤。生长迅速,瘤体大,界限清楚。

2. **形态学特点**　细胞丰富,多为纤维形间质细胞,有许多间质碎片。细胞大小、性状不一,部分奇形怪状。胞质分布于核的两端。细胞核呈短梭形或纤维形,染色质粗,呈颗粒状,无核仁。有时可见少量导管上皮细胞,形态正常。

（三）乳腺癌肉瘤

1. **临床特征**　多见中老年女性。临床生长迅速,常伴淋巴结转移。肿瘤呈结节状,边界较清楚。

**2. 形态学特点**　细胞量较多,可见到恶性上皮和恶性间质细胞两种成分。癌细胞紧密排列,体大核大,大小不一,异型性明显,核深染,核仁明显。肉瘤细胞呈合胞体状,多见散在巨型细胞,可见梭形核、双核或多核,深染,核仁可见;多见核分裂象。

## 六、案例分析

**1. 患者资料**　患者,女,57 岁,因"右乳无痛性包块半个月"入院。既往有直肠癌手术史。乳腺专科查体:右乳外上可触及一大小约 3.0cm×2.5cm 肿块,质地硬韧、边界不清、无痛、不规则、有结节感、活动欠佳、与皮肤粘连,余乳腺区域未触及异常。同侧腋下淋巴结未触及。彩超检查:右侧乳腺结节(BI-RADS:4c-5 类)。为明确诊断遂行细针吸取细胞学检查。

**2. 形态学检查**　制片方法:直接涂片。染色方法:瑞 - 吉染色。显微镜检查:细胞量十分丰富,分布弥漫,排列紊乱,细胞拥挤重叠、合体融合,可见腺腔排列。细胞核大小不等明显,染色质增粗,核仁增大,见图 11-32A。单个癌细胞体积增大,核畸形,部分细胞可见泡沫状胞质,见图 11-32B。

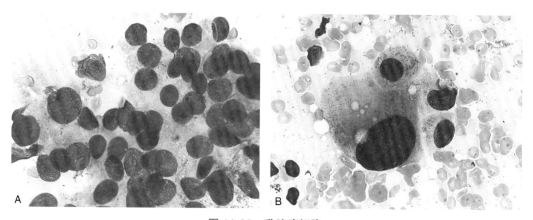

图 11-32　乳腺癌细胞

A:细胞体积大小不等,边界不清(瑞 - 吉染色, ×1 000);B:细胞体积巨大(瑞 - 吉染色, ×1 000)。

**3. 形态学报告**　右乳腺肿物:见癌细胞。

**4. 临床诊断**　乳腺癌。

**5. 讨论分析**　穿刺前触及肿物质硬、界欠清、与皮肤粘连、无乳头牵拉,穿刺有穿沙感,涂片肉眼见较多颗粒成分。镜下细胞量多,黏附性差,拥挤重叠,成团或散在。细胞核明显增大,大小不等,核质比增大。染色质增粗,易见多个核仁,胞质呈嗜碱性,含较多退变空泡。可见瘤巨细胞,异型性明显。

本例有直肠癌病史,镜下细胞胞质较丰富,细胞异型性明显,亦不排除直肠癌乳腺转移,因此根据细胞学形态特点及临床表现,本例细胞学诊断:见癌细胞。

术后组织病理诊断:浸润性导管癌。免疫组化结果:P120(膜 +)、E-cad( + )、Her-2( 3+ )、ER( − )、PR( − )、ki67( 约 10%+ )。

乳腺肿瘤多见浸润性导管癌,细针吸取细胞量十分丰富,细胞形态大小各异,异型细胞聚成小团,排列松散或单个分布,偶见管状或腺样结构,胞核大小不一,染色质增粗、增多,核膜不光滑,核仁突出且大。有时背景可见坏死、出血,无肌上皮细胞。在诊断中应注意与纤维腺瘤、叶状肿瘤、妊娠或哺乳期乳腺改变相区别,鉴别的关键是细胞的异型性程度。

(孙玉鸿  龚道元)

# 第四节  甲状腺细针吸取细胞检验形态学

## 一、概述

甲状腺细针吸取(fine needle aspiration,FNA)细胞病理学检查是针对甲状腺疾病的初始检查。其灵敏度和特异度高,目前在临床中的应用越来越广泛,为甲状腺癌的早期诊断和术前诊断提供了重要的依据。

### (一)甲状腺解剖与组织学基础

**1. 解剖学基础**  甲状腺位于颈前正中,气管两侧,分为左右两叶和连接两叶的峡部,呈蝴蝶形,见图 11-33。甲状腺的大小和重量随年龄的增长而增大。甲状腺肉眼观呈红褐色,质韧,表面光滑,有纤维包膜。包膜深入甲状腺内形成许多间隔,构成甲状腺的间质,并把甲状腺分隔成许多小叶。

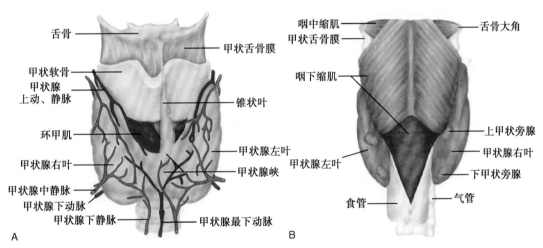

图 11-33  甲状腺组织结构示意图

A:甲状腺(前面观);B:甲状腺和甲状旁腺(后面观)。

**2. 组织学基础**  甲状腺主要由滤泡构成,并由单层上皮细胞包绕胶质而成。滤泡大小不等,直径为 50~500μm,滤泡间有丰富的毛细血管网。滤泡上皮由滤泡细胞和滤泡旁细胞构成,见图 11-34。滤泡细胞又称主细胞,是构成滤泡的细胞,主要功能是合成甲状腺球蛋白,功能状态不同而呈扁平、立方或柱状不等。滤泡旁细胞在组织学上位于滤泡旁,被称为滤泡旁细胞,因它能产生降钙素故又被称为 C 细胞,是分泌降钙素的细胞,数量少,散在分布于结缔组织中,有的分布于滤泡细胞之间,基底部附着在基底膜上,顶端被滤泡细胞覆盖,不与滤泡腔相通,胞质内含有丰富的神经内分泌颗粒。

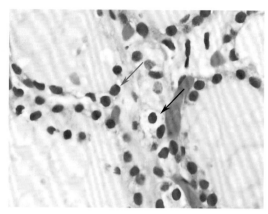

图 11-34 甲状腺滤泡细胞（红色箭头所指）,滤泡旁细胞（黑色箭头所指）
（HE 染色, ×1 000）

（二）标本采集与涂片染色

1. **标本采集** 穿刺方法可分为直接穿刺和 B 超引导下穿刺。直接穿刺用于浅表可扪及的、较大的甲状腺结节。由于甲状腺组织内血管极丰富,为最大限度减少血肿的形成,建议采用外径 0.6mm 或 0.7mm（23G 或 22G 针,相当于国产 6 号半或 7 号针）的细针,行负压穿刺法,或接 5ml 一次性注射器,采用徒手负压抽吸法。穿刺前仔细检查甲状腺,选定进针点和穿刺方向。病变较小者行超声引导下穿刺,有囊性变者行负压抽吸穿刺,抽吸物离心涂片,残留结节再行穿刺。穿刺中以指腹适度压迫穿刺病变区,动作轻、快。

2. **吸取物外观检查** 甲状腺细针穿刺液肉眼观察常见性状及其意义如下。

（1）稠胶状液:胶质浓稠,片状分布,多见于结节性甲状腺肿。

（2）稀胶状液:胶质稀薄,片状分布,多见于弥漫性毒性甲状腺肿。

（3）咖啡色液:多见于结节性甲状腺肿或乳头状癌囊性变。

（4）稠糊状液:多见于桥本甲状腺炎或肿瘤。

3. **涂片制备与染色** 穿刺后借助注射器内空气将细针内的标本推压到玻片上以制备细胞涂片。针头内残留的标本可以通过冲洗收集在细胞悬浮液内,以便进一步制备离心涂片、液基细胞学涂片或细胞块。涂片制备好后可采用巴氏、HE 或者 Diff-Quik 染色,巴氏染色可以更好地观察细胞核特点,如假包涵体、核沟和核染色质。Diff-Quik 染色更适合检测细胞外物质（特别是胶体和淀粉样物质）以及胞质的细节（如颗粒状物质）。细胞涂片巴氏染色和细胞蜡块 HE 染色后,显微镜下形态见图 11-35。

（三）显微镜检查与结果报告

1. **显微镜检查** HE/ 巴氏染色时将涂片置于低倍镜下观察,评估制片和染色效果,查找阳性背景或可疑细胞,并转高倍镜仔细观察目标细胞的特点。

2. **结果报告** 主要有直接报告、描述性诊断报告及贝塞斯达报告等方式,其中甲状腺细胞病理学贝塞斯达系统（the Bethesda system for reporting thyroid cytopathology, TBSRTC）目前应用较多,为甲状腺细针吸取细胞学检查建立了统一的分层报告系统,见表 11-3。

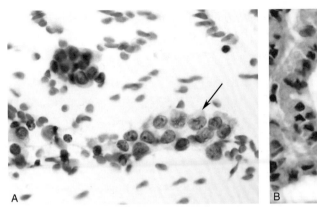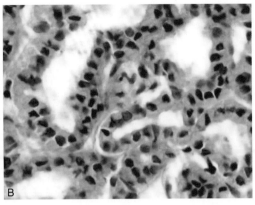

图 11-35　滤泡上皮细胞

A：细胞涂片（巴氏染色，×400）；B：细胞蜡块（HE 染色，×400）。

表 11-3　甲状腺细胞病理学贝塞斯达报告系统

| 诊断类别 | 恶性风险 /% | 通常处理 |
| --- | --- | --- |
| Ⅰ—标本无法诊断或不满意：只有囊液；标本几乎无细胞；其他情况（血液遮盖、凝固假象、干燥假象等） | | 超声引导下重复细针穿刺 |
| Ⅱ—良性：符合良性滤泡结节（包括腺瘤样结节、胶质结节等）；在适当的背景下，符合慢性淋巴细胞性甲状腺炎；符合肉芽肿性（亚急性）甲状腺炎；其他 | 0~3 | 临床随访 |
| Ⅲ—意义不明确的细胞非典型性病变或意义不明确的滤泡性病变 | 5~15 | 重复细针穿刺 |
| Ⅳ—滤泡性肿瘤或可疑滤泡性肿瘤：如嗜酸细胞型，需要注明 | 20~30 | 甲状腺腺叶切除术 |
| Ⅴ—可疑恶性肿瘤：可疑乳头状癌；可疑髓样癌；可疑转移性癌；可疑淋巴瘤；其他 | 60~75 | 甲状腺近全切除术或腺叶切除术 |
| Ⅵ—恶性肿瘤：甲状腺乳头状癌；低分化癌；甲状腺髓样癌；未分化（间变性）癌；鳞状细胞癌；混合性癌（注明成分）；转移性癌；非霍奇金淋巴瘤；其他 | 97~99 | 甲状腺近全切除术 |

### （四）质量保证

**1. 标本采集**　甲状腺细针穿刺标本应尽可能反映病变的性质，因此必要时应采用超声引导下穿刺。细胞数量或标本充分与否不仅取决于穿刺技术，还与病变的固有性质有关（如病变为实性或囊性）。一般来说，甲状腺细针穿刺标本是否满意是由细胞和胶质成分的数量和质量决定的。

（1）满意的标本：甲状腺细针穿刺标本中至少包含 6 团保存完好、清晰可见（染色良好，细胞无扭曲变性且无遮盖）的滤泡细胞团。每团至少有 10 个滤泡细胞，且 6 团最好分布在同一张涂片上。但需要除外以下特殊情况：①含非典型性细胞的实性结节，具有明显非典型性细胞的标本不能称"无诊断性"或"不满意标本"，细胞学中任何明显的非典型性表现都必须报告，这种标本不受最低滤泡细胞数量标准的限制；②伴炎症的实性结节，桥本甲状腺炎、甲状腺脓肿或肉芽肿性甲状腺炎患者的结节可能只包含炎症细胞,这种情况应被解释为良性,而不作为"无诊断性"或"不满意标本";③胶质结节,含有大量稠厚胶质的标本应被认为是良性标本和满意标本,这种标本不受最低滤泡细胞数量标准的限制。

(2)无法诊断或不满意标本:①含有 10 个以上保存完好、染色良好滤泡细胞的细胞团少于 6 团(例外情况参见上述)。②标本制片不当,染色不佳或滤泡细胞不清晰。③囊性液体标本,有或没有组织细胞,且含有至少 10 个良性滤泡细胞的细胞团少于 6 团。

**2. 对无法诊断或不满意标本处理** "无诊断性"或"不满意标本"的结节应在 3 个月后重新穿刺活检。设定 3 个月的时间间隔主要是为防止假阳性的报告,因为在此期间甲状腺细胞会呈现反应性/修复性变化。重复穿刺活检(特别是实性结节)最好在超声引导下进行,并及时进行标本足够性评估。60% 以上的病例在重复活检后可以获得诊断性结果(大多数为良性病变)。对于两次连续的"无诊断性"或"不满意标本"的结节,应根据临床实际情况进行密切随访,包括超声检查。由于囊性病变恶变的危险性很低,所以只有当超声有可疑发现时,才进行重复穿刺活检。

**3. 结果报告** 不同医院结果报告方式不太一致,建议尽可能采用甲状腺细胞病理学贝塞斯达系统格式报告。

(五)临床应用

甲状腺肿块是甲状腺疾病最常见的就诊原因,甲状腺细针吸取细胞学检查是临床诊断甲状腺肿块的常规方法,也是最经济、最方便的办法,对甲状腺结节良恶性病变具有较高的诊断价值,同时可根据病变性质为是否进行外科手术提供依据。

## 二、甲状腺细针吸取正常细胞形态

正常甲状腺细针吸取细胞学标本显微镜下见到的主要成分包括片状分布的滤泡细胞及微滤泡结构、胶质、嗜酸细胞(极少见)、滤泡旁细胞、炎症细胞(极少见)和出血背景。

**1. 滤泡细胞** 一般为立方形,核为圆形,位于细胞中央或略偏位。染色质呈细颗粒状,可见核仁,见图 11-36。细胞形态、大小随功能状态而不同,具体见甲状腺良恶性疾病时滤泡细胞大小、形态变化。

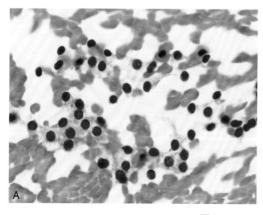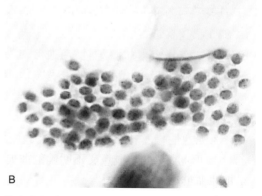

图 11-36 正常滤泡细胞

A:HE 染色,×400;B:巴氏染色,×400。

2. **嗜酸细胞**　在正常甲状腺中约 15% 为此细胞。细胞体积较大,呈多边形,胞质中有许多细小的嗜酸性颗粒,细胞境界清楚。胞核大,可有双核及不典型核,又称 Hürthle 细胞。一般认为这种细胞是一种滤泡细胞的增生性或化生性改变,细胞数目随年龄增加而增多,主要见于嗜酸细胞肿瘤或桥本甲状腺炎。

3. **滤泡旁细胞**　即 C 细胞,占甲状腺上皮细胞的 1% 左右。在 HE 染色中,细胞为卵圆形、圆形、梭形或多边形,比一般滤泡上皮细胞大,胞质淡染,故亦被称为淡细胞,见图 11-37。在常规染色涂片中不易辨认,用银染色法细胞质内显示有棕黑色嗜银颗粒。电镜下,胞质内含有密度较高的带膜的分泌颗粒,它的功能是分泌降钙素,具有降低血钙、抑制骨钙的吸收和释出、平衡甲状旁腺素的降钙作用。

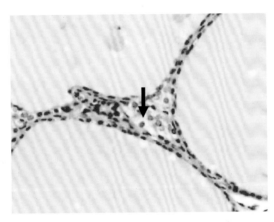

图 11-37　C 细胞(HE 染色,×10)

### 三、甲状腺非肿瘤性病变细针吸取细胞形态

#### (一)多发性结节性甲状腺肿

1. **临床特征**　多发性结节性甲状腺肿表现为甲状腺多处结节性增大,是最常见的内分泌异常疾病。发病机制与缺碘有关。发病率随年龄增长而增加,女性的发病率高于男性。

2. **形态学特点**　涂片稀少或有中度细胞量,主要为大滤泡结构,偶尔可见小滤泡,细胞主要为单层均匀"蜂巢"状分布,偶尔可见三维球形细胞团。背景的胶质瑞 - 吉染色呈深蓝紫色,巴氏染色呈绿色到橙粉红色。质地可以稀薄或稠厚,可见马赛克纹理,在液基制片上,稀薄胶体具有特征性的"薄纸"样外观。细胞核为圆形或椭圆形,偶见核重叠和拥挤,染色质呈均匀颗粒状。可见少量分散的嗜酸细胞,常见巨噬细胞,胞质可见含铁血黄素颗粒,见图 11-38。

3. **鉴别诊断**

(1)无诊断性 / 不满意标本:常见于甲状腺囊性变,并伴有滤泡细胞数量不足。

(2)滤泡性肿瘤 / 可疑滤泡性肿瘤:主要为小滤泡,滤泡细胞拥挤重叠。

(3)可疑恶性肿瘤或意义不明确的非典型细胞病变:类似良性滤泡结节,但部分滤泡细胞呈现非典型核。

#### (二)急性甲状腺炎

1. **临床特征**　急性甲状腺炎一般见于免疫抑制的患者。

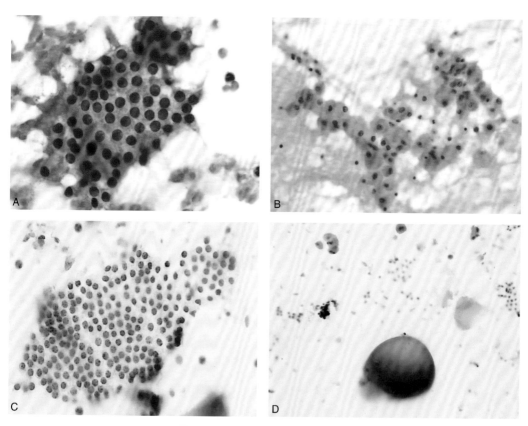

图 11-38　多发性结节性甲状腺肿

A：良性滤泡结节（HE 染色，×1 000）；B：吞噬含铁血黄素的巨噬细胞（HE 染色，×400）；C：良性滤泡结节（巴氏染色，×200）；D：胶质（巴氏染色，×200）。

**2. 形态学特点**　可见大量的中性粒细胞、巨噬细胞、血细胞和混有的纤维素，稀少的反应性滤泡细胞和极少量的胶质，背景中有时可见病原微生物，包括细菌和真菌。

**3. 鉴别诊断**

（1）淋巴细胞性甲状腺炎：涂片细胞量丰富，主要为多样化的淋巴细胞和嗜酸细胞；无肉芽肿和多核巨细胞。

（2）其他肉芽肿性疾病：结节病和结核，主要依据临床表现和微生物学检查进行诊断。

**（三）亚急性甲状腺炎**

**1. 临床特征**　亚急性甲状腺炎是一种自限性甲状腺炎症，多表现为甲状腺肿大伴明显疼痛，通常持续几个月，易复发。通常根据临床症状即可作出诊断，只有在怀疑有潜在的恶性肿瘤时才进行细针穿刺活检。如果没有肉芽肿，细胞学检测结果并没有特异性。

**2. 形态学特点**　多核巨细胞围绕并吞噬胶质；由上皮样组织细胞群形成的肉芽肿是疾病的标志，但不总存在；早期病变常含较多的中性粒细胞和嗜酸性粒细胞，类似急性甲状腺炎；晚期病变细胞量较稀少，主要可见多核巨细胞、上皮样细胞、淋巴细胞、巨噬细胞以及少量退变的滤泡细胞；在恢复期，多核巨细胞和炎症细胞可能会消失，一些标本可能不足以诊断，见图 11-39。

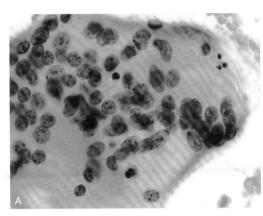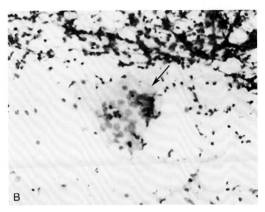

图 11-39　亚急性甲状腺炎

A：多核巨细胞吞噬胶质（HE 染色，×1 000）；B：多核巨细胞（巴氏染色，×200）。

**3. 鉴别诊断**　同急性甲状腺炎。

**（四）桥本甲状腺炎**

**1. 临床特征**　又称慢性淋巴细胞性甲状腺炎，为自身免疫性疾病，好发于中年妇女。甲状腺呈弥漫性无疼痛性肿大，血液中都可检测出一种或多种自身免疫性抗体。

**2. 形态学特点**　可见显著混合性淋巴细胞和浆细胞浸润，形成生发中心；主要为小滤泡，并含很少胶体；常见 Hürthle 细胞化生，伴有增大和深染的胞核；常见鳞状上皮化生；可呈不同程度的纤维化，尤其明显见于纤维化亚型；滤泡结节和炎症可延伸至邻近软组织；常见增大的滤泡细胞核；标本通常含有多量细胞，但过度纤维化或血液稀释可使滤泡细胞看起来较稀少；淋巴细胞呈多态性，包括成熟的小淋巴细胞和大的反应性淋巴细胞，偶尔见浆细胞；Hürthle 细胞可成片或散在分布，有丰富的颗粒状胞质，胞核大，核仁明显；核不均一化可能会比较明显，有时可见轻度非典型性核，偶见毛玻璃状核染色质和核沟，见图 11-40。

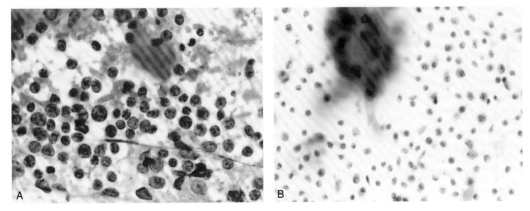

图 11-40　桥本甲状腺炎

A：多量淋巴细胞浸润（HE 染色，×400）；B：多量淋巴细胞浸润，背景可见 Hürthle 细胞（巴氏染色，×200）。

（五）放射性甲状腺炎

**1. 临床特征**　颈部的局部外辐射和系统性放射性碘（$^{131}$I）治疗都可以造成长期甲状腺细胞形态学变化。低剂量外辐射主要治疗良性病变，而高剂量外辐射用于治疗恶性肿瘤，放射性碘主要治疗甲亢症状。

**2. 形态学特点**　辐射改变的滤泡细胞仍保持片状和大滤泡形式，核质比正常；胞质丰富（Hürthle 细胞化生），有时有空泡；胞核大小差别很大，可见核沟、假包涵体和裸核；染色质深染，呈粗颗粒状，并有突出核仁。

**3. 鉴别诊断**

（1）滤泡性癌：主要由大量小滤泡构成。

（2）乳头状癌：具有明显核沟、假包涵体；染色质淡染，细胞核大小差异不显著。

（3）未分化癌：主要为分散的单个细胞，缺少片状排列和大滤泡。

（六）甲状腺功能亢进

**1. 临床特征**　甲状腺功能亢进症（简称甲亢），是一种自身免疫性甲状腺疾病，多见于中年妇女，多数患者呈弥漫性甲状腺增大。

**2. 形态学特点**　穿刺标本往往含较多细胞，类似良性滤泡结节。含胶体和可变数量的滤泡细胞；偶尔可见少量小滤泡；背景可见淋巴细胞和嗜酸细胞；滤泡细胞呈平面松散排列，具有丰富细腻或泡沫状的胞质。胞核常有增大、空泡和明显核仁；可见独特的火焰细胞，周边胞质有空泡并有红色至粉色皱褶边缘（Diff-Quik 染色）；滤泡细胞胞核偶尔呈现清亮核染色质和核沟。治疗后的穿刺标本可有明显的小滤泡，胞核拥挤重叠，并有一定的非典型性。

**3. 鉴别诊断**

（1）滤泡性肿瘤 / 可疑滤泡性肿瘤：主要由小滤泡构成；滤泡细胞拥挤，重叠；无放射性碘治疗史。

（2）甲状腺乳头状癌：椭圆形（马铃薯形）核，伴有核拥挤和重叠；有透亮染色质、明显核沟和核内假包涵体。

## 四、甲状腺意义不明确的非典型性病变细针吸取细胞形态

**1. 临床特征**　"意义不明确的非典型性病变"（atypia of undetermined significance, AUS）或意义不明确的滤泡性病变，是一个特殊的诊断类别，主要指标本细胞群（滤泡细胞、淋巴细胞或其他细胞）的结构和 / 或核的非典型性既不足以被列为"可疑甲状腺滤泡性肿瘤""可疑恶性肿瘤"和"恶性肿瘤"，也不能视为"良性病变"。术语"意义不明确的滤泡性病变"（follicular lesion of undetermined significance, FLUS）是指具有非典型性的滤泡细胞。在一般情况下，初诊为 AUS/FLUS 的病例应在一定时间间隔后重复活检。在一些特定的临床情况下，亦可选择其他处理方式。

**2. 形态学特点**　在细胞数量和胶质稀少的涂片上呈现小滤泡，或在细胞数量较丰富的涂片中出现多于寻常的小滤泡，但小滤泡总量尚不足以诊断为"滤泡性肿瘤 / 可疑滤泡性肿瘤"；大量 Hürthle 细胞见于细胞数量和胶质稀少的细胞学涂片；滤泡细胞的非典型性受到空气干燥或凝血块的干扰而难以定性；标本局部可见类似乳头状癌的特征，但总体上保持良性特征（尤其是淋巴细胞甲状腺炎患者或那些具有丰富胶质及良性滤泡细胞的患者）；囊性变的囊壁细胞可能出现非典型性，如核沟、明显核仁、长细胞核和 / 或似核内假包涵体等，但

主要标本仍呈良性改变;具有非典型淋巴细胞浸润,但非典型程度不足以诊断为"可疑恶性肿瘤"。见图11-41。

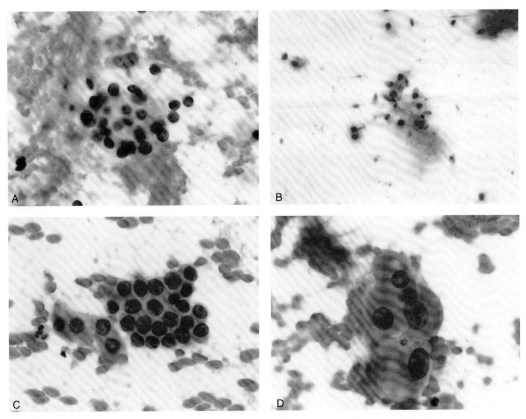

图 11-41　意义不明确的非典型性病变细胞(HE 染色,×1 000)

A:少量小滤泡结构,不足以诊断"可疑滤泡性肿瘤";B:细胞非典型性受到自然干燥影响难以定性;C:标本局部可见似乳头状癌特征,但量较少;D:囊性变的囊壁细胞出现非典型性。

## 五、甲状腺滤泡性肿瘤细针吸取细胞形态

### (一)滤泡性肿瘤或可疑滤泡性肿瘤

**1. 临床特征**　诊断类别"滤泡性肿瘤"或"可疑滤泡性肿瘤",是指细胞数量丰富且主要由滤泡细胞构成的甲状腺细针吸取标本,这些滤泡细胞排列拥挤,形成大量的小滤泡。这一诊断术语主要是界定一些有可能为滤泡性癌的结节性病变,须行外科手术切除。细针吸取标本无法鉴别滤泡性癌和滤泡性腺瘤。具有明显乳头状癌特征的病例(滤泡型乳头状癌)不归在此类。

**2. 细胞形态学特点**　①细胞学涂片中含有中等到大量的细胞。②滤泡细胞排列具有显著变化,表现为细胞拥挤,有许多微小滤泡和分散孤立的细胞;微小滤泡定义为少于 15 个滤泡细胞,至少排列成 2/3 圈圆弧状。③滤泡细胞为正常大小或均匀增大,含有稀少或适量细胞质。④细胞核为圆形,稍深染,核仁不明显。可见一些非典型性核,如核增大、核大小不一和明显核仁。⑤胶质稀少甚至缺乏。见图11-42。

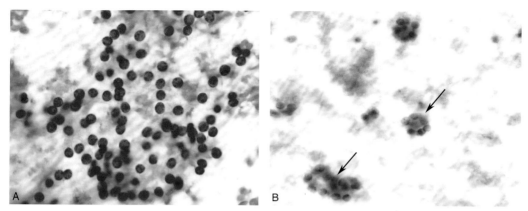

**图 11-42  可疑滤泡性肿瘤与滤泡性肿瘤（巴氏染色，×400）**
A：可疑滤泡性肿瘤（HE 染色，×1 000）；B：滤泡性肿瘤（巴氏染色，×400）。

**3. 鉴别诊断**

（1）良性滤泡结节：稀少到中度细胞量；主要为大滤泡，无细胞重叠或拥挤；胶质可薄可厚。

（2）意义不明确的细胞非典型性病变：FNA 穿刺标本可见小的滤泡，但滤泡的数量很少。

（3）可疑恶性肿瘤，可疑甲状腺乳头状癌：滤泡细胞有明显甲状腺乳头状癌的特点。

**4. 临床处理**  推荐病灶切除手术，主要为单侧甲状腺切除术或腺叶切除术。

**（二）滤泡性肿瘤（嗜酸细胞型）/可疑滤泡性肿瘤（嗜酸细胞型）细胞形态学**

**1. 临床特征**  "滤泡性肿瘤，嗜酸细胞型"或"可疑滤泡性肿瘤，嗜酸细胞型"是指穿刺标本完全（或几乎完全）由 Hürthle 细胞组成。其临床意义与普通滤泡性肿瘤并无显著差异，类似于滤泡性腺瘤/癌，Hürthle 细胞腺瘤和癌之间的区别是基于组织学是否有包膜和/或血管浸润，甲状腺细针穿刺只作为 Hürthle 细胞肿瘤的筛选诊断。虽然细针穿刺对于检测 Hürthle 细胞癌高度灵敏，但 Hürthle 细胞腺瘤多于癌，因此，"滤泡性肿瘤，Hürthle 细胞型"或"可疑滤泡性肿瘤，Hürthle 细胞类型"的诊断更为恰当。

**2. 形态学特点**  涂片含有中等到大量的细胞，完全（或几乎完全）由 Hürthle 细胞组成。嗜酸细胞主要为分散的独立细胞，但有时可见合胞状排列，大细胞与小细胞核间的大小变化在 2 倍以上，小细胞具有高核质比。丰富的细颗粒状胞质 Diff-Quik 染色呈蓝色或灰粉红色，巴氏染色呈绿色。细胞核大，位于细胞中央或偏心位置，核仁明显；不含或只含极少量的胶质。几乎没有淋巴细胞或浆细胞。见图 11-43。

**3. 鉴别诊断**

（1）乳头状癌-嗜酸细胞亚型：两类肿瘤具有一些共同的细胞学特征、如微乳头结构、透亮核质、核沟、颗粒状丰富胞质，甚至砂粒体等。鉴别主要在于核的细微差异。那些难以区分的病变可做冰冻切片，根据细胞排列结构特征明确诊断。

（2）髓样癌：通常亦可见胞质丰富的分散细胞，具有偏心位置的胞核（浆细胞样），但没有突出的核仁；Diff-Quik 染色下 Hürthle 细胞的细胞质颗粒呈蓝色，而髓样癌通常呈红色。免疫组化染色髓样癌呈降钙素和嗜铬粒蛋白阳性，而甲状腺球蛋白阴性。

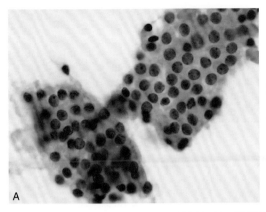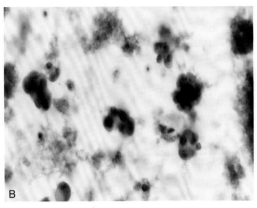

图 11-43 嗜酸细胞型滤泡性肿瘤

A：HE 染色，×1 000；B：巴氏染色，×400。

（3）甲状旁腺肿瘤：甲状旁腺腺瘤细胞呈单一形态，有丰富的颗粒状胞质和圆形核。染色质呈粗颗粒（椒盐）状。免疫组化染色嗜铬素、突触素和甲状旁腺激素（PTH）呈阳性，而甲状腺球蛋白和 TTF-1 为阴性。

### 六、甲状腺可疑恶性肿瘤细针吸取细胞形态

**1. 临床特征** "可疑恶性肿瘤"的诊断主要指 FNA 穿刺标本中，细胞具有一定的恶性特征，高度怀疑为恶性肿瘤，但总体特征尚不足以直接确诊为恶性肿瘤。此诊断类别主要提示对恶性肿瘤的诊断尚有不确定性，有助于临床医生选择恰当的处理方式，如先进行甲状腺叶切除手术并做冰冻切片，根据结果决定是否进行甲状腺全切除术。当一些恶性特征并不具备时，诊断为"可疑恶性肿瘤"更为妥当。

**2. 形态学特点** 甲状腺可疑恶性肿瘤存在多种细胞形态。

（1）区域性核改变：涂片细胞较丰富，主要为良性滤泡细胞（大滤泡），夹杂部分核增大的细胞。核染色质淡染，有核沟，可见核膜不规则和/或核镶嵌，不见或罕见核内假包涵体。

（2）不完全性异型核：细胞数量可多可少，大多数细胞表现为轻度至中度核增大，核染色质轻度淡染，易见核沟，但很少或没有核膜不规则和核镶嵌，不见或罕见核内假包涵体（图 11-44A）。

（3）细胞稀少型：细胞具有许多乳头状癌特征，但细胞量少，不足以直接诊断为乳头状癌。

（4）囊性化：易见嗜含铁血黄素的巨噬细胞，滤泡细胞排列成团状或片状，伴有核增大、核染色质淡染和核沟，但不见或罕见核内假包涵体（图 11-44B）。

（5）可疑髓样癌：细胞数量稀少或中等。细胞小或中等大小，形态单一，排列分散，核质比高，核位于偏心位置，可有明显的颗粒状细胞质，可见无定型物质，可为胶质或淀粉样蛋白。

（6）可疑淋巴瘤：细胞数量丰富，主要为形态单一的小到中等大小的淋巴样细胞；或细胞量少，但含有非典型淋巴细胞。

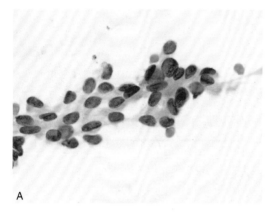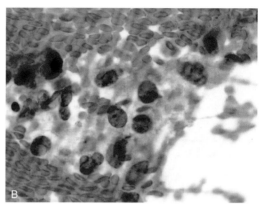

图 11-44 可疑乳头状癌

A：不完全性异型核（HE 染色，×1 000）；B：囊性化改变（HE 染色，×1 000）。

## 七、甲状腺恶性肿瘤细针吸取细胞形态

### （一）甲状腺乳头状癌

1. **临床特征** 甲状腺乳头状癌是最常见的甲状腺恶性肿瘤，占所有甲状腺癌的 80% 左右。发病年龄高峰在 20~40 岁，女性发病率为男性的 3 倍。乳头状癌常表现为甲状腺结节，一般在体检时偶然发现。风险因素包括遗传因素、童年时接受过颈部外辐射、电离辐射以及结节性增生。这种肿瘤显示特征性的核改变，乳头状结构可能存在。

2. **形态学特点** ①细胞排列成乳头状和 / 或单层合胞体状，亦可见漩涡状片层排列。②细胞核增大，为椭圆形或不规则形（形似土豆），可见核镶嵌、纵向核沟、核内假包涵体（实为内陷的细胞质），染色质呈粉末状淡染，可见周边小核仁（单一或多个）。③可见砂粒体。④常见多核巨细胞，可见 Hürthle 细胞或鳞状上皮化生。⑤胶质量可多可少，呈黏丝状或"泡泡糖"样。见图 11-45。

3. **甲状腺乳头状癌亚型及其鉴别诊断**

（1）滤泡型：①通常可见大量细胞，完全或几乎完全由小到中等大小的滤泡组成，呈合胞体或不规则排列，亦可见单个散在的小滤泡。②滤泡内可见胶质，通常稠厚深染。③细胞核具有乳头状癌的核特征，但不似典型乳头状癌癌细胞明显。④乳头状结构、多核巨细胞、砂粒体和囊性变通常不太明显，见图 11-46。

（2）大滤泡型：①大滤泡成分超过 50%，通常排列成单层。②具有乳头状癌细胞的核特征。③可见大量稀薄胶质或稠厚片状的胶质。

（3）囊性型：①以囊性为主，含稀薄、水样液体，有大量组织细胞和噬含铁血黄素的巨噬细胞。②瘤细胞胞质含大量囊泡，细胞通常排列成边界不规则的小细胞团，呈片状、乳头状或滤泡样。③有典型乳头状癌的细胞核特征。

（4）嗜酸细胞型：①主要由嗜酸细胞组成，排列成乳头状、片状或为散在的单个细胞。②有典型乳头状癌的细胞核特征，见图 11-47。③无或有极少量淋巴细胞。

（5）高细胞型：①肿瘤进展快速。②瘤细胞细长，有明显的细胞边界，高度与宽度的比例至少为 3∶1，此类细胞至少要占所有肿瘤细胞的 50%。③瘤细胞主要呈乳头状结构，亦可呈片状或管状结构。④具备明显乳头状癌细胞核的特征。

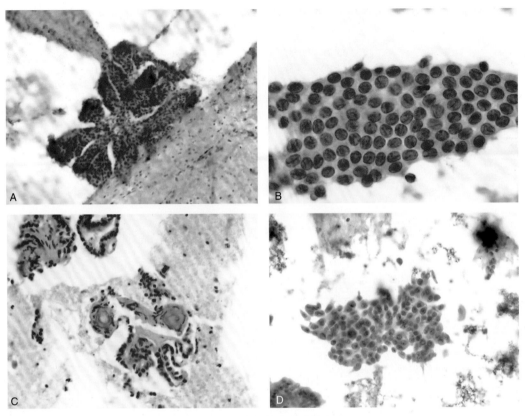

**图 11-45 甲状腺乳头状癌**

A:乳头状结构（HE 染色，×200）；B:乳头状癌细胞核拥挤重叠,核膜不规则,可见核沟（HE 染色,×400）；C:砂粒体（HE 染色，×200）；D:肿瘤细胞（巴氏染色，×200）。

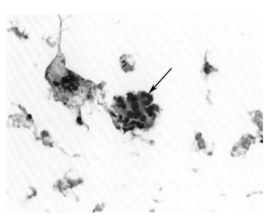

**图 11-46 滤泡型甲状腺乳头状癌**

（HE 染色，×200）

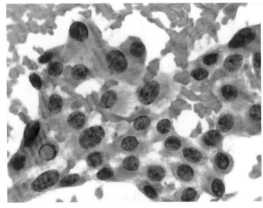

**图 11-47 嗜酸细胞型甲状腺乳头状癌**

（HE 染色，×1 000）

（6）柱状细胞型：①瘤细胞呈柱状假复层排列。②胞质为嗜酸性或淡染。③可见核上或核下空泡,见图 11-48。

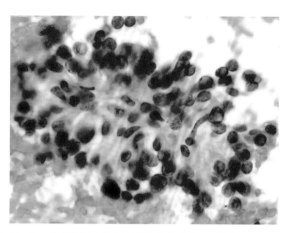

图 11-48 柱状细胞型甲状腺乳头状癌（HE 染色，×1 000）

（二）低分化癌

1. **临床特征** 癌细胞呈现低分化特点，如核分裂象、坏死，或小的脑回状核，难以将其归类于任一分化类型的甲状腺癌或未分化的甲状腺癌。有时低分化癌可以混有分化较好的成分，如典型的乳头状癌或滤泡癌。临床进展行为介于分化型甲状腺癌（乳头状癌、滤泡癌、Hürthle 细胞癌）和未分化型甲状腺癌之间。

2. **形态学特点** 细胞量丰富，可见固体状、岛状和梁状构型，小岛型具有特有的岛状细胞排列，外周由内皮包被。有单一滤泡细胞群，胞质少（有时呈浆细胞样）。细胞具有较高的核质比和不同程度的非典型性细胞核。亦可见小滤泡、核沟及假包涵体。常见细胞凋亡、核分裂象和坏死。

3. **鉴别诊断**

（1）甲状腺髓样癌：降钙素和 CEA 免疫组化染色呈强阳性，神经内分泌标记如嗜铬素和突触素为阳性，但甲状腺球蛋白染色为阴性。

（2）未分化甲状腺癌：核有明显多形性，呈高度非典型性，有肉瘤样特征。

（三）甲状腺髓样癌

1. **临床特征** 髓样癌为起源于甲状腺滤泡旁细胞的恶性肿瘤，约占全部甲状腺癌的7%。常发病于中老年人，亦可见于任何年龄。肿瘤进展迅速，并通过血液和淋巴播散。

2. **形态学特点** 细胞量为中等至丰富，众多散在细胞与合胞状细胞群混杂共存。细胞呈浆细胞形、多边形、圆形和/或纺锤形，亦可见长的细胞突起。细胞通常只显示轻度至中度异型性，偶尔可见奇异巨细胞（在巨细胞亚型中较为常见）。细胞核为圆形，常见双核或多核，多位于偏心位置，染色质呈细或粗颗粒状，偶见核内假包涵体，核仁一般不明显，但有时可突出。常可见淀粉样蛋白，为质地致密的无定形物质，类似于稠厚的胶质，见图 11-49。

3. **鉴别诊断**

（1）Hürthle 细胞腺瘤：细胞具有光滑、细腻的染色质和突出的大核仁。细胞胞质颗粒在 Diff-Quik 染色下呈蓝色。

（2）乳头状癌：有乳头状结构、致密（而不是颗粒状）细胞质、粉尘状（而不是粗颗粒）染色质。甲状腺球蛋白（Tg）免疫组化染色呈阳性。

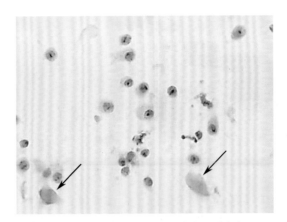

图 11-49　淀粉样物质，来源于髓样癌（巴氏染色，×400）

（3）未分化癌和转移性黑色素瘤：免疫组化染色（降钙素、甲状腺球蛋白和其他特征性抗原）有助于正确诊断。

**（四）未分化（间变性）癌**

**1. 临床特征**　未分化癌是一种恶性度很高的上皮起源的恶性肿瘤。细胞呈高度多形性，可有上皮样细胞和/或梭形细胞的特点。这是一种进展极快、预后最差的甲状腺恶性肿瘤。未分化癌发病率较低，仅占甲状腺恶性肿瘤的不到 5%，大多数患者年龄在 60 岁以上。大多数患者生存期只有半年至一年，死亡原因通常是肿瘤累及颈部的重要结构。

**2. 形态学特点**　细胞量中等或丰富，细胞独立散在或成群分布。细胞可为上皮样（圆形至多角形）或梭形，胞体可为小到巨大，可呈"浆细胞样"和"横纹肌细胞样"，有时可见醒目的非肿瘤性破骨细胞样巨细胞。胞质中可有中性粒细胞浸润。细胞核位于偏心位置或为多核，核增大，呈不规则性或多形性，染色质粗糙伴有周边透亮区，含有突出的不规则核仁以及核内包涵体，常见形态怪异的核分裂象。可见坏死，重度炎症反应（主要是中性粒细胞）和/或纤维结缔组织。见图 11-50。

**3. 鉴别诊断**

（1）肉瘤：甲状腺原发性肉瘤罕见，广谱角蛋白免疫组化染色阴性。

（2）低分化癌：核异型性程度相对较轻，细胞呈单一形态，结构可为小梁状/巢状，无梭形细胞和破骨细胞样巨细胞。

（3）甲状腺髓样癌：多形性程度较低，通常含有淀粉样蛋白，免疫组化染色降钙素和嗜铬素呈阳性。

（4）淋巴瘤：可见淋巴腺小体（淋巴腺小体是指在穿刺物涂片背景中出现小的胞质碎片，是淋巴瘤穿刺物的细胞学特征），淋巴细胞标记物免疫染色阳性。

（5）转移癌：如黑色素瘤、肉瘤样肾细胞癌、鳞状细胞癌或肺大细胞癌，结合原发肿瘤病史与临床特征、相应免疫组化染色结果可鉴别诊断。

**（五）转移癌**

**1. 临床特征**　经常转移至甲状腺的肿瘤有肺癌、乳腺癌、黑色素瘤、结肠癌和肾癌。转移癌一般具有以下三种特点之一：①多个分散的小结节（小于 2mm），肿瘤细胞混杂在滤泡上皮细胞之间；②孤立的大结节，恶性细胞不与滤泡上皮细胞混合；③弥漫性浸润。

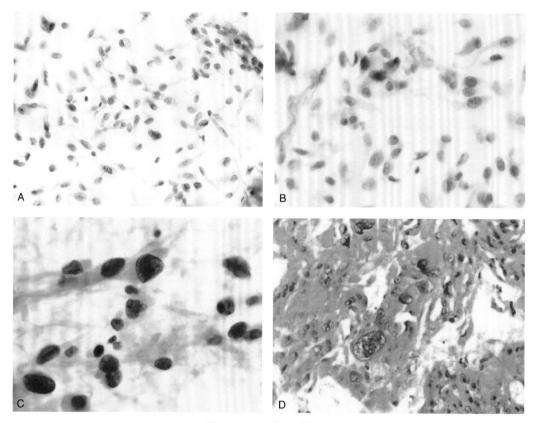

图 11-50 间变性癌细胞

A：梭形细胞（巴氏染色，×400）；B：梭形细胞（巴氏染色，×400）；C：细胞多形性大，可见横纹肌样细胞（HE 染色，×1 000）；D：细胞蜡块内可见瘤巨细胞（HE 染色，×400）。

## 2. 形态学特点

（1）转移肾细胞癌：最常见的转移肾癌为透明细胞癌，时为单发或多发结节。细胞量为中等至丰富，常为血性。细胞常分散排列，或形成小集群，呈乳头状或片状。细胞质丰富，淡染，呈细颗粒状、透明或空泡状。细胞核呈圆形至椭圆形，常见较明显核仁。免疫组化染色可利用特征性甲状腺标记进行诊断。

（2）转移恶性黑色素瘤：细胞数量为中等至丰富，大多数细胞散在分布，不互相附着。细胞具有不同大小和形状，包括浆细胞样、梭形和退行性改变。细胞核大，常位于偏心位置，可见核内假包涵体。黑色素并不常见到，一般在肿瘤细胞中呈细颗粒状，在组织细胞中呈粗颗粒状。免疫组化染色 S-100、Melan-A 和 HMB45 阳性。

（3）转移乳腺癌：细胞量中等至丰富，细胞可独立存在或形成小簇，形态相对单一，主要为椭圆形或多角形细胞。浸润性导管癌细胞比滤泡性肿瘤细胞大，但比 Hürthle 细胞瘤细胞小。通常可见胞质。细胞雌激素受体和孕激素受体免疫组化染色常为阳性，WT-1 和甲状腺球蛋白免疫组化染色为阴性。

（4）转移肺癌：转移性小细胞癌可类似低分化甲状腺癌，但细胞核和细胞质更脆弱，染色质挤压变性现象比甲状腺肿瘤更明显。免疫组化染色，神经元特异性烯醇化酶（NSE）、嗜铬素和突触素均可为阳性，而甲状腺球蛋白染色只有低分化甲状腺癌为阳性。转移性肺腺癌由中等或大细胞组成,可呈片状或细胞簇/细胞球。细胞核为圆形、椭圆形,可见偏心细胞核,核仁明显。支气管腺癌细胞核的非典型性比甲状腺滤泡性肿瘤更明显。

**（六）非霍奇金淋巴瘤**

1. **临床特征**　霍奇金淋巴瘤和非霍奇金淋巴瘤是淋巴样细胞（最常见为B细胞）恶性肿瘤,可原发或继发于甲状腺,其中继发累及甲状腺的淋巴瘤更常见。原发性非霍奇金淋巴瘤约占所有甲状腺恶性肿瘤的5%,一般发生在较年长的妇女,几乎所有病例均与桥本甲状腺炎有关。甲状腺原发性非霍奇金淋巴瘤可分为三大类:淋巴结外边缘区淋巴瘤、弥漫性大B细胞淋巴瘤和两者混合型淋巴瘤。

2. **形态学特点**　细胞数量常极丰富,主要由独立的圆形和椭圆形细胞组成,背景包含许多淋巴腺小体。边缘区淋巴瘤细胞的大小是成熟淋巴细胞的2倍左右,具有囊泡状细胞核和小核仁。弥漫性大B细胞淋巴瘤（DLBCL）主要是大的淋巴细胞,异型性明显,含有中等或大量嗜碱性细胞质,染色质粗糙,有一个或多个明显核仁。可有三种不同类型的淋巴瘤:大淋巴细胞型、小淋巴细胞型以及大小淋巴细胞混合型。见图11-51。

3. **鉴别诊断**　桥本甲状腺炎通常有嗜酸性粒细胞、滤泡上皮细胞和浆细胞。鉴别诊断主要靠免疫组化染色。

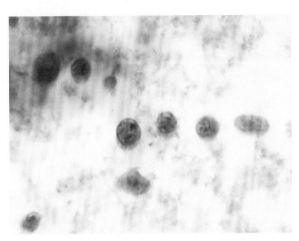

图11-51　弥漫大B细胞淋巴瘤（甲状腺穿刺,巴氏染色,×400）

（李国平　李锐）

**思考题**

1. 淋巴结反应性增生的细胞学特点是什么?
2. 典型R-S细胞的形态特点是什么?
3. 乳腺纤维腺瘤的细胞形态学特点是什么?
4. 乳腺浸润性导管癌的细胞形态学特点是什么?
5. 亚急性甲状腺炎的细胞形态学特点是什么?
6. 甲状腺乳头状癌的细胞形态学特点是什么?

# 参 考 文 献

1. 龚道元,胥文春,郑峻松.临床基础检验学[M].北京:人民卫生出版社,2017.

2. 龚道元,张时民,黄道连.临床基础检验形态学[M].北京:人民卫生出版社,2020.

3. 王霄霞,夏薇,龚道元.临床骨髓细胞检验形态学[M].北京:人民卫生出版社,2019.

4. 龚道元,李一荣,林勇平.临床病原生物学检验形态学[M].北京:人民卫生出版社,2024.

5. 龚道元,赵建宏,康熙雄.临床实验室管理学[M].武汉:华中科技大学出版社,2020.

6. 尚红,王毓三,申子瑜.全国临床检验操作规程[M].4版.北京:人民卫生出版社,2015.

7. 魏于全,赫捷.肿瘤学[M].2版.北京:人民卫生出版社,2015.

8. 陈杰,周桥.病理学[M].3版.北京:人民卫生出版社,2015.

9. 赵澄泉,樊芳,沈儒龙,等.非妇科脱落细胞学[M].北京:北京科学技术出版社,2016.

10. 王永才,刘永娥,安月,等.最新脱落细胞病理诊断学图谱[M].2版.北京:人民军医出版社,2015.

11. 梁英锐.脱落细胞学检验[M].北京:人民卫生出版社,1991.

12. 刘树范,阚秀.细胞病理学[M].北京:中国协和医科大学出版社,2011.

13. 张晓杰.细胞病理学[M].北京:人民卫生出版社,2009.

14. 曹跃华,杨敏,陈隆文,等.细胞病理学诊断图谱及实验技术[M].2版.北京:北京科学技术出版社,2012.

15. 麦克莱农,程亮.泌尿生殖系统病理学图谱[M].黄文斌,肖立,译.北京:北京科学技术出版社,2013.

16. 赵蕊,周羡梅,朱元莉.子宫颈细胞与组织病理[M].北京:北京大学医学出版社,2008.

17. 瑞图·内雅,戴维·C.威尔伯.子宫颈细胞学Bethesda报告系统:定义、标准和注释:第3版[M].陈小槐,译.北京:科学出版社,2018.

18. 赛叶·阿里,艾德蒙·赛巴斯.甲状腺细胞病理学Bethesda报告系统:定义、标准和注释:第2版[M].刘红刚,刘东戈,余小蒙,等译.北京:北京科学技术出版社,2020.

19. 赵澄泉,周先荣,隋龙,等.宫颈癌筛查及临床处理:细胞学、组织学和阴道镜学[M].北京:北京科学技术出版社,2017.

20. 曹兴午,徐晨,李宏军,等.精液脱落细胞学与睾丸组织病理学[M].2版.北京:北京大学医学出版社,2017.